普通高等教育"十三五"规划教材

营养与健康

袁先铃　王世宽　◎主　编

叶　阳　李　东　◎副主编

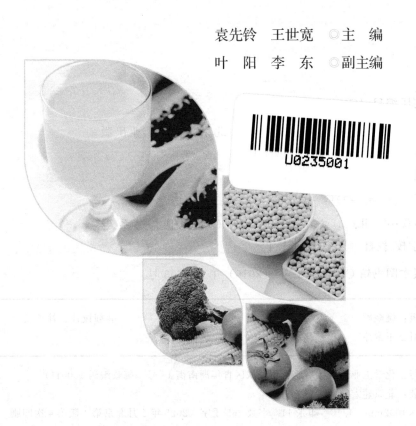

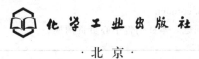

化学工业出版社

·北京·

—

本书主要介绍了膳食营养素——蛋白质、脂肪、碳水化合物、维生素、矿物质、水和膳食纤维，以及它们在体内的消化吸收。对各类食物的营养价值进行了简要讲解，并根据《中国居民膳食指南》中"膳食平衡宝塔"的内容，对合理平衡膳食的评价与食谱制订做了介绍。另外还介绍了食品添加剂的功能与应用，营养与疾病的关系，功能性食品的选择，以及与食品卫生相关的食物污染及预防，食物中毒等相关知识。

本书可作为高等学校的通识课程或选修课教材，也可供食品行业从业人员、大众读者参考。

图书在版编目（CIP）数据

营养与健康/袁先铃，王世宽主编. —北京：化学工业出版社，2016.12（2025.2重印）

普通高等教育"十三五"规划教材

ISBN 978-7-122-28815-8

Ⅰ. ①营…　Ⅱ. ①袁…②王…　Ⅲ. ①营养卫生-关系-健康-高等学校-教材　Ⅳ. ①R151.4

中国版本图书馆 CIP 数据核字（2016）第 304803 号

责任编辑：姚晓敏　金　杰　　　　　　　　装帧设计：韩　飞
责任校对：王素芹

出版发行：化学工业出版社（北京市东城区青年湖南街 13 号　邮政编码 100011）
印　　装：北京建宏印刷有限公司
787mm×1092mm　1/16　印张 11　字数 265 千字　2025 年 2 月北京第 1 版第 4 次印刷

购书咨询：010-64518888　　　　　售后服务：010-64518899
网　　址：http://www.cip.com.cn
凡购买本书，如有缺损质量问题，本社销售中心负责调换。

定　　价：28.00 元　　　　　　　　　　　　　版权所有　违者必究

编写人员名单

主　　编　袁先铃　　王世宽
副 主 编　叶　阳　　李　东
编写人员　（按姓氏笔画为序）

王世宽（四川理工学院）

尹礼国（宜宾学院）

叶　阳（四川理工学院）

冯　敏（重庆工商大学）

刘清斌（四川理工学院）

李　东（四川理工学院）

肖　夏（四川理工学院）

吴春美（四川理工学院）

袁先铃（四川理工学院）

唐　棠（四川理工学院）

熊双丽（西南科技大学）

▶ 前言

　　在大学生中不合理的饮食结构甚至不健康的生活方式普遍存在，其原因之一就是对营养与健康的关系认知不足，对营养重视不够。为适应社会需要，满足大学营养健康教学需求，我们组织编写了本教材。

　　鉴于通识课程的需要，本书内容尽量做了精简。但考虑到食物与健康的关系中，既有促进健康的有益因素，又存在饮食风险因素，因此增加了食品添加剂、食品污染、食物中毒方面的内容。通过结合实际生活的课堂教学，使学生了解和掌握营养健康知识，强化营养健康意识，培养良好的膳食行为习惯，主动选择健康的生活方式，促进健康，提高生活质量。

　　本书由袁先铃、王世宽任主编，叶阳、李东任副主编。具体分工如下：绪论、第六章由王世宽编写；第一章由袁先铃、尹礼国编写；第二、第五章由吴春美、唐棠编写；第三章由叶阳、冯敏编写；第四章由刘清斌、肖夏编写；第七、第八章由李东、肖夏编写；第九、第十章由袁先铃、熊双丽编写。全书由袁先铃统稿。

　　教材内容从营养基础知识、食品安全相关基本概念和基础知识入手，围绕食物、营养、健康之间的关系组织编写。全书内容丰富，资料翔实，可作为高等学校通识课程教材，也可供相关行业的从业人员参考。

　　编写过程中，各位老师同心协力，参阅了大量国内外相关资料，认真细致地完成了编写工作。由于笔者水平有限，书中难免存在不足或疏漏之处，诚望读者和同行专家不吝指正，以便进一步修改、补充和完善。

编者

2016 年 8 月于四川理工学院

目录

绪　　论

"民以食为天"，然而在日常生活中，由于不了解营养知识，缺乏基本的食品安全卫生知识，人们在饮食问题上仍存在一些不科学的观念和方式，致使"花钱不能买来健康"，反而产生营养不良或营养过剩，甚至出现食物中毒等危及生命健康的严重后果。

食物始终是人类赖以生存繁衍、维持健康的基本条件之一，人每天必须摄取一定数量的食物来维持生命与健康，保障身体的正常生长、发育，从事各项活动。在我国，虽然食用、食养（食补）、食疗（食治）、食忌（食禁）以及药食同源的民间经典由来已久，但是过去人们对食品的要求长期局限在满足温饱与感官，并且对药食同源的经验缺乏科学系统的分析与评价。随着时代的进步，科技与经济的发展，人们对食品的要求已从满足温饱提高到了有利健康、改善健康。

因此，学习食品营养与饮食安全卫生知识，提高自我保健、防范食物中毒风险的能力是十分必要的。

一、食品营养的相关基本概念

（一）食品

按照《中华人民共和国食品安全法》中的定义，食品是指各种供人食用或者饮用的成品和原料以及按照传统既是食品又是中药材的物品，但是不包括以治疗为目的的物品。所谓"既是食品又是中药材的物品"，具体需要国家卫生与计划生育委员会批准并列入药食两用清单。

作为食品必须有三个作用：一是营养作用，即补给人体营养素，这是最主要的功能；二是满足人们的嗜好，如对食品色、香、味、形等的需要，让人享受到摄食过程的乐趣；三是某些食品中含有的特定成分能提高免疫机能，起到对身体的生理调节作用。

（二）营养

营养是人类从外界摄取食物满足自身生理（生长、发育、繁衍后代等）需要的过程。也可定义为，人体如何将食物进行消化、吸收、利用和排泄等所有过程。

（三）营养学

营养知识涉及面广，现代营养学是随生物化学、生理学、化学、农学及食品科学的发展，并且通过医学家和营养学家共同努力而创立的。食品营养学可以说主要是研究人们"吃"的科学，即研究人们应该"吃什么""如何吃""吃多少"，才能更好地满足自身生理的需要。这就涉及食物的选择、食品加工及烹饪、人体对营养素的需要量等相关知识。

（四）营养素

营养素是人体用以维持正常生长、发育、繁殖和健康生活所必需的物质。食物营养素包括碳水化合物、脂肪、蛋白质、维生素、矿物质、水和膳食纤维，其中碳水化合物、脂肪、蛋白质称为三大食物产能营养素。

（五）营养价值

营养价值指特定食品中的营养素种类及其质和量的关系。判定或评价指定食品营养价值的高低，需综合评定该食品所含的营养素种类是否齐全，各种营养素所含数量多少，营养素构成相互比例关系，消化吸收难易程度等。

（六）营养密度

食品的营养密度，即能量与营养素的含量，是指食品中以单位热量为基础所含重要营养素（如维生素、矿物质和蛋白质）的浓度，通常以克/千焦耳（g/kJ）单位表示。

（七）强化食品

根据特殊需要，按照科学配方，通过一定方法把缺乏的营养素加到食品中去，以提高食品的营养价值，这样加工出来的食品，称为强化食品，也叫营养强化食品。简而言之，即为了增强食品的营养价值，添加有营养素（添加的营养素称为营养强化剂）的食品。如碘盐，可预防缺碘所致甲状腺肿大与相关疾病，就是一种强化食品。

营养强化食品的种类繁多。从食用角度可分为三类：一是强化主食品，如大米、面粉等；二是强化副食品，如鱼、肉、香肠及酱类；三是强化公共系统的必需食品，如饮用水等。按食用对象可分为普通食品、婴幼儿食品、孕妇和乳母食品、老人食品以及军用食品、职业病食品以及其他特殊需要食品。从添加营养强化剂种类可分为维生素类、蛋白质类、矿物质类及脂肪酸等。另外，还有用若干富含营养素的天然食物作为强化剂的混合型强化食品等，应用较多的是强化谷物食品和强化乳粉。

有关营养强化剂的使用须符合《食品营养强化剂使用标准》（GB 14880—2012）之规定。

（八）保健食品

按照食品安全国家标准《保健食品》（GB 16740—2014）中的术语和定义，保健食品是声称并具有特定保健功能或者以补充维生素、矿物质为目的的食品。即适用于特定人群食用，具有调节机体功能，不以治疗疾病为目的，并且对人体不产生任何急性、亚急性或慢性危害的食品。

（九）绿色食品

绿色食品是指产自优良生态环境、按照绿色食品标准生产、实行全程质量控制并获得绿色食品标志使用权的安全、优质食用农产品及相关产品。它们是无污染的安全、优质、营养类食品。"绿色"是环保的代名词。20世纪70年代初，由美国扩展到欧洲和日本的旨在限制化学物质过量投入以保护生态环境和提高食品安全性的"有机农业"思潮影响了许多国家。一些国家开始采取经济措施和法律手段，鼓励、支持本国无污染食品的开发和生产。自1992年联合国在里约热内卢召开的环境与发展大会后，许多国家从农业着手，积极探索农业可持续发展的模式，以减缓石油农业给环境和资源造成的严重压力。欧洲、美国、日本和澳大利亚等发达国家以及一些发展中国家纷纷加快了生态农业的研究。在这种国际背景下，我国决定开发无污染、安全、优质的营养食品，并且将它们定名为"绿色食品"。

绿色食品标志图形由三部分构成，即上方的太阳、下方的叶片和中间的蓓蕾，象征自然生态。标志图形为正圆形，意为保护、安全。颜色为绿色，象征着生命、农业、环保。A级绿色食品标志与字体为白色，底色为绿色；AA级绿色食品标志与字体为绿色，底色为白色。整个图形描绘了一幅明媚阳光照耀下的和谐生机，告诉人们绿色食品是出自纯净、良好生态环境的安全、无污染食品，能给人们带来蓬勃的生命力。绿色食品标志还提醒人们要保护环境和防止污染，通过改善人与环境的关系，创造自然界新的和谐（见下图）。

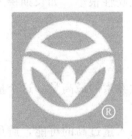
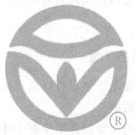

A级绿色食品标志　　　　　　　AA级绿色食品标志

二、膳食营养素摄入量指标

为了指导人们合理摄入各种营养素，以满足人体的生理需要，20世纪初营养学家就开始制定营养素的最低需要量及推荐供给量。膳食营养素参考摄入量（DRIs，Dietary Reference Intakes）是在推荐的日摄食量（RDAs，Recommended Dietary Allowances）基础上发展起来的一组每日平均膳食营养素摄入量的参考值，包括平均需要量（EAR，Estimated Average Requirement）、推荐摄入量（RNI，Recommended Nutrient Intake）、适宜摄入量（AI，Adequate Intake）和可耐受最高摄入量（UL，Tolerable Upper Intake Level）四项内容。

（一）平均需要量

平均需要量是某一特定性别、年龄及生理状况群体中对某营养素需要量的平均值。摄入量达到平均需要量水平时可以满足群体中半数个体对该营养素的需要，而不能满足另外半数个体的需要。

平均需要量是RNI的基础，如果个体摄入量呈常态分布，则RNI＝EAR＋2SD（标准偏差）。针对人群，平均需要量可以用于评估群体中摄入不足的发生率。针对个体，可以检查其摄入不足的可能性。

（二）推荐摄入量

推荐摄入量相当于传统使用的膳食营养素参考摄入量，它可以满足某一特定群体中绝大多数（97%～98%）个体的需要（假设人群需要量呈正态分布）。长期摄入推荐摄入量水平，可以维持组织中有适当的储备。

推荐摄入量是健康个体的膳食营养素摄入量目标，个体摄入量低于推荐摄入量时并不一定表明该个体未达到适宜营养状态。如果某个体的平均摄入量达到或超过了推荐摄入量，可以认为该个体没有摄入不足的危险。

（三） 适宜摄入量

适宜摄入量是通过观察或实验获得的健康人群某种营养素的摄入量。适宜摄入量应能满足目标人群中几乎所有个体的需要。适宜摄入量的准确性远不如推荐摄入量，可能显著高于推荐摄入量。

适宜摄入量主要用作个体的营养素摄入目标，同时用作限制过多摄入的标准。当健康个体摄入量达到适宜摄入量时，出现营养缺乏的危险性很小。如长期摄入超过适宜摄入量，则有可能产生副作用。

（四） 可耐受最高摄入量

可耐受最高摄入量是平均每日可以摄入该营养素的最高量。这个量对一般人群中的几乎所有个体都不至于损害健康。

可耐受最高摄入量的主要用途是检查个体摄入量过高的可能，避免发生中毒。当摄入量超过可耐受最高摄入量时，发生副作用的危险性会增加。在大多数情况下，可耐受最高摄入量包括膳食、强化食品和添加剂等各种来源的营养素之和。

三、食品安全的基本概念

根据《中华人民共和国食品安全法》的定义，食品安全是指食品无毒、无害，符合应当有的营养要求，对人体健康不造成任何急性、亚急性或者慢性危害。

世界卫生组织发表的《加强国家级食品安全性计划指南》中将食品安全解释为"对食品按其原定用途进行制作和食用时不会使消费者受害的一种担保"。食品安全包括食品（食物）的种植、养殖、加工、包装、储藏、运输、销售、消费等环节的安全，涵盖了"从农田到餐桌"的全过程。

根据世界卫生组织的定义，食品安全是"食物中有毒、有害物质对人体健康影响的公共卫生问题"。食品安全要求食品对人体健康造成急性或慢性损害的所有危险都不存在，是一个绝对概念。

美国学者 Jones 建议将食品安全性分为绝对安全性和相对安全性。绝对安全性是指不会因为食用某一食品而发生危及健康的问题，即食品绝对没有风险。相对安全性是指一种食品或成分在合理食用方式和正常食量情况下不会导致对健康的损害。绝对安全性和相对安全性概念的引入对现实生活中客观认识食品安全问题具有现实意义。

四、营养与人体健康

营养与健康的关系已成为现代营养学的一项重要内容。一些重要慢性病（癌症、心脑血管病、糖尿病等）与膳食营养关系十分密切，膳食营养因素是这些疾病的重要成因，或者是预防和治疗这些疾病的重要手段。如高盐可引起高血压；蔬菜和水果对多种癌症有预防作用；叶酸、维生素 B_6、维生素 B_{12}、同型半胱氨酸与冠心病有重要关系等。另外一些研究表明，癌症、高血压、冠心病、糖尿病乃至骨质疏松症等的发生和发展都与一些共同的膳食因素有关，尤其是由于营养不平衡而导致的肥胖，则是大多数慢性病的共同危险因素。

世界卫生组织将健康定义为一个人只有在生理、心理和社会适应性三方面都达到完美的状态，才算真正的健康。

世界卫生组织经研究提示影响个人健康和寿命有四大因素，即生物学基础占 15％、环境因素占 17％、医疗条件占 8％、生活方式占 60％。生活方式是指在一定环境条件下所形成的生活意识和生活行为习惯的统称。

生活方式受文化、民族、经济、社会、风俗、家庭和交际圈等因素的影响。生活方式中的饮食习惯直接影响健康。不良生活方式和有害健康的行为，特别是不良饮食行为已成为当今危害人们健康，甚至导致疾病及死亡的主因。为此，我们一定要有健康意识："吃饭"不积极，健康有问题。这里所说的"积极"强调的是要有围绕健康的积极态度，也就是如何"吃"才有利于健康。健康是最好的投资，学会理性对待食品价格与合理营养的关系，对促进健康大有益处。1992 年世界卫生组织（WHO）发表的《维多利亚宣言》指出：健康是金，如果一个人失去了健康，那么，他原来所拥有的和正在创造即将拥有的统统为零！合理营养、平衡膳食对保证健康和延年益寿至关重要。

五、健康科学文明的生活方式

《维多利亚宣言》指出：合理膳食；适量运动；戒烟限酒；心理平衡。这四句话，十六个字，对健康科学文明的生活方式做出了精准的阐明。

合理膳食　指的是不可偏食。主食应粗细粮交替食用，副食荤素搭配，新鲜蔬果不可缺少，不仅要有食品卫生知识，更要了解食品对健康的影响。

适量运动　指的是有氧代谢运动，如散步、慢跑、跳绳、各种球类运动、游泳、滑冰、骑自行车、体操运动、打太极拳等，这些活动能有效地改善心、肺与心脑血管机能。这些器官的功能状况对人的健康至关重要。

戒烟限酒　烟草对健康是百害无益。吸烟者不仅易患肺癌，而且易患多种疾病；酒是柄双刃剑，少量饮酒是健康之友，超量则是罪魁祸首。酒可伤胃损肝，尤其是高浓度白酒，更不宜多饮。酒类以红葡萄酒最好，但每日不宜超过 100mL。

心理平衡　心理平衡是保持健康最重要的方面，注意心理平衡，就掌握了健康的金钥匙。日常生活中要做到"三个快乐"，第一助人为乐，第二知足常乐，第三自行其乐。

六、我国营养与健康基本状况

继 2004 年原卫生部发布《中国居民营养与健康现状况》后，2015 年国家卫生和计划生育委员会编写了《中国居民营养与慢性病状况报告（2015）》，报告包括以下内容。

1. 我国居民膳食营养与体格发育状况

一是膳食能量供给充足，体格发育与营养状况总体改善。十年间居民膳食营养状况总体改善，2012 年居民每人每天平均能量摄入量为 2172kcal，蛋白质摄入量为 65g，脂肪摄入量为 80g，碳水化合物摄入量为 301g，三大营养素供能充足，能量需要得到满足。全国 18 岁及以上成年男性和女性的平均身高分别为 167.1cm 和 155.8cm，平均体重分别为 66.2kg 和

57.3kg，与 2002 年相比，居民身高、体重均有所增长，尤其是 6～17 岁儿童青少年身高、体重增幅更为显著。成人营养不良率为 6.0%，比 2002 年降低 2.5 个百分点。儿童青少年生长迟缓率和消瘦率分别为 3.2% 和 9.0%，比 2002 年降低 3.1 和 4.4 个百分点。6 岁及以上居民贫血率为 9.7%，比 2002 年下降 10.4 个百分点。其中 6～11 岁儿童和孕妇贫血率分别为 5.0% 和 17.2%，比 2002 年下降了 7.1 和 11.7 个百分点。

二是膳食结构有所变化，超重肥胖问题凸显。过去 10 年间，我国城乡居民粮谷类食物摄入量保持稳定。总蛋白质摄入量基本持平，优质蛋白质摄入量有所增加，豆类和奶类消费量依然偏低。脂肪摄入量过多，平均膳食脂肪供能比超过 30%。蔬菜、水果摄入量略有下降，钙、铁、维生素 A、维生素 D 等部分营养素缺乏依然存在。2012 年居民平均每天烹调用盐 10.5g，较 2002 年下降 1.5g。全国 18 岁及以上成人超重率为 30.1%，肥胖率为 11.9%，比 2002 年上升了 7.3 和 4.8 个百分点，6～17 岁儿童青少年超重率为 9.6%，肥胖率为 6.4%，比 2002 年上升了 5.1 和 4.3 个百分点。

2. 我国居民慢性病状况

一是关于重点慢性病患病情况。2012 年全国 18 岁及以上成人高血压患病率为 25.2%，糖尿病患病率为 9.7%，与 2002 年相比，患病率呈上升趋势。40 岁及以上人群慢性阻塞性肺病患病率为 9.9%。根据 2013 年全国肿瘤登记结果分析，我国癌症发病率为 235/10 万，肺癌和乳腺癌分别位居男、女性发病首位，十年来我国癌症发病率呈上升趋势。

二是关于重点慢性病死亡情况。2012 年全国居民慢性病死亡率为 533/10 万，占总死亡人数的 86.6%。心脑血管病、癌症和慢性呼吸系统疾病为主要死因，占总死亡的 79.4%，其中心脑血管病死亡率为 271.8/10 万，癌症死亡率为 144.3/10 万（前五位分别是肺癌、肝癌、胃癌、食道癌、结直肠癌），慢性呼吸系统疾病死亡率为 68/10 万。经过标化处理后，除冠心病、肺癌等少数疾病死亡率有所上升外，多数慢性病死亡率呈下降趋势。

三是关于慢性病危险因素情况。我国吸烟人数超过 3 亿，15 岁以上人群吸烟率为 28.1%，其中男性吸烟率高达 52.9%，非吸烟者中暴露于二手烟的比例为 72.4%。2012 年全国 18 岁及以上成人的人均年酒精摄入量为 3L，饮酒者中有害饮酒率为 9.3%，其中男性为 11.1%。成人经常锻炼率为 18.7%。吸烟、过量饮酒、身体活动不足和高盐、高脂等不健康饮食是慢性病发生、发展的主要行为危险因素。经济社会快速发展和社会转型给人们带来的工作压力、生活压力，对健康造成的影响也不容忽视。

此外，报告同时显示，儿童青少年生长迟缓率和消瘦率分别为 3.2% 和 9.0%，虽然比过去有所下降，但还有相当一部分的贫困地区儿童营养状况不良。另一方面是肥胖、超重凸显，尤其是 1995 年以后出生的小孩，由于经济社会条件的改善，特别是城市中的小孩肥胖和体重超重发生率也明显加快。我国在营养方面存在两种情况：一方面营养不良问题没有完全解决，另一方面营养过剩又接踵而来。对肥胖的监测发现，我国在谷类、蔬菜类方面相对欠缺，但脂肪摄入量明显增加，脂肪类饮食已经超过 30%，食物营养指南推荐的标准是 25%～30%。

因此，必须要采取措施教育大家怎样科学合理营养，逐步改善营养状况，使营养缺乏的尽可能得到逐步改善，使营养过剩的尽可能得到有效的控制。

第一章

人体对食物的消化吸收

第一节　人体消化系统的组成和功能

为了满足生命需求，人体需要不断从外界摄取各种营养素。食物中的天然营养素，如碳水化合物、脂肪和蛋白质，一般都不能直接被人体利用，需要先在消化道内分解成小分子物质，如葡萄糖、甘油、脂肪酸等，才能透过消化道黏膜的上皮细胞进入血液循环，供人体组织利用。

食物在消化道内的分解过程称为消化；食物经过消化后，透过消化道黏膜进入血液循环的过程称为吸收，这两个过程联系紧密。消化有两种方式：一是靠消化道把大块食物磨碎，称为物理性消化；二是靠消化液及消化酶的作用，把食物中的大分子物质分解成可被吸收的小分子物质，称为化学性消化。消化道的运动将磨碎了的食物与消化液充分混合并向前推送，在这个过程中进行分解与吸收，最后把不被吸收的残渣排出体外。

一、人体消化系统的组成

消化系统由消化道、消化腺和消化附属器官组成，如图1-1 所示。

消化道既是食物通过的管道，又是食物消化、吸收的场所。根据位置、形态和功能的不同，消化道可分为口腔、咽、食管、胃、小肠（十二指肠、空肠、回肠）、大肠（盲肠、阑尾、升结肠、横结肠、乙状结肠、直肠）和肛门，全长 8～10m。

消化腺是分泌消化液的器官，如唾液腺、胃腺、肝脏和小肠腺等。

消化附属器官有牙齿、舌等。

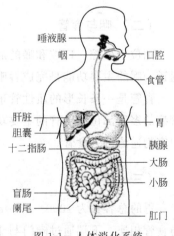

图 1-1　人体消化系统

二、消化作用

消化是将摄入的食物经过机械性加工和各种消化酶的作用，把蛋白质、碳水化合物及脂肪等大分子物质变为小分子的生物学过程。

1. 机械性消化

机械性消化又称为物理性消化，是指通过牙齿咀嚼和胃肠蠕动，磨碎、混合和转运食物的过程。食物由大块变为小块，可大大增加与消化液的接触面积，有利于化学性消化的进行。参与机械性消化的组织和器官有牙齿、舌、胃和小肠。食物在口腔中通过牙齿的咀嚼，由大块变为小块。进入胃后，在胃蠕动的作用下，进一步变小，再进入小肠。小肠的节律性分节运动和蠕动使食物最终变为适合消化液消化的小块物质。

2. 化学性消化

化学性消化是指在消化酶的作用下，把食物大分子变为小分子的过程。通常机械性消化与化学性消化同时进行。食物的化学性消化从口腔开始（唾液淀粉酶对淀粉的消化），其主要消化场所在小肠。

三、消化系统的功能

（一）口腔

口腔位于消化道的最前端，是食物进入消化道的门户。口腔内参与消化的器官有以下三种。

（1）牙齿　人体最坚硬的器官，食物通过牙齿的咀嚼由大块变成小块。

（2）舌　进食的过程中，使食物与唾液混合，将食物向咽喉推进，用以帮助食物吞咽。舌是味觉的主要器官。

（3）唾液腺　人的口腔内有三对大的唾液腺：腮腺、舌下腺、颌下腺，还有许多小的唾液腺，唾液就是由这些唾液腺分泌的混合液。唾液的作用为湿润与溶解食物，以引起味觉；可清洁和保护口腔，使食物细胞粘成团，便于吞咽。唾液中的淀粉酶可对淀粉进行简单的分解。

（二）咽与食管

咽位于鼻腔、口腔和喉的后方，其下端通过喉与气管和食管相连，是食物与空气的共同通道。咽的主要功能是完成吞咽这一复杂的反射动作。

食管是一条长形的肌性管道，全长 20～25cm。它有 3 个狭窄部，易滞留异物，也是食管癌的多发部位。食管的主要功能是运送食物入胃，还可防止呼吸时空气进入食管并阻止胃内容物逆流进入食管。

（三）胃

胃的总容量为 1000～2000mL，位于左上腹，是消化道最膨大的部分，其上端通过贲门与食管相连，下端通过幽门与十二指肠相连（图 1-2）。胃的肌肉由纵向肌肉和环状肌肉组成，内衬黏膜层，黏膜中含有大量的腺体，可以分泌胃液。

1. 胃的运动

（1）容受性舒张　胃的容量可适应于大量食物的涌入，以完成储备和预备消化食物的功能。

（2）紧张性收缩　在消化过程中，紧张性收缩逐渐增强，使胃腔内有一定压力，有助于胃液渗入食物，并协助推动食物向十二指肠移动。

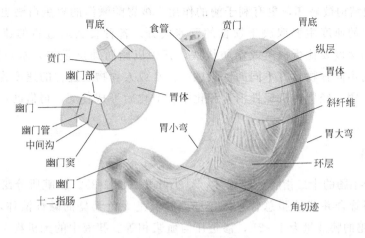

图 1-2　胃的解剖图

（3）胃的蠕动　蠕动的作用是使食物与胃液充分混合，以利胃液的消化作用，将食物以最适合小肠消化和吸收的速度向小肠排放。

2. 胃液

胃液是胃内分泌物的总称。纯净胃液为无色透明液体，pH 值 0.9～1.5，相对密度为 1.006～1.009，每日分泌量为 1.5～2.5L，含固体物 0.3%～0.5%，无机物主要由 Na^+、K^+、H^+ 和 Cl^- 等离子组成。

胃酸是一把双刃剑，必须控制在一定的范围内。胃酸分泌过少或缺乏时，可引起腹胀、腹泻等消化不良现象；分泌过多又会对胃和十二指肠黏膜发生侵蚀作用，同时增加胃蛋白酶致溃疡的可能，直接导致胃溃疡和胃穿孔、出血等并发症。高胃酸可影响血小板的聚集和凝血因子活性，使血液不容易凝固，导致不断出血。

胃酸的主要成分如下。

（1）盐酸　胃酸由盐酸构成，由胃黏膜的壁细胞分泌。主要作用是维持酸性环境，可杀死随食物进入胃内的细菌，维持胃和小肠内的无菌状态；激活胃蛋白酶原，使之转变为有活性的胃蛋白酶，并为胃蛋白酶作用提供必要的酸性环境；可以引起促胰液素的释放，从而促进胰液、胆汁和小肠液的分泌；有助于小肠对 Fe^{2+}、Ca^{2+} 等离子的吸收。

（2）胃蛋白酶　胃蛋白酶由胃黏膜主细胞以不具活性的胃蛋白酶原的形式分泌，在盐酸的作用下转变为具有活性的胃蛋白酶。

（3）黏液　黏液的主要成分为糖蛋白。黏液为中性或偏碱性，可降低盐酸酸度，减弱胃蛋白酶活性。从而防止盐酸和胃蛋白酶对胃细胞膜的消化作用。

（4）内因子　由壁细胞分泌，可以和维生素 B_{12} 结合成复合体，有促进回肠上皮细胞吸收维生素 B_{12} 的作用。

（5）胃凝乳酶　凝结乳中蛋白，延长消化时间（成人胃液中缺少凝乳酶）。

（6）胃脂肪酶　在胃中无活力，进入小肠后发挥作用。

胃液的主要作用是消化食物、杀灭食物中的细菌、保护胃黏膜及润滑食物，使食物在胃内易于通过。

胃的主要功能是容纳和消化食物。膳食中蛋白质的消化从胃开始，其中胃酸使蛋白质变性，蛋白质空间结构被破坏，更有利于酶的作用。被胃酸激活的胃蛋白酶也开始水解蛋白质。食物通过胃的速度主要取决于饮食的营养成分。各种食物通过胃的速度不同，碳水化合物通过胃的速度要比蛋白质或脂肪快些，其中以脂肪速度最慢，水可以直接通过胃达到小肠，因而不同食物具有不同的饱腹感。正常成人食物通过胃的速度为 4～6h。由食管进入胃内的食团，经胃内机械性消化和化学性消化后形成食糜，再借助胃的运动逐次被排入十二指肠。

（四）胰脏

胰脏是位于小肠的十二指肠处的腺体，呈小叶状（图 1-3）。胰脏所分泌的胰液进入胰管，经胰管和胆管合并成的胆总管进入小肠。胰液是无色无臭的碱性液体，pH 值 7.8～8.4，人每日分泌的胰液量为 1～2L，渗透压与血浆相等。胰液中的无机物主要是水和碳酸氢盐。碳酸氢盐是由胰腺小导管管壁细胞分泌，其主要作用是中和进入十二指肠的胃酸，保护肠黏膜免受胃酸的侵蚀，并为小肠内多种消化酶的活动提供最适宜的碱性环境。胰液中的有机物是多种消化酶，可作用于碳水化合物、脂肪和蛋白质三种食物成分，因而是消化液中最重要的一种。胰淀粉酶能将淀粉分解为麦芽糖，胰麦芽糖酶可将麦芽糖分解成葡萄糖，胰脂肪酶可将中性脂肪分解成甘油和脂肪酸。

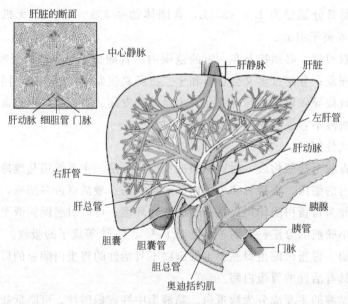

图 1-3 肝、胆、胰脏解剖图

（五）肝与胆

肝区包括肝脏、胆囊和胆管（图 1-3）。肝脏的主要消化功能之一是分泌胆汁。肝胆汁由肝管转入肝胆囊管而储存于胆囊，当需要对食物进行消化时，再由胆囊排出进入十二指肠，排出量与食物成分相关。储存于胆囊中的肝胆汁，经过胆囊壁吸收其中的一部分水分和其他成分，并分泌黏液进入胆汁，使胆汁呈暗褐色或棕绿色，称为胆囊胆汁。

胆汁是一种消化液，有乳化脂肪的作用，但不含消化酶。胆汁对脂肪的消化和吸收具有重要作用。胆汁中的胆盐、胆固醇和卵磷脂等可降低脂肪的表面张力，使脂肪乳化成许多微滴，利于脂肪的消化；胆盐还可与脂肪酸、甘油酯等结合，形成水溶性复合物，促进脂肪消化产物的吸收，并能促进脂溶性维生素的吸收。非消化期间胆汁存于胆囊中，在消化期间则直接由肝脏及胆囊排至十二指肠。

1. 胆汁的性质

胆汁是由肝细胞不断生成的具有苦味的有色液汁。成人每日分泌量 $800\sim1000mL$。胆汁的颜色由所含胆色素的种类和浓度决定，由肝脏直接分泌的肝胆汁呈金黄色或橘棕色，而在胆囊储存过的胆囊胆汁则因浓缩使颜色变深。肝胆汁呈弱碱性（pH 值 7.4），胆囊胆汁因碳酸氢盐被吸收而呈弱酸性（pH 值 6.8）。

胆汁除水分和钠、钾、钙、碳酸氢盐等无机成分外，还有胆色素、胆盐、胆固醇、卵磷脂、脂肪酸、磷脂酰胆碱、黏蛋白等有机成分。胆汁中的胆色素是血红蛋白的分解产物，主要为胆红素，其氧化物为胆绿素。胆汁中的胆盐为肝脏所分泌的胆汁酸与甘氨酸或牛磺酸结合的钠盐或钾盐。

胆固醇是肝脂肪代谢的产物，不溶于水，其中约一半转化为胆汁酸，其余则随胆汁进入胆囊或排入小肠。正常情况下，胆汁中的胆盐或胆汁酸、胆固醇和磷脂酰胆碱的适当比例是维持胆固醇呈溶解状态的必要条件。当胆固醇分泌过多，或胆盐、磷脂酰胆碱合成减少时，胆固醇就容易沉积下来，形成胆固醇结石。

2. 胆汁的生理功能

胆汁的作用主要是胆盐和胆汁酸的作用。胆盐、胆固醇和卵磷脂等都可作为乳化剂乳化脂肪，使脂肪乳化成微滴，增加了胰脂肪酶的作用面积，加速脂肪分解；胆汁酸还可与脂肪酸结合，形成水溶性复合物，促进脂肪酸的吸收；胆盐本身还是一种利胆剂；胆汁对促进脂溶性维生素的吸收也有重要意义；十二指肠中胆汁可中和一部分胃酸；当胆道被阻塞，胆汁不能进入十二指肠时，脂肪的消化和吸收就会发生障碍，可引起脂肪痢；胆盐能抑制结肠对钠和水的吸收，如果小肠吸收胆盐发生障碍，大量胆盐进入结肠，常引起水泻；胆汁能刺激肠管运动，缺乏胆汁肠管运动减弱，使食物积滞在肠内。

胆盐可聚合成微胶粒。肠腔中脂肪的分解产物，如脂肪酸、单酰甘油等均可渗入到微胶粒中，形成水溶性复合物（混合微胶粒）。因此，胆盐便成了不溶于水的脂肪分解产物到达肠黏膜表面所必需的运载工具，对于脂肪消化产物的吸收具有重要意义。

脂溶性维生素（维生素 A、维生素 D、维生素 E、维生素 K）和胆固醇也可溶于微胶粒中而被吸收。胃黏膜具有很强的对抗酸侵蚀的能力，但可因反流胆汁抑制黏液分泌使凝胶层变薄而减弱。因此，若胃排空长期太快，易导致十二指肠溃疡。而十二指肠内容物经常发生反流，则易导致胃溃疡。

肝脏是人体内非常重要的解毒器官。体内的一些激素如性激素、甲状腺素、肾上腺素等，被肝脏代谢后可随胆汁排入肠道而排出。

（六）小肠

小肠是食物消化的主要器官。在小肠，食物受胰液、胆汁及小肠液的化学性消化，绝大部分营养成分在小肠中被吸收，未被消化的食物残渣，由小肠进入大肠。

1. 小肠的运动作用

紧张性收缩，它是其他运动形式有效进行的基础，使小肠保持一定的形状和位置，并使肠腔内保持一定压力，有利于消化和吸收；分节运动，其作用是使食糜与消化液充分混合，增加食糜与肠黏膜的接触，促进肠壁血液淋巴回流，这也有助于消化和吸收；蠕动，将食糜向远端推送一段，以便开始新的分节运动。

2. 进入小肠的消化液

胰液是由胰腺的腺泡细胞和小导管细胞所分泌的无色碱性液体，约 1.5L/d，pH 值 7.8～8.4，具有很强的消化能力。胆汁由肝细胞合成，储存于胆囊，经浓缩后由胆囊排出至十二指肠。小肠液，润滑保护小肠黏膜，肠激酶激活胰蛋白酶原，稀释食物，促进吸收，上皮细胞刷状缘存在各种消化酶（肽酶、脂肪酶和寡糖酶），可对刷状缘及进入小肠上皮细胞内的营养物质继续消化，但脱落至肠腔后无活性。

（七）大肠

大肠长约 1.5m，包括盲肠、结肠、直肠以及肛管。食物从胃到小肠末端的移动需 30～90min，而通过大肠则需 1～7d。食物残渣一般在结肠内储存，进入直肠后会造成直肠的物理扩张引起排便感，因此一般直肠内没有食物残渣。人类的大肠内没有重要的消化活动，主要功能在于吸收水分，提供食物残渣的临时储存场所。

结肠有三种类型的运动。

（1）收缩　结肠袋的收缩运动为食物提供了一种混合作用，因此可促进人体从物质中吸收水分。

（2）蠕动　蠕动由一些稳定向前的收缩波组成。收缩波前方的肌肉舒张，后方的肌肉收缩，使这段肠闭合并排空。蠕动作用慢而强，推进食物从结肠中通过。

（3）排便　当有力的蠕动使粪便物质进入直肠时，产生一种排便反射。

大肠液由大肠腺和黏膜杯状细胞分泌，呈碱性，pH 值 8.3～8.4，其主要成分是黏液，具有保护肠黏膜、润滑粪便的作用。

大肠液含酶很少，没有明显的消化作用。大肠中物质的分解多是细菌（大肠杆菌为主）作用的结果。细菌所含的酶能使食物残渣与植物纤维素分解，对糖类和脂肪进行发酵式分解，对蛋白质进行腐败式分解。正常情况下，机体一方面通过肝脏对这些毒物进行解毒，另一方面通过大肠将这些毒物排出体外。大肠内的细菌还能合成少量维生素 K 和某些 B 族维生素，其中一部分可被人体吸收，对机体的营养和凝血具有一定的生理意义。

第二节　食物的消化

一、碳水化合物的消化

食物中碳水化合物含量最多的通常是谷类和薯类淀粉。存在于动物肌肉与肝脏的碳水化合物称作糖原，亦称动物淀粉。消化、水解淀粉的酶，称作淀粉酶。

淀粉的消化从口腔开始。口腔内有三对大唾液腺及无数分散存在的小唾液腺，主要分泌唾液。唾液中所含的 α-淀粉酶，对 α-1,4-糖苷键具有专一性，可将淀粉水解成糊精和麦芽糖。一般情况下，食物在口腔中停留的时间很短，淀粉水解的程度不大。当食物进入胃以后，在 pH 值 0.9～1.5 的酸性环境中，唾液淀粉酶很快便失活。

淀粉消化的主要场所是小肠。来自胰腺的 α-淀粉酶可以将淀粉水解为带有 1,6-糖苷键支链的糖、糊精和麦芽糖。在小肠黏膜上皮的刷状缘中，含有丰富的 α-糊精酶，可将 α-糊精分子中的 1,6-糖苷键及 1,4-糖苷键水解，生成葡萄糖（图 1-4）。乳糖酶，可将乳糖水解为葡萄糖和半乳糖。此外，α-糊精酶、蔗糖酶具有催化麦芽糖水解、生成葡萄糖的作用，其中 α-糊精酶的活力最强，约占水解麦芽糖总活力的 50%，蔗糖酶约占 25%。通常食品中的糖类在小肠上部几乎全部转化成各种单糖。

淀粉 — 消化淀粉的酶 → 麦芽糖 — 消化麦芽糖的酶 → 葡萄糖

蛋白质 — 消化蛋白质的酶 → 多肽 — 消化多肽的酶 → 氨基酸

脂肪 — 胆汁的乳化作用 → 脂肪微粒 — 消化脂肪的酶 → 脂肪酸+甘油

图 1-4　食品的消化过程

大豆及豆制品中含有一定量的棉子糖和水苏糖。棉子糖为三碳糖，由半乳糖、葡萄糖和果糖组成；水苏糖为四碳糖，由两分子半乳糖、一分子葡萄糖和一分子果糖组成。人体内没有水解此类碳水化合物的酶，因此不能被消化吸收。滞留于肠道并在肠道微生物的作用下发酵、产气，"胀气因子"的称呼便由此而来。大豆在加工成豆腐时，胀气因子大多已被去除；豆腐乳中的根霉可以分解并去除此类碳水化合物。

食物中含有的膳食纤维如纤维素，是由 β-葡萄糖通过 β-1,4-糖苷键连接组成的多糖。人体消化道内没有 β-1,4-糖苷键水解酶，使许多膳食纤维（水溶性、非水溶性）不能被消化道吸收，如由多种高分子多糖组成的半纤维素不能被消化吸收。食品工业中使用的魔芋粉所含的魔芋甘露聚糖（由甘露糖和葡萄糖聚合而成，二者之比为 2:1 或 3:2。其主链是以 β-1,4-糖苷键结合，分枝中有的是以 β-1,3-糖苷键结合）分子，同样不能被消化吸收；食品工业中常用的琼脂、果胶及其他植物胶、海藻胶等同类多糖类物质，也不能被消化吸收。

二、脂类的消化

脂类是脂肪和类脂（磷脂、糖脂、固醇和固醇脂等）的总称。脂类的消化主要是在小肠中进行。小肠中存在着小肠液、胰液和胆汁。胰液中含有胰脂肪酶，可将脂肪分解成甘油和脂肪酸；小肠液中也含有脂肪酶；胆汁中的胆盐能使不溶于水的脂肪乳化，有利于胰脂肪酶的作用。胆盐主要是结合胆汁酸所形成的钠盐。胆固醇是胆汁酸的前身。胆盐和胆固醇等都可以乳化脂肪，形成脂肪微粒，分散于水溶液中，增加与脂肪酶的接触面积，促进脂肪的分解。

脂类不溶于水，它们在食糜这种水环境中的分散程度对其消化具有重要意义。因为酶解反应只在疏水的脂肪滴与溶解于水的酶蛋白之间的界面进行，所以乳化成分或分散的脂更容易被消化。脂肪形成均匀乳浊液的能力受其熔点限制。此外，食品乳化剂如卵磷脂等，对脂肪的乳化、分散起着重要的促进作用。

脂类在小肠腔中，由于肠蠕动引起的搅拌作用和胆盐的渗入，而分散成细小的乳胶体。食物中的三酰甘油酯的水解需先经胰液和小肠液中脂肪酶的作用，生成脂肪酸和二酰甘油酸。二酰甘油酸再分解生成一分子脂肪酸和单酰甘油酯（单酰甘油酯具有很强的乳化力），其酶解的速度视脂肪酸的长度而异。带有短链脂肪酸的三酰甘油酯（如黄油）较带有长链脂肪酸的三酰甘油酯易于消化。含不饱和脂肪酸的三酰甘油酯酶解速度快于含有饱和脂肪酸的三酰甘油酯。

三、蛋白质的消化

1. 胃液的作用

蛋白质的消化从胃开始。胃液由胃腺分泌，是无色酸性液体，pH 值 0.9～1.5。在胃酸或胃蛋白酶的作用下，胃腺将分泌的胃蛋白酶原活化成胃蛋白酶，能水解各种水溶性蛋白质。这些酶皆属于水解酶，将蛋白质分子链的肽键切开，露出新的氨基和羧基末端，水解产物为䏡、肽和氨基酸。

2. 胰液的作用

胰液由胰腺分泌进入十二指肠，是无色无臭的碱性液体。胰液中的蛋白酶分为内肽酶和外肽酶。胰蛋白酶和糜蛋白酶（胰凝乳蛋白酶）属于内肽酶，一般情况下，均以非活性的酶原形式存在于胰液中。小肠液中的肠激酶可将无活性的胰蛋白酶原激活成具有活性的胰蛋白酶。胰蛋白酶本身和组织液也具有活化胰蛋白酶原的作用。具有活性的胰蛋白酶可以将糜蛋白酶原活化成糜蛋白酶。

胰蛋白酶、糜蛋白酶以及弹性蛋白酶都可使蛋白质肽链内的某些肽键水解，但具有各自不同的肽键专一性。例如，胰蛋白酶主要水解由赖氨酸及精氨酸等碱性氨基酸残基组成的肽键，产生羧基端为碱性氨基酸的肽；糜蛋白酶主要作用于芳香族氨基酸，如苯丙氨酸、酪氨酸等残基的羧基组成的肽键，产生羧基端为芳香族氨基酸的肽，有时也作用于由亮氨酸、谷氨酰胺及蛋氨酸残基的肽键；弹性蛋白酶则可水解各种脂肪族氨基酸，如缬氨酸、亮氨酸、丝氨酸等残基所参与组成的肽键。

外肽酶主要是羧肽酶 A 和羧肽酶 B。前者可水解羧基末端为各种中性氨基酸残基组成的肽键，后者则主要水解羧基末端为赖氨酸、精氨酸等碱性氨基酸残基组成的肽键。因此，经糜蛋白酶及弹性蛋白酶水解而产生的肽，可被羧基肽酶 A 进一步水解，而经胰蛋白酶水解产生的肽，则可被羧基肽酶 B 进一步水解。

大豆、棉籽、油菜籽、菜豆等，特别是豆类中含有的能抑制胰蛋白酶、糜蛋白酶等多种蛋白酶的物质，统称为蛋白酶抑制剂。这类食物需经适当加工后方可食用。除去蛋白酶抑制剂的有效方法是常压蒸汽加热 30min，或 98kPa 压力蒸汽加热 15～30min。

3. 肠黏膜细胞的作用

胰酶水解蛋白质所得的产物中仅 1/3 为氨基酸，其余为寡肽。肠内消化液中水解寡肽的酶较少，但在肠黏膜细胞的刷状缘及胞液中均含有寡肽酶。它们能从肽链的氨基末端或羧基末端逐步水解肽键。分别称为氨基肽酶和羧基肽酶。刷状缘含多种寡肽酶，能水解各种由 2～6 个氨基酸残基组成的寡肽。胞液中的寡肽酶主要水解二肽与三肽。

四、维生素与矿物质的消化

在人体消化道内没有分解维生素的酶。胃液的酸性、肠液的碱性等环境条件，其他食物成分，以及氧的存在都可能对维生素产生影响。水溶性维生素在动物性、植物性食品的细胞中以结合蛋白质的形式存在，在细胞崩解过程和蛋白质消化过程中，这些结合物被分解，从而释放出维生素。脂溶性维生素溶于脂肪，可随着脂肪的乳化与分散而同时被消化。维生素只有在一定的 pH 值范围内，而且是在无氧的条件下才具有最大的稳定性，因此，某些易氧化的维生素，如维生素 A 在消化过程中也可能被破坏。摄入足够量的可作为抗氧化剂的维生素 E，就能减少维生素在消化过程中的氧化分解。

矿物质在食物中有些是呈离子状态存在，即溶剂状态。例如，多种饮料中的钾离子、钠离子、氯离子既不生成不溶性盐，也不生成难分解的复合物，它们可直接被机体吸收。有些矿物质则相反，它们结合在食物的有机成分上。例如，酪蛋白中的钙结合在磷酸根上；铁多存在于血红蛋白之中；许多微量元素存在于酶内。人体肠道中没有能够将矿物质从这类化合物中分解出来的酶，因此，这些矿物质往往是在食物的消化过程中，慢慢从有机成分中释放出来的，其可利用的程度（可利用性）则与食物的性质，以及与其他成分的相互作用密切相关。虽然结合在蛋白质上的钙容易在消化过程中被分解释放，但是，也容易再次转变成不溶解的形式，如某些蔬菜所含的草酸，就能与钙离子、铁离子等生成难溶的草酸盐，某些谷类食品中所含的植酸也可与之生成难溶性盐，从而造成矿物质吸收利用率的下降。

第三节　营养成分的吸收

一、吸收概述

食品经过消化，将大分子物质变成小分子物质，如多糖分解成单糖，蛋白质分解成氨基酸，脂肪分解成脂肪酸、单酰甘油酯等。维生素与矿物质则在消化过程中从食物的细胞中释放出来。这些小分子物质只有透过肠壁进入血液，随血液循环到达身体各部分，才能进一步被组织和细胞所利用。食物经分解后透过消化道管壁进入血液循环的过程称为吸收。

吸收情况因消化道部位不同而不同。口腔及食管一般不吸收任何营养素；胃可以吸收乙醇和少量的水分；结肠可以吸收水分及盐类；小肠是吸收各种营养成分的主要部位。

人的小肠长约 4m，是消化道最长的一段。肠黏膜具有环状皱褶并拥有大量绒毛。绒毛是小肠黏膜的微小突出结构，长度为 0.5～1.5mm，密度为 10～40 个/mm，绒毛上还有微绒毛。皱褶与大量绒毛和微绒毛结构，使小肠黏膜拥有巨大的吸收面积（总吸收面积可达 200～400m²)，加上食物在小肠内停留时间较长（3～8h），为食物成分得以充分吸收提供了保障。

一般认为碳水化合物、蛋白质和脂肪的消化产物，大部分是在十二指肠和空肠吸收，当食糜到达回肠时吸收工作已基本完成。回肠被认为是吸收机能的储备，但是它能主动吸收胆盐和维生素 B_{12}。在十二指肠和空肠上部，水分和电解质由血液进入肠腔和由肠腔进入血液的量很大，交流得较快，因此肠内容物的量减少得并不多。而回肠中的这种交流却较少，离

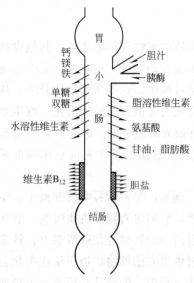

图 1-5 各种主要营养物质
在小肠的吸收部位

开肠腔的液体也比进入的多，使得肠内容物的量大大减少。小肠中各种营养素的吸收位置如图 1-5 所示。

二、碳水化合物消化产物的吸收

碳水化合物的吸收几乎全在小肠，且以单糖的形式被吸收。肠道内的单糖主要有葡萄糖及少量的半乳糖和果糖。

各种单糖的吸收速度不同，己糖的吸收速度很快，而戊糖（如木糖）的吸收速度则很慢。若以葡萄糖的吸收速度为 100，人体对各种单糖的吸收速度为 D-半乳糖（110）＞D-葡萄糖（100）＞D-果糖（70）＞木糖醇（36）＞山梨醇（29）。这与大鼠身上所观察到的吸收比例关系非常相似（半乳糖：葡萄糖：果糖：甘露糖：木糖：阿拉伯糖＝110：100：43：19：15：9）。

目前认为，葡萄糖和半乳糖的吸收是主动运输，它需要载体蛋白质，是一个逆浓度梯度进行的耗能过程，即使血液和肠腔中的葡萄糖浓度比例为 200：1，吸收仍可进行，而且速度很快。戊糖和多元醇则以单纯扩散的方式吸收，即由高浓度区经细胞膜扩散和渗透到低浓度区，吸收速度相对较慢；果糖可能在微绒毛载体的帮助下使达到扩散平衡的速度加快，但并不消耗能量，此种吸收方式称为易化扩散（facilitated diffusion），吸收速度比单纯扩散要快。

蔗糖在肠黏膜刷状缘表层水解为果糖和葡萄糖，果糖可通过易化扩散吸收。葡萄糖则需进行主动转运，它先与载体及 Na^+ 结合，一起进入细胞膜的内侧，把葡萄糖和 Na^+ 释放到细胞质中，然后 Na^+ 再借助 ATP 的代谢移出细胞（图 1-6）。

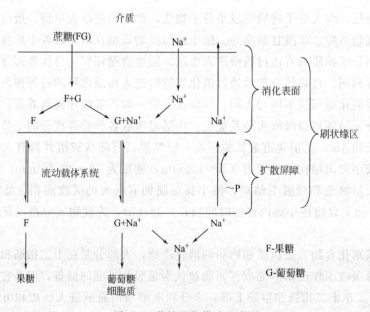

图 1-6 蔗糖吸收模式示意图

三、脂类消化产物的吸收

脂类的吸收主要在十二指肠的下部和空肠的上部。脂肪消化后形成甘油、游离脂肪酸、单酰甘油酯以及少量二酰甘油酯和未消化的三酰甘油酯。短链和中链脂肪酸组成的三酰甘油酯容易分散和水解，随门静脉入肝；长链脂肪酸组成的三酰甘油酯经水解后，其长链脂肪酸在肠壁再次酯化为三酰甘油酯，经淋巴系统进入血液循环。在此过程中胆盐将脂肪进行乳化分散，以利于脂肪的水解、吸收（图 1-7）。

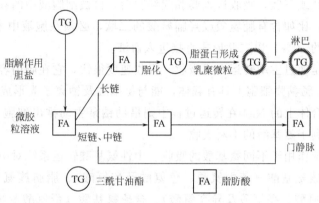

图 1-7　黏膜细胞吸收脂肪示意图

各种脂肪酸的极性和水溶性均不同，其吸收速率也不同。吸收率的大小依次为短链脂肪酸＞中链脂肪酸＞不饱和长链脂肪酸＞饱和长链脂肪酸。脂肪酸水溶性越小，胆盐对其吸收的促进作用也越大。甘油水溶性大，不需要胆盐即可通过黏膜经门静脉吸收入血液。大部分食用脂肪均可完全消化吸收、利用；如果大量摄入消化吸收慢的脂肪，很容易使人产生饱腹感，而且其中的一部分尚未被消化吸收就会随粪便排出；易消化吸收的脂肪，则不易令人产生饱腹感，并很快就会被机体吸收利用。

一般脂肪的消化率为 95％，奶油、椰子油、豆油、玉米油与猪油等都能全部被人体在 6～8h 内消化，并在摄入后的 2h 可吸收 24％～41％，4h 可吸收 53％～71％，6h 达 68％～86％。婴儿与老年人对脂肪的吸收速度较慢。脂肪乳化剂不足可降低吸收率。若摄入过量的钙，会影响高熔点脂肪的吸收，但不影响多不饱和脂肪酸的吸收，可能是由于钙离子与饱和脂肪酸形成难溶的钙盐。

人体从食物中获得的胆固醇，称作外源性胆固醇，10～1000mg/d，多来自于动物性食品；由肝脏合成并随胆汁进入肠腔的胆固醇，称作内源性胆固醇，2～3g/d。肠吸收胆固醇的能力有限，成年人胆固醇的吸收速率约为每天 10mg/kg。大量进食胆固醇时吸收量可加倍，但每天最多吸收 2g。内源性胆固醇约占胆固醇总吸收量的一半。食物中的游离胆固醇可由小肠黏膜上皮细胞吸收。胆固醇酯则经过胰胆固醇酯酶水解后吸收。肠黏膜上皮细胞将三酰甘油酯等组合成糜微粒时，也把胆固醇掺入在内，成为乳糜微粒的组成部分。吸收后的自由胆固醇又可再酯化成胆固醇酯。胆固醇并不是百分之百吸收，游离胆固醇的吸收率比胆固醇酯高；禽卵中的胆固醇大多数是非酯化的，较易吸收；植物固醇如 β-谷固醇，不但不易吸收，而且还抑制胆固醇的吸收，可见食物胆固醇的吸收率波动较大。通常食物中的胆固醇约有 1/3 能被吸收。

四、蛋白质消化产物的吸收

天然蛋白质被蛋白酶水解后,其水解产物大约 1/3 为氨基酸,2/3 为寡肽。这些产物在肠壁的吸收远比单纯混合氨基酸快,而且吸收后绝大部分以氨基酸形式进入门静脉。

肠黏膜细胞的刷状缘含有多种寡肽酶,能水解各种由 2~6 个氨基酸组成的寡肽。水解释放出的氨基酸可被迅速转运,透过细胞膜进入肠黏膜细胞再进入血液循环。肠黏膜细胞的胞液中也含有寡肽酶,可以水解二肽与三肽。一般认为,四肽以上的寡肽,首先被刷状缘中的寡肽酶水解成二肽或三肽,吸收进入肠黏膜细胞后,再被细胞液中的寡肽酶进一步水解成氨基酸。有些二肽,比如含有脯氨酸或羟脯氨酸的二肽,必须在胞液中才能分解成氨基酸,甚至其中少部分(约 10%)以二肽形式直接进入血液。

各种氨基酸都是通过主动转运方式吸收,吸收速度很快,它在肠内容物中的含量从不超过 7%。实验证明,肠黏膜细胞上具有载体,能与氨基酸及钠离子先形成三联结合体,再转入细胞内。三联结合体上的 Na^+ 在转运过程中则借助钠泵主动排出细胞,使细胞内 Na^+ 浓度保持稳定,并有利于氨基酸的不断吸收。

不同的转运系统作用于不同氨基酸的吸收。中性氨基酸转运系统对中性氨基酸有高度亲和力,可转运芳香族氨基酸(苯丙氨酸、色氨酸及酪氨酸)、脂肪族氨基酸(丙氨酸、丝氨酸、苏氨酸、缬氨酸、亮氨酸及异亮氨酸)、含硫氨基酸(蛋氨酸及半胱氨酸),以及组氨酸、胱氨酸、谷氨酰胺等,此类载体系统转运速度最快,所吸收蛋白质的速度依次为蛋氨酸>异亮氨酸>缬氨酸>苯丙氨酸>色氨酸>苏氨酸。部分甘氨酸也可借助此载体转运。碱性氨基酸转运系统可转运赖氨酸及精氨酸,转运速率较慢,仅为中性氨基酸载体转运速率的 10%。酸性氨基酸转运系统主要转运天冬氨酸和谷氨酸。亚氨基酸和甘氨酸转运系统则转运脯氨酸、羟脯氨酸及甘氨酸,转运速率很慢,因含有这些氨基酸的二肽可直接被吸收,故此载体系统在氨基酸吸收上意义不大。

五、维生素的吸收

水溶性维生素一般以简单扩散方式被充分吸收,特别是分子量小的维生素更容易吸收。维生素 B_{12} 则需与内因子结合成一个大分子物质才能被吸收,此内因子是分子量为 53000 的一种糖蛋白,由胃黏膜壁细胞合成。

脂溶性维生素因溶于脂类物质,吸收与脂类相似。脂肪可促进脂溶性维生素吸收。

六、水与矿物质的吸收

每日进入成人小肠的水分为 5~10L。这些水分不仅来自食物,还来自消化液,而且主要来自消化液。成人每日平均尿量为 1.5L,粪便可排出少量水(约 150mL)。其余大部分水分都由消化道重新吸收。

大部分水分的吸收是在小肠内进行的,未被小肠吸收的剩余部分则由大肠继续吸收。小肠吸收水分的主要动力是渗透压。随着小肠对食物消化产物的吸收,肠壁渗透压会逐渐增高,形成促使水分吸收的极为重要的环境因素,尤其是钠离子的主动转运,在任何物质被吸收的同时都伴有水分的吸收。

矿物质可通过单纯扩散方式被动吸收,也可通过特殊转运途径主动吸收。食物中钠、钾、氯等的吸收主要取决于肠内容物与血液之间的渗透压差、浓度差和 pH 值差。其他矿物元素的吸收则与其化学形式、食物中其他物质的作用，以及机体的机能作用等密切相关。

钠和氯一般以氯化钠（食盐）的形式摄入。人体每日由食物获得的氯化钠为 8～10g，几乎完全被吸收。钠和氯的摄入量与排出量一般大致相当，当食物中缺乏钠和氯时，其排出量也相应减少。根据电中性原则，溶液中的正负离子电荷必须相等，因此在钠离子被吸收的同时，必须有等量电荷的阴离子朝同一方向，或者另一种阳离子朝相反方向转运。故氯离子至少有一部分是随钠离子一同吸收的。钾离子的净吸收可能随同水的吸收被动进行，正常人每日摄入钾为 2～4g，绝大部分可被吸收。

钙的吸收通过主动转运进行，主要需要维生素 D，钙盐大多在可溶状态（即钙为离子状态），且在不被肠腔中任何其他物质沉淀的情况下才可吸收，钙在肠道中的吸收很不完全，有 70%～80% 存留在粪便中，主要是由于钙离子可与食物及肠道中植酸、草酸以及脂肪酸等阴离子形成不溶性钙盐所致，机体缺钙时钙吸收率会增大。

铁的吸收与其存在形式和机体的机能状态等密切相关，植物性食物中的铁主要以 $Fe(OH)_3$ 与其他物质络合存在，它需要在胃酸作用下解离，进一步还原为亚铁离子方能被吸收。食物中的植酸盐、草酸盐、磷酸盐、碳酸盐等可与铁形成不溶性铁盐而妨碍其吸收，维生素 C 能将高铁还原为亚铁而促进其吸收。铁在酸性环境中易溶解且易于吸收。在血红蛋白、肌红蛋白中，铁与卟啉相结合形成的血红素铁则可直接被肠黏膜上皮细胞吸收，这类的铁既不受植酸盐、草酸盐等抑制因素影响，也不受抗坏血酸等促进因子的影响。

铁的吸收最快，吸收部位主要在小肠上段，特别是十二指肠。黏膜吸收铁的能力取决于黏膜细胞内铁的含量。经肠黏膜吸收的铁可暂时存储于细胞内，随后慢慢转移至血浆中。当黏膜细胞刚刚吸收了铁而尚未转移至血浆中时，肠黏膜再吸收铁的能力暂时失去。积存于黏膜细胞中的铁就将成为再吸收铁的抑制因素。机体患缺铁性贫血时铁的吸收会增加。

第二章

营养与能量平衡

人体为维持生命活动和从事体力活动，必须从食物中获得能量。不仅体力活动需要能量，机体处于安静状态下也需要消耗能量来维持体内器官中每个细胞的正常生理活动及体温的恒定。如果摄入能量不足，机体会动用自身能量储备甚至消耗自身组织以满足生命活动的需要，若长期处于能量摄入不足的状态，会导致生长发育迟缓、消瘦，活力消失直至生命活动停止而死亡。相反，若能量摄入过剩，则会以脂肪形式储存于体内，导致脂肪的异常堆积。因此，能量供需平衡是营养学最基本的问题。

第一节　能量的来源、单位与能值

食物能量的最终来源是太阳能，植物利用太阳能，通过光合作用，把二氧化碳、水和其他无机物转变成有机物，以供其生命活动所需，并将其生命过程的化学能直接或间接保持在三磷酸腺苷（ATP）的高能磷酸键中。动物和人则将植物的储能变成自己的潜能，以维持生命活动。

能量在国际上以焦耳（J）为单位表示，1J相当于1牛顿（N）的力将物体移动1米（m）所消耗的能量；营养学上也常用卡（cal）或千卡（kcal）作为能量单位。即1cal相当于1克（g）水在一个大气压下，温度升高1℃所需的能量。

换算关系如下。

1千焦耳（kJ）=0.239千卡（kcal）

1千卡（kcal）=4.184千焦耳（kJ）

人体所需能量主要来自食物中三大宏量营养素：碳水化合物、脂肪和蛋白质，也称之为三大产能营养素。碳水化合物和脂肪彻底燃烧时的最终产物均为二氧化碳和水，蛋白质在体外燃烧时的最后产物是二氧化碳、水和氮的氧化物等。

食物能值是食物彻底燃烧时所测定的能值，生理能值是指机体可利用的能值。食物中每克碳水化合物、脂肪和蛋白质在体外充分氧化燃烧可分别产生17.2kJ（4.1kcal）、39.5kJ（9.45kcal）和23.6kJ（5.65kcal）的能量。但三大产能物质在人体消化过程中并不能完全吸收，一般其消化率分别为98%、95%和92%，吸收后的碳水化合物和脂肪在体内可完全氧化为H_2O和CO_2，其终产物及产生的热量与体外相同。但蛋白质在体内不能完全氧化，其终产物除H_2O和CO_2外，还有尿素、尿酸、肌酐等含氮物质通过尿液排到体外，若把1g蛋白质在体内产生的这些含氮物质在体外继续氧化还可产生5.44kJ的热量。因此这三种产能营养素的生理有效能值（或称净能量系数）约为：碳水化合物 17kJ（4kcal）、脂肪 38kJ（9kcal）、蛋白质 17kJ（4kcal）。除此之外，酒精（乙醇）也能提供较高的能量，每克乙醇在体内大约可产能 30kJ（7kcal）。几种主要产能营养素的食物能值与生理能值见表 2-1。

表 2-1　几种营养素的食物能值和生理能值

名称	食物能值		尿中损失 /(kJ/g)	吸收率 /%	生理能值		生理系数
	kcal/g	kJ/g			kcal/g	kJ/g	
蛋白质	5.65	23.6	5.4	92	4.0	17	4
脂肪	9.45	39.5	—	95	9.0	38	9
碳水化合物	4.10	17.2	—	98	4.0	17	4
乙醇	7.15	29.7	微量	100	7.1	30	7

第二节　人体能量消耗的构成

人体能量需要是指个体在良好的健康状况下，以及与经济状况、社会所需体力活动相适应时，由食物摄取的并与所消耗相平衡的能量。人体的能量消耗主要由基础代谢消耗、体力活动消耗、食物特殊动力作用消耗三方面构成，而婴幼儿、儿童、青少年、孕妇、乳母还包括组织积存或乳汁分泌的能量消耗，疾病恢复期患者还包括组织和机体修复的能量消耗。

一、基础代谢（率）及其影响因素

基础代谢是维持人体最基本生命活动所必需的能量需要，按联合国粮食与农业组织（FAO）（1990 年）的方法，是指人体在清醒、空腹（餐后 12~14h）、安静而舒适的环境中，无任何体力活动和紧张的思维活动，全身肌肉松弛，消化系统处于安静状态下测定的能量消耗。这实际上是指人体用于维持体温、心跳、呼吸、各器官组织和细胞功能等最基本生命活动的能量消耗。

1. 基础代谢率

基础代谢的水平用基础代谢率（basal metabolism rate，BMR）表示，是指单位时间内人体单位体表面积（m^2）或单位体重（kg）基础代谢所消耗的能量，单位为 $kJ/(m^2 \cdot h)$ 或 $kJ/(kg \cdot h)$。过去一直认为基础代谢与体表面积密切相关，体表面积又与身高、体重有密切关系。所以，根据体表面积或体重可以推算出人体一日基础代谢能量消耗。

2. 影响基础代谢率的因素

（1）年龄及生理状态　因生长、发育和体力活动强度随着年龄增加而变化，因此基础代谢率与年龄有很大的关系。儿童从出生到 2 岁相对生长速度最快，基础代谢率高。青少年由于体重、身高的增长以及活动量大的原因，基础代谢率也高。中年以后基础代谢率逐渐降低，活动量也逐渐减少，代谢降低。老年人的基础代谢较成年人低 10%~15%。孕妇因合成新组织，基础代谢率增高。

（2）体型与机体构成　动物实验表明，身高和体重是影响基础代谢率的重要因素。相同体重者，瘦高者体表面积大，其基础代谢率高于矮胖者；人体瘦体组织消耗的能量占基础代谢的 70%～80%，包括肌肉、心、脑、肝、肾等，所以，瘦体质量大、肌肉发达者，基础代谢水平高。

（3）性别　男孩和女孩在青春期以前，其基本的能量消耗按体重计差别很小。成长后男性有更多的肌肉组织，而女性脂肪的比例高于男性，因此同龄女性基础代谢率较男性低 5%～10%。另外，妇女在经期以及怀孕、哺乳期时基础代谢率均比平时有所增高。

（4）内分泌　体内许多腺体所分泌的激素对细胞的代谢及调节具较大影响，如甲状腺素可使细胞内氧化过程加快，当甲状腺功能亢进时，基础代谢率明显增高；甲状腺功能低下者，可比正常值低。

（5）环境温度与气候　环境温度对基础代谢有明显影响，在舒适环境（18～25℃）中代谢率最低；低温和高温环境，代谢都会升高。环境温度过低可能引起身体不同程度的颤抖而使代谢升高；当环境温度较高，因为散热而需要出汗、加速呼吸及心跳加快，因而导致代谢升高。

（6）其他　一切应激状态，如发热、创伤、心理应激等均可使基础代谢升高。此外，种族、睡眠、情绪等因素都可能影响基础代谢。

二、体力活动的能量消耗

体力活动的能量消耗是构成人体总能量消耗的重要部分。体力活动是相同性别、年龄、体重和身体组成中，影响个体能量需要的重要因素。人体从事各种活动消耗的能量，主要取决于体力活动的强度和持续时间以及活动的熟练程度。显然，劳动强度越大，持续时间越长，工作越不熟练时，其所需的能量越多。体力活动一般包括职业活动、社会活动、家务活动和休闲活动等，其中职业活动能量消耗差别最大。我国曾将劳动强度分为五级，即极轻、轻、中等、重和极重（女性没有极重，仅有四级）。伴随我国经济发展，职业活动（劳动）强度及条件有所改善，过去定义为极重的体力劳动已经转移为重体力劳动。而过去被定义为极轻体力劳动也因参加一定的体育、娱乐活动而向轻体力劳动转移。因此，专家建议将我国人群的劳动强度由五级调整为三级，即轻、中和重体力活动（表 2-2），根据不同等级的体力活动水平（physical activity level，PAL）可推算出能量消耗量。如女性讲课的能量消耗系数是 1.56，即表示其上课时能量消耗为基础代谢率的 1.56 倍。

表 2-2　中国成人活动分级和能量消耗

级别	职业工作时间分配	工作内容举例	能量消耗[①] 男	能量消耗[①] 女
轻	75%时间坐或站立 25%时间站着活动	办公室、修理仪器钟表、售货员、酒店服务员、化学实验操作、讲课等	1.55	1.56
中	25%时间坐或站立 75%时间特殊职业活动	学生日常活动、机动车驾驶、电工安装、车床操作、金工切割等	1.78	1.64
重	40%时间坐或站立 60%时间特殊职业活动	非机械化农业劳动、炼钢、舞蹈、体育运动、装卸、采矿等	2.10	1.82

注：① 以 24h 的基础代谢率倍数表示。

三、食物特殊动力作用

食物特殊动力作用（specific dynamic action，SDA）又称为食物的代谢反应（metabolic

response to food，MRF）或食物的热效应（thermic effect of food，TEF），是指人体因摄食而引起的热能额外消耗。在摄食过程中，由于对食物中营养素进行消化、吸收和代谢转化，需要额外消耗能量，并引起体温升高和热量散失。

不同食物成分的食物特殊动力作用是不同的。蛋白质食物的特殊动力作用要比碳水化合物和脂肪都强，其额外增加的能量消耗约占蛋白质本身所产生热能值的 20%～30%；而碳水化合物和脂肪分别为 5%～6% 和 4%～5%。当摄入一般混合性食物时，食物特殊动力作用约占其总热能的 10%。

关于食物特殊动力作用的机制，现在认为主要是由于机体对食物的代谢反应引起的。各营养素消化吸收后转变成 ATP 储存的量不一样，蛋白质为 32%～34%，低于碳水化合物和脂肪的 38%～40%。不能转变为 ATP 的部分则以热的形式向外散发，所以进食后机体在安静状态下向外发散的热，会比进食前有所增加。

四、生长发育

婴幼儿、儿童、青少年生长发育所需的能量，主要包括机体生长发育中形成新的组织所需要的能量及新生成的组织进行新陈代谢；孕妇的生长发育能量消耗主要用于子宫、乳房、胎盘、胎儿的生长发育及体脂储备；乳母的能量除自身需要外，也用于乳汁合成与分泌。

第三节　能量消耗的测定与能量代谢失衡

一、能量消耗的测定方法

能量消耗的测定方法有气体代谢法、双标记水法、心率监测法、活动时间记录法、要因计算法等。

1. 气体代谢法

又叫呼吸气体分析法，是常用直接测热法，被测对象在一个密闭的气流循环装置内进行特定活动，通过测定装置内的氧气和二氧化碳浓度变化，得到氧气的消耗量，并可求出呼吸商，按每升氧气产热可计算出热量消耗量，又称 Douglas 袋法。

2. 双标记水法

双标记水法（DLW）是让受试者喝入定量的双标记水，在一定时间内（8～15d）连续收集尿样，通过测定尿样中稳定的双标记同位素及消失率，计算能量消耗量。适用于任何人群和个体的测定，无毒无损伤，但费用高，需要高灵敏度、高准确度的同位素质谱仪及专业技术人员，近年主要用于测定个体不同体力活动水平的能量消耗值。

3. 心率监测法

心率监测法是指用心率监测器和 Douglas 袋法同时测量各种活动的心率和能量消耗量，推算出心率-能量消耗的多元回归方程，通过连续一段时间（3～7d）监测实际生活中的心率，可参照回归方程推算受试者每天能量消耗的平均值。此法可消除一些因素对试验者的干扰，但心率易受环境和心理的影响，目前仅限于实验室应用。

4. 活动时间记录法

此法是了解能量消耗最常用的方法。它是通过详细记录受试者 1 天各种活动的持续时间，然后按每种活动的能量消耗率计算全天的能量消耗量。各种活动的能量消耗率可以采取他人的测定结果或用直接测定法测定。此法优点是可以利用已有的测定资料，不需昂贵的仪器和较高的分析技术手段，但影响测定结果的因素较多，职业外活动记录难以准确，会导致结果有偏差。

5. 要因计算法

要因计算法是将某一年龄和不同的人群组的能量消耗结合他们的基础代谢率（BMR）来估算其总能量消耗量，即应用 BMR 乘以体力活动水平（PAL）来计算人体能量消耗量或需要量。能量消耗量或需要量＝ BMR × PAL。此法通常适用于人群而不适于个体，可以避免活动时间记录法工作量大、繁杂甚至难以进行的缺陷。BMR 可以由直接测量推论的公式计算或参考引用被证实的本地区 BMR 资料，PAL 可以通过活动时间记录法或心率监测法等获得。根据 1 天的各项活动可推算出综合能量指数，从而推算出 1 天的总能量需要量。推算出全天的活动水平可进一步简化全天能量消耗量的计算。

二、能量代谢失衡

在食物充足的情况下，正常成人可自动调节并有效从食物中摄取自身消耗所需能量，维持能量代谢平衡。如果能量摄取长期低于或高于消耗量，人体会处于能量失衡状态，首先反映在体重的变化，进而影响健康。因此维持能量平衡和理想体重是人体处于良好营养状态的前提。

1. 体重评价法

常用评价体重的方法来评价能量平衡，在营养调查中通常将体重、皮褶厚度或测定脂肪与其他组织的相对构成来综合评价人体的胖瘦程度。常用体质指数（BMI）评价体重。

$$BMI = \frac{体重(kg)}{[身高(m)]^2}$$

2. 能量不足

如果能量长期摄入不足，人体就会动用机体储存的糖原及脂肪甚至蛋白质，导致蛋白质能量营养不良，主要临床表现为消瘦、贫血、神经衰弱、皮肤干燥、脉搏缓慢、工作能力下降、体温低、抵抗力低，儿童出现生长迟缓等。因不合理喂养造成的儿童能量轻度缺乏较为常见。

3. 能量过剩

长期能量摄入过多，会造成人体超重或肥胖，并发血糖升高，脂肪沉积，肝脂增加，肝功能下降，出现脂肪肝、糖尿病、高血压、胆结石症、心脑血管疾病及某些癌症等多种并发症。伴随经济发展和生活水平的提高，能量摄入与体力活动的不平衡成为肥胖症及慢性病发病率增加的重要原因。控制肥胖的方法是控制饮食中能量的摄入和增加体力活动量。

第四节　能量的推荐摄入量及食物来源

一、能量的推荐摄入量

能量需要量是指维持机体正常生理功能所需要的能量，即长时间保持良好的健康状况，具有良好的体形、机体构成和活动水平的个体达到能量平衡，并能胜任必要社会活动所必需的能量摄入。对于孕妇、乳母、儿童等人群，还包括满足组织生长和分泌乳汁的能量需要。对于体重稳定的成人个体，能有效自我调节摄入到自身需要量，其能量需要量应等于消耗量。能量的推荐摄入量（DRI）与各类营养素的推荐摄入量（RNI）不同，它是以平均需要量（EAR）为基础，不增加安全量。

二、能量的食物来源与构成

从能量供给上讲，三大产能营养素摄食比例的变化并不影响能量的摄取，可以在一定程度上相互代替。1g 碳水化合物＝0.45g 脂肪＝1g 蛋白质，因而在特殊情况下可以摄取一种或两种，这也是制造特殊食品的重要依据。不同营养素有其各自特殊的生理作用，长期单一摄取会造成营养不平衡，影响健康。碳水化合物是主要能量来源，其次是脂肪，蛋白质不主要供能。一般建议成人碳水化合物供能占 55%～65%，脂肪占 20%～30%，蛋白质占 11%～15%。

碳水化合物、脂类和蛋白质广泛存在于各类食物中。粮谷类和薯类含碳水化合物较多，是我国居民膳食能量主要来源，油料作物中富含脂肪，大豆和坚果类含丰富的油脂和蛋白质，是膳食能量辅助来源之一，蔬菜、水果含能量较少。动物性食物含较多的动物脂肪和蛋白质，也是膳食能量的重要构成部分。从能量合理摄入的角度，膳食以植物性食物为主，并与动物性食物相平衡，避免经常性的高能量、高脂肪膳食是必要的。在满足能量的前提下，保证三大能量营养素摄入比例恰当。

食品中含能量的多少是其营养学方面的一项重要指标，因此食品外包装上的标签有营养成分表，注明该食品的能量含量。同时为了满足人们不同的能量需要，现代食品还有"低热量食品"和"高热量食品"等可供选择，前者主要由含能量低的食品原料（如膳食纤维）所制成，用以满足肥胖症、糖尿病等患者的需要；后者则是由含能量高的食物（如奶油、干酪、巧克力等）制成，可以满足能量消耗大、持续时间长、特别是在高寒地区工作和从事考察、探险、运动时的需要。

第三章

膳食营养素

依据营养素化学性质和生理功能，可分为碳水化合物（糖类）、脂类、蛋白质、维生素、矿物质、水和膳食纤维七大类。各类营养素都有其独特的生理功能，在人体内按照不同的途径代谢，互相制约，也相互协同，调节与推动生命活动。

第一节　碳水化合物

碳水化合物，是由碳、氢、氧组成的一类多羟基醛或多羟基酮类化合物，基本结构式为 $C_m(H_2O)_n$。但有的糖类不符合上述通式，因此，碳水化合物只是约定俗成的名称，而非严肃科学的概念。

碳水化合物是人类最经济也最重要的能量来源。碳水化合物占植物干重的 $50\%\sim80\%$，占动物体 2% 左右。在植物组织中，它主要以能源物质（如淀粉）和支持结构（如纤维素和果胶等）的形式存在。在动物组织中，碳水化合物主要以肝糖原、肌糖原、核糖、乳糖的形式存在。

一、碳水化合物的分类及其生理功能

（一）碳水化合物的分类

碳水化合物种类繁多。按分子量大小，通常分为单糖、低聚糖（寡糖）、多糖三大类。

1. 单糖

单糖是最简单的碳水化合物，是不能进一步分解为糖类物质的多羟基醛或多羟基酮。由 $3\sim7$ 个碳原子组成，带酮或醛基的单糖分别称为酮糖、醛糖。食物中多含己糖，可不经消化直接被机体吸收利用。己糖也是人体内最多的单糖，包括葡萄糖、果糖和半乳糖等。

（1）葡萄糖　葡萄糖是人体内含量最多、最重要的单糖，血糖主要是葡萄糖。空腹时血浆中葡萄糖浓度为 5mmol/L（90mg/100mL）。葡萄糖可直接被人体利用，因此临床上可以静脉注射。

（2）果糖　果糖的分子式与葡萄糖相同，属于同分异构体。果糖是自然界中最甜的一种糖，其甜度约为蔗糖的 1.5 倍，主要存在于水果及蜂蜜中，玉米糖浆含果糖 $40\%\sim90\%$，

是生产饮料、冷冻食品、糖果蜜饯的重要原料。果糖吸收后经肝脏转变成葡萄糖被利用，部分可转化为糖原、脂肪或乳酸。

（3）半乳糖 半乳糖也是葡萄糖的同分异构体。与一分子葡萄糖结合而成双糖乳糖，因此称之为半乳糖。它在人体中先转变成葡萄糖后被利用。母乳中的半乳糖是在体内重新合成的，而非食物中直接获取。

（4）戊糖 体内较多的核糖和脱氧核糖，它们是组成核糖核酸（RNA）和脱氧核糖核酸（DNA）的成分，是生物遗传物质的基础。

2. 低聚糖（寡糖）

由 2～10 个单糖（糖单位）缩合而形成的糖，常见的低聚糖有蔗糖、麦芽糖和乳糖等。

（1）蔗糖 日常食用的白糖、红糖和砂糖即蔗糖。蔗糖由一分子葡萄糖和一分子果糖构成，通常由甘蔗或甜菜制取。蔗糖易于发酵，可产生溶解牙齿珐琅质和矿物质的物质，被牙垢中的某些细菌和酵母作用，在牙齿上形成一层黏着力很强的不溶性葡聚糖，同时产酸，引起龋齿。长期大量食用蔗糖易引发糖尿病、龋齿、动脉硬化等疾病。

（2）麦芽糖 麦芽糖由两分子葡萄糖构成，是淀粉的分解产物。人们吃米饭、馒头时，缓慢咀嚼中甜津顿生，便是食物中淀粉在口腔中经唾液淀粉酶作用，部分分解为麦芽糖的缘故。食品工业所用的麦芽糖主要由淀粉经淀粉酶水解得到。

（3）乳糖 因其存在于乳中而得名，由一分子葡萄糖和一分子半乳糖构成。甜味只及蔗糖的 1/6，且难溶于水。乳糖是婴儿体内碳水化合物的主要来源，还能保持肠道益生菌群，并促进钙的吸收。部分人群体内缺乏乳糖酶，乳糖在小肠中不能被水解为单糖，因此当摄入牛奶或其他乳制品时，不能正常消化，出现急性腹痛和腹泻反应等代谢紊乱症（乳糖不耐症）。

3. 多糖

由 10 个以上单糖分子聚合而成的物质。膳食多糖以淀粉和纤维素为主。一般分为可消化多糖（如糖原、淀粉）和不可消化多糖（如纤维素和果胶）。

（1）淀粉 淀粉是日常膳食的主要供能成分。谷类、豆类、硬果类和薯类食物含丰富的淀粉。淀粉不易溶于冷水，也无甜味，加热后即膨胀为糊状物。易被淀粉酶消化，依次分解为糊精、麦芽糖和葡萄糖，最后以葡萄糖形式被吸收利用。天然淀粉中又分为直链淀粉和支链淀粉两类，前者约占 20%，后者 80%。糊精是淀粉分解的中间产物，其葡萄糖分子链较短，溶解度比淀粉高。淀粉在消化酶、酸和高温作用下，可分解为糊精。烤面包表面的一层焦黄或棕黄色硬皮，米粥表面的黏性膜，都是淀粉分解成的糊精。糊精在肠道中有利于乳酸杆菌的生长，能减少肠内细菌的腐化作用，可用烤焦馒头片辅助治疗小儿腹泻。

（2）糖原 糖原是动物细胞内与淀粉相似的碳水化合物，故又称动物淀粉。它由许多葡萄糖分子组成，结构与支链淀粉相似。动物体内肝糖原含量最多，可达 100g 左右，其次为肌肉组织，二者总量可达 150g。肝脏中储存的糖原可以维持正常的血糖浓度，肌肉中的糖原可提供机体运动所需的能量。膳食中糖原含量很少，因为动物宰杀后细胞内的糖原多已分解。

(3) 纤维素和果胶　不能被人体消化吸收的多糖。

（二）碳水化合物的生理功能

1. 供给能量

碳水化合物是人类最经济也最主要的能量来源。它在体内氧化快，能及时供给能量，满足机体的需要，每克碳水化合物可以产生 16.7kJ（4kcal）的热能，在体内氧化的最终产物为二氧化碳和水。中枢神经系统和红细胞只能由葡萄糖供能，正常情况下，成人大脑约需 140g/d 葡萄糖，红细胞约需 40g/d 葡萄糖。

糖原是肌肉和肝脏中碳水化合物的储存形式，其中肝糖原在机体需要时，分解为葡萄糖进入血液循环；肌糖原只供肌肉所需。

2. 机体重要组成物质

碳水化合物是机体重要物质的组成成分，参与细胞许多生命过程。糖蛋白是一些具有重要生理功能的物质，如某些抗体、酶和激素的组成成分，黏蛋白是结缔组织的重要成分，糖脂是细胞膜与神经组织的组成成分，传递遗传信息的核酸也是由核糖和脱氧核糖参与构成。

3. 与机体某些营养素的正常代谢关系密切

碳水化合物有利于机体的氮储留，称作对蛋白质的节约作用。碳水化合物具有抗生酮作用，如果摄入不足，脂肪会因氧化不完全而产生过量酮体，诱发酮血症、酮尿症。

4. 保肝、解毒

糖类还与机体的解毒作用有关。糖与蛋白质结合成糖蛋白，保持蛋白质在肝脏的储存量。摄入足量糖可以增加肝糖原的储备，增强肝脏功能。肝糖原储备较充足时，能提供足量的葡萄糖醛酸，对某些化学毒物（如四氯化碳、酒精、砷）以及体内各种致病生物感染引起的毒血症有较强的解毒能力。肝炎患者可适量增加糖的摄入。

5. 提供膳食纤维

膳食纤维是不被人体消化吸收的多糖，包括纤维素、半纤维素、果胶等。膳食纤维具有较强的吸水膨胀性、吸附性、黏滞性。膳食纤维吸水膨胀后易产生饱腹感，减少进食量，起到限食作用；使粪便有较大的体积，刺激胃肠道蠕动，防止便秘；具有吸附性，能吸附胆酸、胆固醇，增加胆固醇的排出；能吸附有毒重金属和化学物质，减少毒物的吸收；还能降血糖、调节肠道菌群、防止肠道肿瘤发生。但过多的膳食纤维也会影响其他营养素的吸收。

6. 提供活性多糖

食物活性多糖主要存在于大型食用菌、药用菌中，如金针菇、香菇、灵芝、茯苓、猴头菇、黑木耳等。某些植物如薏米、紫草、紫菜的黏液也含有活性多糖。活性多糖能提高机体免疫力，在抗肿瘤、抗衰老、抗疲劳等方面发挥作用。

二、高碳水化合物食物的血糖生成指数

目前常以血糖生成指数（GI）来衡定各类碳水化合物摄入后引起血糖反应的强度。血

糖生成指数表示某种食物升高血糖效应与标准品（通常为葡萄糖）升高血糖效应之比，由人体试验而来，不同于其他营养指标多用理化实验测定，因此也常说食物血糖生成指数是一种生理学参数。一般将葡萄糖的血糖生成指数规定为100。

高 GI 的食物，进入胃肠后消化快、吸收率高，葡萄糖释放快，葡萄糖进入血液后峰值高，也就是血糖升得高；低 GI 的食物，在胃肠中停留时间长，吸收率低，葡萄糖释放缓慢，葡萄糖进入血液后的峰值低、下降速度也慢，简单说就是血糖比较低。因此，用食物血糖生成指数，合理安排膳食，对于调节和控制人体血糖大有好处。一般来说，只要将一半的高 GI 食物替换成低 GI 食物，就能显著改善血糖。当血糖生成指数在 55 以下时，可认为该食物为低 GI 食物；当血糖生成指数在 55～75 之间时，该食物为中等 GI 食物；当血糖生成指数在 75 以上时，该食物为高 GI 食物。部分食物的血糖生成指数见表 3-1。

表 3-1　部分食物的血糖生成指数（GI）

食物	GI	食物	GI	食物	GI
葡萄糖	100.0	绵白糖	83.8	蔗糖	65.0
麦芽糖	105.0	蜂蜜	73.0	巧克力	49.0
大米饭	83.2	糙米饭	70.0	糯米饭	87.0
玉米(甜,煮)	55.0	小米粥	61.5	马铃薯	62.0
黄豆(煮)	18.0	豆腐(炖)	31.9	豆腐干	23.7
甜菜	64.0	胡萝卜	71.0	南瓜	75.0
山药	51.0	芹菜	<15.0	青椒	<15.0
苹果、梨	36.0	桃	28.0	李子	24.0
葡萄	43.0	葡萄干	64.0	猕猴桃	52.0

三、碳水化合物的供给与食物来源

1. 碳水化合物供给量

膳食蛋白质、脂肪、碳水化合物均能提供能量。多数国家提倡碳水化合物适宜供能比为 55%。膳食缺乏碳水化合物时，会造成蛋白质的浪费和组织中蛋白质的分解加速，阳离子的丢失和脱水（如钠）；体内储存甘油三酯的分解与脂肪酸氧化作用均增强，因此酮体积聚。研究发现，膳食碳水化合物占总能量大于 80% 和小于 40% 两种极端都不利于健康。中国居民膳食营养素参考摄入量专家委员推荐，我国居民除婴幼儿（<2 岁）外，膳食碳水化合物应提供一日总能量的 55%～65%。老年人最好占总能量摄入的 55%～60%。这些碳水化合物应有不同来源，包括淀粉、抗性淀粉、非淀粉多糖和低聚糖类等碳水化合物。

2. 碳水化合物的主要食物来源

谷物的碳水化合物含量为 70%～75%；薯类为 20%～25%；根茎类蔬菜、豆类为 50%～60%，豆类中大豆较少，为 25%～30%。栗子、菱角等坚果的主要成分是淀粉；蔬菜、水果除含少量单糖外，还含有纤维素和果胶类。蔗糖等纯糖摄取后迅速吸收，容易以脂肪形式储存，一般认为纯糖摄入量不宜过多，成人每天不宜超过 25g。几种常见食物的碳水化合物含量见表 3-2。

表 3-2　几种常见食物的碳水化合物含量　　　　　单位：%

食　物	碳水化合物总量	粗纤维	食　物	碳水化合物总量	粗纤维
蔗糖	99.5	0	冰激凌	20.6	0.8
玉米淀粉	87.6	0.1	煮熟玉米	18.8	0.7
葡萄干	77.4	0.9	葡萄	15.7	0.6
小麦面粉(70%)	76.1	0.3	苹果	14.5	1.0
空心粉(干)	75.2	0.3	豇豆	7.1	1.0
全麦面包	47.7	1.6	卷心菜	5.4	0.8
大米	24.2	0.1	牛肝	5.3	0
烤马铃薯	21.1	0.6	全脂粉	4.9	0
香蕉	22.2	0.5	煮熟奶	2.0	0.61

第二节　脂　类

脂类是脂肪（甘油三酯）和类脂（磷脂、糖脂、固醇等）的总称，是一类不溶于水，溶于有机溶剂（乙醚、丙酮、氯仿等）的化合物，广泛存在于动植物体内。脂肪包括脂和油，脂在常温下呈固态，油呈液态。脂肪也是由碳、氢、氧三种元素所组成，它是由各种甘油三酯分子组成的复杂混合物。甘油三酯由三个脂肪酸分子与一个甘油分子酯化而成。膳食中甘油三酯来源于动物和植物脂肪，如猪油、牛油、菜油、豆油、麻油；类脂包括磷脂、胆固醇、胆固醇脂及糖脂，如卵磷脂、脑磷脂、胆固醇和各种脂蛋白等，其溶解性类似脂肪。人体脂类总量占体重的 10%～20%，肥胖者可占体重的 30%，过度肥胖者甚至可占体重60%。体内脂类多以液态或半固态形式存在。

一、脂类的生理功能

1. 供给能量和保护机体

供给能量是脂肪最主要的生理功能，平均每克脂肪在体内彻底氧化可提供约 38kJ（9kcal）的热能，是体内积存的"燃料库"，只要机体需要，可随时用于机体代谢。若机体摄入能量过多，体内储存的脂肪增多，人就会发胖。推荐脂肪供能比为 20%～30%。另外由于脂肪导热性低，皮下脂肪可以起到隔热、保温作用；脂肪还是身体器官和神经组织的保护性隔离层，作为填充衬垫，避免机械摩擦，保护和固定重要器官。

2. 构成身体组织

脂类是体内过剩能量的储存形式，主要存在于人体皮下结缔组织、腹腔大网膜、肠系膜等处。体内脂肪细胞可以不断地储存脂肪。

类脂质是多种组织和细胞的组成成分，如细胞膜的膜脂由磷脂、糖脂和胆固醇等组成，脑髓及神经组织含有磷脂和糖脂，固醇类物质还是体内制造固醇类激素的必要物质。一般细胞膜结构中磷脂约占 60%以上，固醇约占 20%，在大脑及神经组织中比例更高，这与神经兴奋传导的绝缘等功能有关。卵磷脂也是一种重要的营养物质。

3. 供给必需脂肪酸

脂肪酸按饱和度，可分为饱和与不饱和脂肪酸两大类。其中不饱和脂肪酸再按不饱和程度分为单不饱和脂肪酸与多不饱和脂肪酸。单不饱和脂肪酸，在分子结构中仅有一个双键；多不饱和脂肪酸，在分子结构中含两个或两个以上双键。随着营养科学的发展，发现双键所在的位置影响脂肪酸的营养价值，因此又常按其双键位置进行分类。双键的位置可从脂肪酸分子结构的两端第一个碳原子开始编号。以脂肪酸第一个双键出现的位置的不同分别称为 n-3 族、n-6 族、n-9 族等不饱和脂肪酸，该分类方法在营养学上更有实用意义。

自然界存在的脂肪酸有 40 多种。必需脂肪酸指人体必需的，体内不能合成或合成数量不能满足机体需要，必须从食物中摄取的脂肪酸。它们均属于 n-3 族和 n-6 族多不饱和脂肪酸。目前比较肯定的必需脂肪酸只有亚油酸和亚麻酸。花生四烯酸也是人体必需的脂肪酸，但可由亚油酸转化而来。必需脂肪酸的主要功能：构成生物膜，如细胞膜、线粒体膜等；参与磷脂合成；参与脂肪、胆固醇的代谢、转运；与精子形成有关；保护放射性射线对机体的损伤；是前列腺素、血栓素、白介素的前体物；与脑、视网膜发育及功能有关。

4. 促进脂溶性维生素的吸收和利用

奶油、蛋黄油、鱼肝油中含有维生素 A 和维生素 D，许多植物油如麦胚油、玉米油、菜油、芝麻油等都含有维生素 E。这些都是脂溶性维生素，对机体有重要的生理调节作用，其消化吸收受到脂肪消化吸收的影响。如膳食中脂肪含量低时，会影响蔬菜中胡萝卜素的吸收。患肝、胆系统疾病时，因食物中脂类消化吸收功能障碍而阻碍脂溶性维生素吸收，从而导致缺乏症。

5. 增加饱腹感和改善食品外观

脂肪通过胃肠所需时间较长。过多的油脂抑制胃液的分泌和胃肠的蠕动，一次进食含 50g 以上脂肪的高脂膳食，需 4～6h 才能从胃中排空。因此摄入含脂肪高的食物易产生饱腹感。

油脂烹调食物可以改变食物的感官性质，增加食物的香味，绝大多数食物经用油煎、炒、烹、炸后能提高其色、香、味，适量的脂肪还能刺激消化液的分泌，增加食欲。另外由于脂肪酸中含氢多，可产生较多的代谢水，油脂还有润肠缓泻的作用，并缓解机体缺水。

二、脂类的组成及其特征

1. 分类

油脂按来源可分动物和植物油脂两大类，植物油含不饱和脂肪酸较多。室温下，含不饱和脂肪酸较多的脂类呈液态，较少的呈固态。动物性脂肪富含饱和脂肪酸（40%～60%），单不饱和脂肪酸含量为 30%～50%；植物性脂肪富含不饱和脂肪酸（80%～90%），以多不饱和脂肪酸为主，含丰富的必需脂肪酸、亚油酸、亚麻酸、花生四烯酸、二十二碳六烯酸等都主要存在于植物脂肪中。常见脂肪酸见表3-3。

表3-3 常见的脂肪酸

名　称	代　号	名　称	代　号
丁酸（butyric acid）	C4:0	己酸（caproic acid）	C6:0
辛酸（caprylic acid）	C8:0	癸酸（capric acid）	C10:0
月桂酸（lauric acid）	C12:0	肉豆蔻酸（myristic acid）	C14:0
棕榈酸（palmitic acid）	C16:0	棕榈油酸（palmitoleic acid）	C16:1,n-7
硬脂酸（stearic acid）	C18:0	油酸（oleic acid）	C18:1,n-9
反油酸（elaidic acid）	C18:1,n-9	亚油酸（linoleic acid）	C18:2,n-6,9
α-亚麻酸（α-linolenic acid）	C18:3,n-3,6,9	γ-亚麻酸（γ-linolenic acid）	C18:3,n-6,9,12
花生酸（arachidic acid）	C20:0	花生四烯酸（arachidonic acid）	C20:4,n-6,9,12,15
二十碳五烯酸 （timnodonic acid,EPA）	C20:5,n-3,6,9,12,15	芥子酸（erucic acid）	C22:1,n-9
二十二碳五烯酸（鳕鱼酸） （clupanodonic acid）	C22:5,n-3,6,9,12,15	二十二碳六烯酸 （docosahexenoic acid,DHA）	C22:6,n-3,6,9,12,15,18

类脂质大都是细胞的重要结构物质和生理活性物质。主要包括磷脂、糖脂、固醇及类固醇以及脂溶性维生素和脂蛋白等，也广泛存在于许多动植物食品中。

2. 脂类的共同特征

脂类不溶于水而溶于乙醚、石油醚、氯仿、丙酮等有机溶剂；大多具有酯的结构，并以脂肪酸形成的酯最多；都是由生物体产生，并能由生物体所利用（与矿物油不同）。卵磷脂、鞘磷脂和脑苷脂类例外。卵磷脂微溶于水而不溶于丙酮，鞘磷脂和脑苷脂类的复合物不溶于乙醚。

三、储藏加工对脂类营养的影响

（一）脂类的品质改良

1. 油脂的精炼

无论是采用压榨法还是浸出法制得的毛油都含有数量不等的杂质，如机械杂质、胶体杂质、油溶性杂质、水等。这些杂质的存在对油脂的外观品质如色泽、气味、透明度以及风味都带来影响，有的甚至会影响油脂的营养价值和食用安全。油脂精炼期间的营养变化主要是高温的氧化破坏和吸附脱色的结果，受影响较大的是维生素E和胡萝卜素。

2. 脂肪的改良

脂肪改良主要是改变脂肪的熔点范围和结晶性质，以及增加其在食品加工时的稳定性。

（1）分馏 三酰甘油酯高熔点和低熔点部分的物理性分离，无化学性质改变。由于分馏可使高熔点部分的油脂中多不饱和脂肪酸的含量降低，故影响其营养价值。

（2）酯交换 相互酯化，是指所有三酰甘油酯的脂肪酸随机化的化学过程，采用酶促水解和酶促定向酯交换，可生产出功能性油脂或结构性脂质。

3. 油脂的氢化

油脂的氢化是在加热含不饱和脂肪酸多的植物油时，加入金属催化剂（镍系、铜-铬系等），通入氢气，使不饱和脂肪酸分子中的双键与氢原子结合成为不饱和程度较低的脂肪酸，其结果是油脂的熔点升高（硬度加大）。因为在上述反应中添加了氢气，而且使油脂出现了"硬化"，所以经过这样处理而获得的油脂与原来的性质不同，叫作"氢化油"或"硬化油"。

氢化主要是脂肪酸组成成分的变化，包括脂肪酸饱和程度的增加（双键加氢）和不饱和脂肪酸的异构化。在植物油的脂肪酸中含有一个、二个、三个或更多个不饱和双键，每一个双键按其在分子中的位置和环境不同，异构化和氢化的速率也不相同。

氢化植物油含有"反式脂肪酸"，反式脂肪酸不仅影响人体的免疫系统，还会增加患心脑血管疾病的风险。专家指出，膳食中的反式脂肪酸每增加2%，人们患心脑血管疾病的风险就会上升25%。反式脂肪酸对人的心脏的损害程度远远高于任何一种动物油，因此，在摄入氢化植物油时要谨慎。

（二）油脂的酸败

油脂或含油食品在空气中长时间暴露，或者受到不利理化因素的影响，产生不愉快的气味、变苦甚至生成有害物质，称为脂肪的酸败。脂肪酸败后营养价值降低，脂溶性维生素、脂肪酸等被破坏，发热量也降低，甚至产生苦味或臭味。

1. 水解酸败

指脂肪在高温加工或者在酸、碱、酶的作用下，将脂肪酸分子与甘油分子水解所致。脂肪的水解产物有单酰甘油酯、二酰甘油酯和脂肪酸，完全水解则产生甘油和脂肪酸。水解对脂肪的营养价值无显著影响，唯一的变化是使甘油和脂肪酸分子裂开，产生的游离脂肪酸带来不良气味。

2. 氧化酸败

油脂暴露在空气中时会自发地进行氧化。这种氧化通常以自动氧化的方式进行。一旦反应开始，就一直要到氧气耗尽，或自由基与自由基结合产生稳定的化合物为止。即使添加抗氧化剂也不能防止氧化，只能延缓反应的诱导期和降低反应速度。

脂肪酸自动氧化时可形成不稳定的氢过氧化物（ROOH）。在储存过程中，甚至低温时都会断裂和发生歧化反应，形成不同的羰基化合物、羟基化合物和短链脂肪酸。某些成分还能进一步进行氧化反应，如醛可进一步氧化成相应的酸等。由脂类氧化而来的分解产物产生异味，如典型的"哈喇味""回生味"。

（三）脂类在高温时的氧化作用

1. 生成油脂热聚合物

所有的油脂在煎炸过程中，随温度升高黏度越来越大。当温度达到250～300℃时，同一分子甘油酯中的脂肪酸之间和不同分子甘油酯的脂肪酸之间会发生聚合，使油脂黏度增大。麻油、大豆油、葵花籽油等在275℃加热12～26h或300℃加热10h，均可形成多种形式的聚合体。环状单聚体能被机体吸收，毒性较强，会引起肝脏损害。三聚体以上由于分子太大，不易被机体吸收，故无毒。

2. 油脂的热氧化反应

油脂在煎炸过程中与空气接触，不饱和脂肪酸首先被空气氧化产生氢过氧化物，然后分解为低级的醛、酮、酸、醇等。这些反应与常温下油脂的自动氧化相同，但反应速度更快。在高温下，低级羰基化合物还能聚合形成黏稠的胶状聚合物油，逐渐变稠。聚合的速度和程度与油脂的种类有关。

反复高温处理的油脂随着聚合的不断进行，会由黏稠变成冻状甚至凝固。发生热氧化聚合的油脂含有具有毒性的甘油酯二聚物，这种聚合物在体内被吸收后与酶结合，会使酶失去活性而引起生理异常现象。

因此在烹饪中要尽量减少油脂与空气接触面积，以减轻其氧化聚合。

3. 生成丙烯醛

丙烯醛是甘油在高温下脱水生成的，具有强烈的辛辣刺激性，能刺激鼻腔并有催泪作用。油在达到烟点时会冒出油烟，其中主要成分就是丙烯醛。

4. 油煎腌肉可形成致癌物质

腌制的腊肉、咸鱼中含有脯氨酸、亚硝胺等化合物，油煎后该物质可转变为具有致癌性的亚硝基吡咯烷。

① 煎炸时油温不宜过高，应保持在200℃以下，不但可减轻油脂的热分解，降低油脂的消耗，还可保证产品的营养价值和风味质量。

② 加热方式不同，油脂热变性程度也不同，间歇性加热比一次性加热更易变性，因为炸制一段时间停下来后，油脂发生自动氧化，再加热时自动氧化速度大大加快。

③ 油中含有微量金属离子，特别是铜离子、铁离子存在时，油脂的变质速度明显加快，因此加热油脂最好用铝锅或不锈钢锅。

④ 在油中添加抗氧化剂，能大大延缓脂肪变质。

四、脂肪的供给与食物来源

（一）脂类的主要食物来源

膳食脂类的来源主要为烹调油和食物。日常烹调油主要为植物油，如豆油、花生油、菜籽油、芝麻油、玉米油、葵花籽油等，消化率较高，一般都在98%以上，含不饱和脂肪酸较高，有的植物油还含有维生素E，能延长储存时间。动物油多为猪油、牛油和羊脂，其中猪油也常用于烹调，含饱和脂肪酸较多，胆固醇也较高。奶油和黄油都从牛乳中提炼而成。奶油是从全脂鲜牛乳中分离出来的，含脂肪20%左右，将奶油进一步加工，则为黄油，约含脂肪85%。它们都含维生素A，易被人体吸收利用，但含胆固醇和饱和脂肪酸都高，对高脂血症和冠心病患者不利。通过植物油氢化制成的人造黄油，在蛋糕等食物中使用较多。芝麻、核桃仁、瓜子仁等含脂量丰富，含多不饱和脂肪酸也多。

胆固醇广泛存在于动物组织中，在动物内脏、蛋类及海产品中含量尤其丰富，如猪脑中的胆固醇含量高达2571mg/100g，禽蛋黄、蟹黄、肝、肾、墨鱼等的胆固醇含量也高。植物性食物中含胆固醇较少。

鱼油，尤其是海洋鱼油中含有较多的超长链多不饱和脂肪酸，尤其是 n-3 族的多不饱和脂肪酸，如 EPA 和 DHA。

（二）脂类的供给量

膳食中脂肪的供给量受饮食习惯、季节、气候等因素的影响。近年来，大量研究发现，脂肪摄入过高容易引发肿瘤发病。世界上许多国家和地区，在不同时期的流行病学调查结果都认为高膳食脂肪摄入人群，结肠癌和乳腺癌发病率及死亡率均高。

世界各国对脂类的摄入没有一个统一的标准。中国营养学会建议每日膳食中由脂类供给的能量占总能量的比例，儿童和少年为 $25\% \sim 35\%$，成人以 $20\% \sim 25\%$ 为宜，一般不超过 30%，即每日摄取脂肪量约为 50g 就能满足机体的需要。身体肥胖者，还应适当减少。近年来，我国经济发达的城市和地区，脂肪提供的能量已超过摄入总能量的 30%，应该引起高度重视。

脂类营养状况不良也包括中年后长期高胆固醇饮食导致的高胆固醇血症，进而并发动脉粥样硬化与心脑血管疾病。但胆固醇具有众多的生理功能，是重要的营养物质，只有长期过多摄入、血中浓度过高时才有导致动脉粥样硬化的危险，故应该一分为二进行分析，不应盲目摒除胆固醇的正常摄入。我国建议胆固醇的每日摄入量不要超过 300mg。另外，每天所摄入的脂类中，应有一定比例的不饱和脂肪酸，一般认为必需脂肪酸的摄入量不少于总能量的 3%，脂肪中的 P/S（多不饱和脂肪酸与饱和脂肪酸的比例）比值约为 1。

第三节　蛋　白　质

蛋白质是由 20 多种氨基酸通过肽键连接起来的具有生命活性的生物大分子，分子量可达数万甚至百万，并具有复杂的立体结构，它是生物体细胞和组织的基本组成成分，是各种生命活动中起关键作用的物质。蛋白质在遗传信息的控制、高等动物的记忆及识别等方面都具有十分重要的作用。

蛋白质主要含碳、氢、氧、氮四种元素，部分含硫和磷。此外少量蛋白质含铁、铜、锌、碘等微量元素。

一、氨基酸

1. 氨基酸的构成和种类

氨基酸是指含有氨基的羧酸。细胞及组织蛋白质约占人体干重的 45%，蛋白质被酸、碱和蛋白酶催化水解成分子量大小不等的肽段和氨基酸，从蛋白质水解物中分离出来的氨基酸主要有 20 余种，见表 3-4。

氨基酸主要作用有八个方面，即供给机体营养；调节机体机能，有些氨基酸可以有效地调节人体内分泌系统的平衡；增强免疫能力；维护心血管功能；改善肝肾功能；减低放化疗损害；促进激素分泌；促进蛋白质合成。

表 3-4　构成人体蛋白质的氨基酸

氨基酸	英文	氨基酸	英文
必需氨基酸	EAA	非必需氨基酸	
异亮氨酸	Isoleucine(Ile)	丙氨酸	Alanine(Ala)
亮氨酸	Leucine(Leu)	精氨酸	Arginine(Arg)
赖氨酸	Lysine(Lys)	天冬氨酸	Aspartic acid(Asp)
蛋氨酸	Methionine(Met)	天冬酰胺	Asparagine(Asn)
苯丙氨酸	Phenylalanine(Phe)	谷氨酸	Glutamic acid(Glu)
苏氨酸	Threonine(Thr)	谷氨酰胺	Glutamine(Gln)
色氨酸	Tryptophan(Trp)	甘氨酸	Glycine(Gly)
缬氨酸	Valine(Val)	脯氨酸	Proline(Pro)
组氨酸	Histidine(His)	丝氨酸	Serine(Ser)
半必需氨基酸			
半胱氨酸	Cysteine(Cys)		
酪氨酸	Tyrosine(Tyr)		

2. 必需氨基酸、半必需氨基酸和非必需氨基酸

必需氨基酸是指人体需要，但体内不能合成或合成的数量不能满足人体需要，必须由食物供给的氨基酸。对成人来说必需氨基酸有 8 种，即赖氨酸、色氨酸、苯丙氨酸、蛋氨酸、苏氨酸、亮氨酸、异亮氨酸及缬氨酸。对婴幼儿来说，还包括组氨酸，共 9 种。

半胱氨酸和酪氨酸可分别由蛋氨酸和苯丙氨酸转化而来，当膳食中二者充足时，可减少蛋氨酸和苯丙氨酸的消耗，因此将这两种氨基酸称为半必需氨基酸。

非必需氨基酸也是人体需要的，但人体能利用其他氮源合成，或者可由其他氨基酸通过转氨作用合成，不必由食物供给。非必需氨基酸通常有甘氨酸、丙氨酸、丝氨酸、胱氨酸、半胱氨酸、天冬氨酸、天冬酰胺、谷氨酸、谷氨酰胺、酪氨酸、精氨酸、脯氨酸和羟脯氨酸。非必需氨基酸充足可减少必需氨基酸的消耗。

3. 氨基酸模式

人体蛋白质以及食物蛋白质在必需氨基酸的种类和含量上存在着差异。在营养学上用氨基酸模式来反映这种差异。某种蛋白质中各种必需氨基酸的构成比例称作氨基酸模式。其计算方法是将该种蛋白质中的色氨酸含量定为 1，分别计算出其他必需氨基酸的相应比值，这一系列的比值就是该种蛋白质的氨基酸模式。几种食物和人体蛋白质氨基酸模式见表 3-5。

表 3-5　几种食物和人体蛋白质氨基酸模式

氨基酸	人体	全鸡蛋	牛奶	牛肉	大豆	面粉	大米
异亮氨酸	4.0	3.2	3.4	4.4	4.3	3.8	4.0
亮氨酸	7.0	5.1	6.8	6.8	5.7	6.4	6.3
赖氨酸	5.5	4.1	5.6	7.2	4.9	1.8	2.3
蛋氨酸+半胱氨酸	3.5	3.4	2.4	3.2	1.2	2.8	2.3

续表

氨基酸	人体	全鸡蛋	牛奶	牛肉	大豆	面粉	大米
苯丙氨酸＋酪氨酸	6.0	5.5	7.3	6.2	3.2	7.2	3.8
苏氨酸	4.5	2.8	3.1	3.6	2.8	2.5	2.9
缬氨酸	5.0	3.9	4.6	4.6	3.2	3.8	4.8
色氨酸	1.0	1.0	1.0	1.0	1.0	1.0	1.0

人体组织蛋白质的氨基酸模式决定了对各种必需氨基酸数量、相互比值的需要模式，而食物蛋白质的氨基酸模式与人体蛋白质氨基酸模式接近或吻合的程度决定了它被机体利用的程度，也决定了其营养价值。某种食物蛋白质必需氨基酸种类、数量及其相互比值与人体蛋白质氨基酸模式越接近，其营养价值也越高。

4. 限制氨基酸及食物蛋白质的互补作用

食物蛋白质中各种必需氨基酸构成比值与人体蛋白质各种必需氨基酸构成比值比较，其中不足者称限制氨基酸。换句话说，食物蛋白质某种必需氨基酸含量不足或缺乏，会限制其蛋白质在人体的利用，该氨基酸则称为限制氨基酸。限制氨基酸中缺乏最多的称为第一限制氨基酸。一般赖氨酸是谷类蛋白质的第一限制氨基酸，而蛋氨酸则是大豆、花生、牛奶和肉类蛋白质的第一限制氨基酸。此外，小麦、大麦、燕麦和大米还缺乏苏氨酸，玉米缺乏色氨酸，分别是它们的第二限制氨基酸。几种食物蛋白质的限制氨基酸见表3-6。

表3-6 几种食物蛋白质的限制氨基酸

名　称	第一限制氨基酸	第二限制氨基酸	第三限制氨基酸
小麦	赖氨酸	苏氨酸	缬氨酸
大麦	赖氨酸	苏氨酸	蛋氨酸
燕麦	赖氨酸	苏氨酸	蛋氨酸
大米	赖氨酸	苏氨酸	—
玉米	赖氨酸	色氨酸	苏氨酸
花生	蛋氨酸	—	—
大豆	蛋氨酸	—	—
棉籽	赖氨酸	—	—

由于食物蛋白质中限制氨基酸的种类和数量各不相同，如将几种食物（如谷类和肉类，或谷类和大豆）混合食用，能起到取长补短的作用，使其必需氨基酸的构成更接近人体需要量模式，从而提高蛋白质在体内的利用率，这种作用称为蛋白质的互补作用。通常膳食中含有 30%～40% 动物性蛋白，就能达到氨基酸平衡。

5. 完全蛋白质、部分完全蛋白质和不完全蛋白质

根据食物蛋白质中必需氨基酸组成以及被人体利用程度分为完全蛋白质、部分完全蛋白质和不完全蛋白质。

（1）完全蛋白质　完全蛋白质也称为优质蛋白质，指的是含有全部人体必需氨基酸，且氨基酸的比例接近人体需要。这类蛋白质作为唯一的蛋白质来源时，也能促进机体的健康生长。肉、鱼、蛋、乳等动物来源的蛋白质大多为完全蛋白质，如肉类中的白蛋白、肌蛋白，蛋类中的卵白蛋白、卵黄磷蛋白，奶中的酪蛋白、乳白蛋白以及大豆中的大豆蛋白等。

（2）部分完全蛋白质　部分完全蛋白是指必需氨基酸种类齐全，但含量不均，比例不适宜。以其为唯一蛋白质来源时，能维持机体生命，但不能促进机体的生长发育，如大麦、小麦中的麦胶蛋白等。

（3）不完全蛋白质　与完全蛋白质相比，这类蛋白质缺少一种或者几种必需氨基酸，仅以这种蛋白质为唯一蛋白质来源时，不能维持生存。如玉米醇溶蛋白、动物结缔组织、蹄筋胶质等。

二、蛋白质的生理功能

蛋白质是一切生命的物质基础，可以说没有蛋白质就没有生命。

正常人体内 $16\%\sim19\%$ 是蛋白质。体重 60kg 的成年人体约含有 9.8kg 的蛋白质。人体内的蛋白质始终处于不断地分解又不断地合成的动态平衡之中，由此可达到组织蛋白的不断更新和修复的目的。肠道和骨髓内的蛋白质更新速度较快。总体来说，每天约有 3% 的人体蛋白质被更新。蛋白质的功能概括起来主要有以下四个方面。

1. 构成和修补人体组织

人体的肌肉、心、肝、肾等器官含大量蛋白质；骨骼和牙齿中含有大量的胶原蛋白；指、趾甲中含角蛋白；细胞从细胞膜到细胞内的各种结构中均含有大量的蛋白质。皮肤和骨骼肌中蛋白质约占 80%，胶原中蛋白质约占 25%；血液中蛋白质约占 5%，仅次于水分。细胞的原生质是由蛋白质、脂肪、碳水化合物所组成的胶体系统，如长期缺乏蛋白质，这个系统就会受到破坏，细胞就会受到损伤，甚至死亡，致使机体无法生长。

生长发育需不断靠蛋白质合成新组织。人在外伤、烧伤、骨折、出血的治愈过程中需要合成新的蛋白质。运动员要进行不断的训练，通过合成新的蛋白质才能增强体力。人在妊娠后孕育胎儿时，不只是合成胎儿的新的组织，而且还要合成更多的蛋白质以满足胎盘、子宫、乳房和血的额外需要。分娩以后，喂哺婴儿的奶汁又需要从饮食中补加额外的蛋白质以满足其合成所需，每 1000g 人奶约含 12g 蛋白质。

2. 维持生物体体内的动态平衡

食物蛋白质最重要的作用是供给人体合成蛋白质所需要的氨基酸。蛋白质是人体唯一的氮源。人即使生长已经停止，蛋白质在体内的降解和重新合成仍处在一种动态变换之中。成年人体内蛋白质含量相对稳定，一般小肠黏膜细胞每 1～2 天即更新 1 次，血液红细胞每 120 天更新 1 次。而人体的头发、指甲、皮肤、尿和粪每天又不断地损失一定量的蛋白质。上述这些稳定的转换和损失，都需要从体内的"氨基酸库"中提取。这样，就必须从每日的饮食中补充蛋白质，以保证"库存"充盈，满足人体合成蛋白质的需要。

3. 构成体内各种重要的生理活性物质

蛋白质在体内构成多种机能物质，如催化新陈代谢反应的酶的化学本质就是蛋白质，保护机体不受病菌侵袭的抗体也是蛋白质，机体的凝血必须依靠蛋白质才能实现。蛋白质还能调节代谢活动，如激素中有许多就是蛋白质或肽。胃肠道能分泌十余种肽类激素，用以调节胃、肠、肝、胆管和胰脏的生理活动。

此外，蛋白质可进行氧的输送。蛋白质还与维持机体酸碱平衡、维持水分的正常分布、完成肌肉收缩以及传递体内遗传信息等有关。

4. 供给能量

虽然蛋白质并不是人体的主要能量来源，但机体内陈旧或已经破损的组织中的蛋白质也会被不断分解释放能量。当食物中蛋白质的氨基酸组成和比例不符合人体的需要，或摄入蛋白质过多超过需要时，多余的食物蛋白质就会被当作能量来源氧化分解放出热能，故蛋白质也有供能功用，每克蛋白质可产生 16.7kJ（4kcal）热能。

三、氮平衡及蛋白质营养不良

1. 人体对蛋白质的需求与氮平衡

当膳食蛋白质供应适当时，氮的摄入量和排出量相等，这称为氮平衡。氮的摄入量大于排出量，称为氮的正平衡。氮的排出量超过摄入量，即每日的摄入氮少于排出氮而日渐消瘦，称为氮的负平衡。

氮平衡状态可用下式表示。

摄入氮＝尿氮＋粪氮＋其他氮损失（由皮肤及其他途径排出的氮）

1 天内，在进食时氮平衡是正的，晚上不进食则是负的，超过 24h 这种波动就比较平稳。此外，机体在一定限度内对氮平衡具有调节作用。健康成人每日进食蛋白质有所增减时，其体内蛋白质的分解速度及随尿排出的氮量也随之增减。如进食高蛋白膳食时尿中排出的氮量增加，反之则减少。

2. 蛋白质营养不良——蛋白质缺乏症

蛋白质营养不良包括以消瘦为特征的混合型蛋白质-能量缺乏和以浮肿为特征的蛋白质缺乏。前者是指蛋白质和能量摄入均严重不足的营养缺乏病，临床表现为体重下降、消瘦、血浆蛋白下降、免疫力下降、贫血、血红蛋白下降等；后者是指能量摄入基本满足，但蛋白质严重不足的营养缺乏病，临床表现为全身水肿、虚弱、表情淡漠、生长滞缓，头发变色、易脱落、易感染等。

根据世界卫生组织估计，目前全世界约有 500 万儿童患蛋白质-能量缺乏症，主要分布在非洲、南美洲、南亚洲及中东等地区。绝大多数是因贫穷和饥饿引起，少数由于疾病或营养不当。我国儿童蛋白质营养不良主要见于边远山区和不发达地区，由于膳食蛋白质摄入不足，或膳食中优质蛋白质所占比例偏低，临床表现为生长发育迟缓（身高偏低）和体重偏低。目前我国严重的儿童蛋白质营养不良已不常见。

摄入过多的蛋白质，尤其是动物性蛋白质，对人体同样不利。一方面过多的蛋白质代谢分解后由尿排出体外，从而加重肾脏的负担；另一方面，过多动物性蛋白质摄入会导致含硫氨基酸摄入的过量，加速骨钙的丢失，导致骨质疏松。

四、食物蛋白质的营养价值评价

食物蛋白质的营养价值相当于它满足机体氮源和氨基酸需求的能力，主要从食物蛋白质含量、消化率和机体利用程度三方面进行综合评价。

（一）食物中蛋白质的含量

食物蛋白质含量是评价食物蛋白质营养价值的一个重要方面。一般采用凯氏定氮法测定食物中氮含量，然后根据蛋白质中含氮量（常规约为 16%），再乘以氮换算成蛋白质的换算系数 F（常规约为 6.25），就可得到食物蛋白质的含量。食物蛋白质含量越高，其营养价值相对越高。食物蛋白质含量计算公式为

$$蛋白质含量 = \frac{食物总氮量 \times F}{食物总量} \times 100$$

（二）蛋白质消化率

蛋白质消化率，是指蛋白质被消化酶水解后吸收的程度，即吸收氮与摄入氮（食物氮）的比值。蛋白质消化率不仅反映了蛋白质在消化道内分解的程度，同时也反映了消化后的氨基酸和肽被吸收的程度。蛋白质消化率越高，被机体吸收的可能性越大，其营养价值也越高。蛋白质消化率有表观消化率和真消化率，计算公式分别如下。

$$蛋白质表观消化率 = \frac{食物氮 - 粪氮}{食物氮} \times 100\%$$

$$蛋白质真消化率 = \frac{食物氮 - (粪氮 - 粪代谢氮)}{食物氮} \times 100\%$$

粪代谢氮是指人体进食足够的能量，完全不摄取蛋白质的情况下粪便排出的氮，主要来源于脱落的肠道黏膜细胞和代谢废物。在实际工作中，不计粪代谢氮所得结果称为表观消化率，表观消化率测定简便，其值比真消化率低，具有一定的安全性。

（三）蛋白质的利用率

反映食物蛋白质利用率的指标有很多，各指标均从不同的方面评价食物蛋白质被机体利用的程度。下面介绍两种最常用的指标。

1. 蛋白质生物价（BV）

蛋白质生物价指食物蛋白质被吸收后在体内储留的氮与被吸收氮的比值，反映食物蛋白质吸收后在体内被利用的程度。生物价越高，食物蛋白质被机体利用程度越大，营养价值越高。

$$生物价 = \frac{储留氮}{吸收氮} \times 100\%$$

$$储留氮 = 吸收氮 - (尿氮 - 尿内源性氮)$$

$$吸收氮 = 食物氮 - (粪氮 - 粪代谢氮)$$

2. 氨基酸评分（AAS）

氨基酸评分也称为蛋白质化学评分，是反映被测食物蛋白质氨基酸构成和利用率的指标。通常是将被测食物蛋白的某种必需氨基酸含量（一般为第一限制氨基酸）与推荐的参考蛋白质该必需氨基酸含量进行比较，如下式。

$$氨基酸评分 = \frac{被测蛋白质每克氮(或蛋白质)中氨基酸量(mg)}{理想模式或参考蛋白质中每克氮(或蛋白质)中氨基酸量(mg)} \times 100$$

在确定某一食物蛋白质氨基酸评分时,首先计算被测蛋白质中每种必需氨基酸的评分值;然后找出最低的必需氨基酸(第一限制氨基酸)评分值,即为该蛋白质的氨基酸评分和经消化率修正的氨基酸评分。如限制氨基酸是需要量模式的80%,则其氨基酸评分为80。可见,一种食物蛋白质的氨基酸评分越接近100,则其越接近人体需要,营养价值也越高。

五、食物蛋白质的供给和食物来源

1. 蛋白质的主要食物来源

膳食中蛋白质来源包括植物性食物和动物性食物。动物性食物蛋白质含量高、质量好,如各种肉类、乳类、蛋类、鱼类等。植物性食物主要是谷类和豆类,豆科植物的蛋白质含量可高达40%左右,特别是大豆不仅蛋白质含量高,而且质量亦较高,是人类食物蛋白质的良好来源;谷类蛋白质含量居中(约10%),是我国居民膳食蛋白质的主要来源。蔬菜水果等食物蛋白质含量很低。

畜禽肉类的蛋白质含量为10%~20%,鱼类为16%~18%,蛋类为11%~14%,鲜奶为1.5%~3.8%,奶粉为25%~27%,花生、核桃为15%~30%,薯类为2%~3%。我国以谷类为主食,目前我国人民膳食中来自谷类的蛋白质仍然占相当的比例。就此情况,可考虑在粮食的基础上加上一定量的动物蛋白质和豆类蛋白质,如每日摄入的蛋白质在数量上达到供给量标准,其中有30%以上来源于动物蛋白质和豆类,将能很好地满足营养需要。

2. 蛋白质的供给量

蛋白质的供给量应为满足人体对蛋白质最低需要量和一定数值增加量之和。蛋白质的供给量与膳食蛋白质的质量有关。如果蛋白质主要来自奶、蛋等食品,则成年人不分男女均为每日每千克体重0.75g。我国膳食以植物性食物为主,蛋白质质量较差,故每日每千克体重1.0~1.2g,其中动物性食物和大豆供给的蛋白质为总摄入蛋白质的20%左右。中国营养学会推荐每日膳食中的蛋白质供给量占总能量的10%~14%,一般蛋白质供热量占膳食总热量,成人以10%~12%较为合适,儿童、青少年则以12%~14%为宜。我国居民膳食蛋白质推荐摄入量,成年男性为75g/d,女性为65g/d,老年人亦然(均为轻体力劳动)。蛋白质供给量每千克体重1岁以内婴儿的为2~4g,母乳喂养者为2g,牛乳喂养者为3.5g,混合喂养者为4g。

第四节 维 生 素

一、维生素概述

维生素是一大类化学结构与生理功能各不相同的物质。它们天然地存在于食物中,含量极微,常以 μg 或 mg 计量。各种维生素各自担负着不同的特殊的生理功能,既不参与机体组成也不提供能量。维生素不能由人体合成,或合成量太少,也不能充分储存于组织中,必须由饮食提供。人体对维生素的需要量甚微,但是当膳食中缺乏维生素或吸收不良时可产生特异的营养缺乏症。近年来,有关维生素的作用有不少新发现,证明它不仅是防止多种缺乏病的必需营养素,而且具有预防多种慢性退化性疾病的保健功能。

维生素种类很多，营养学常按其溶解性分为脂溶性和水溶性两大类。脂溶性有维生素A、维生素D、维生素E及维生素K；水溶性有B族维生素，包括维生素B_1、维生素B_2、维生素B_6、维生素B_{12}、烟酸、叶酸、泛酸、胆碱、生物素等，以及维生素C等。脂溶性维生素大部分储存在脂肪组织中，通过胆汁缓慢排出体外，故过量摄入，可致中毒。水溶性维生素在体内仅有少量储存，且易排出体外，因此必须通过饮食经常供给。水溶性维生素供给不足时，易出现缺乏症，经血液吸收过量时，多余部分很快从尿中排出，体内仅有少量储存，所以水溶性维生素一般无毒，但极大量摄入时也会出现不良反应。主要维生素的分类、生理功能、缺乏症状和良好食物来源见表3-7。

表3-7 主要维生素的分类、生理功能、缺乏症状和良好食物来源

类别	名称(其他名称)	生理功能	缺乏症状	良好食物来源
水溶性维生素	维生素C(抗坏血酸)	抗氧化、胶原合成中羟化酶的辅因子、防治癌症	坏血病，伤口愈合缓慢，牙龈出血，毛囊周围轮状出血	辣椒、菜花、番茄、柑橘、柠檬、猕猴桃等
	维生素B_1(硫胺素、抗神经炎维生素)	氧化脱羧酶的辅酶	脚气病，多发性神经炎，心脏功能紊乱，消化功能减弱	啤酒酵母、猪瘦肉、豆类等
	维生素B_2(核黄素)	黄酶的辅酶，递氢作用	口角炎、唇炎、舌炎、眼部症状，皮炎	动物肝脏、瘦肉、乳类、蛋类、豆类、牡蛎等
	维生素B_5(维生素PP、烟酸、尼克酸、抗癞皮病维生素)	脱氢酶的辅酶，递氢作用	癞皮病，腹泻，皮炎，痴呆	酵母、动物内脏、瘦肉、豆类、花生及全谷等
	维生素B_6(吡哆醇、抗皮炎维生素)	辅酶的成分，参与氨基转移反应、脱羧反应	皮炎，精神状态异常	白色肉类、动物肝脏、豆类、谷物等
	维生素B_{11}(叶酸)	参与体内一碳单位转移反应	巨幼红细胞性贫血，婴儿神经管发育畸形	酵母、动物肝脏、绿叶蔬菜、豆类等
	维生素B_{12}(钴胺素)	变位酶的辅酶，参与体内一碳单位的代谢	巨幼红细胞性贫血，外周神经退化	动物内脏、肉类、鱼类、蛋类
	维生素B_3(泛酸、遍多酸)	参与酰基转移反应	缺乏很少见。呕吐、疲乏、过敏	酵母、动物内脏、蛋黄、瘦肉、花生、菜花
	生物素	羧化酶和脱羧酶的成分	缺乏很少见。厌食、恶心	乳类、蛋黄、酵母、肝脏及绿叶蔬菜等
脂溶性维生素	维生素A(维生素A_1、维生素A_2)(抗干眼病维生素、抗干眼病醇、视黄醇)	参与视紫红质合成，促进上皮组织细胞的生长与分化，提高免疫力	儿童：暗适应能力下降，干眼病 成人：夜盲症，干皮病	动物肝脏、鱼肝油、胡萝卜等深色菜类
	维生素D(维生素D_2、维生素D_3)(钙化醇、抗佝偻病维生素)	调节钙、磷代谢	儿童：佝偻病 成人：骨软化症	在皮肤经紫外线照射合成、鱼肝油、强化奶
	维生素E(生育酚、生育维生素)	抗氧化，维护心血管系统的正常功能，提高机体免疫力，预防衰老	婴儿：溶血性贫血 儿童和成人：神经和肌肉组织功能异常	植物油脂、麦胚、豆类、坚果类及绿色植物等
	K(凝血维生素)	促进血液凝固	儿童：新生儿出血性疾病 成人：凝血障碍	肠道细菌合成、绿叶蔬菜、大豆、动物肝脏

二、水溶性维生素

（一）维生素 B_1

维生素 B_1 又称硫胺素，它是抗脚气病、抗神经炎和抗多发性神经炎的维生素。脚气病是在东方食稻米的人中发生的一种古老的疾病，由于缺乏维生素 B_1 所引起。曾有一个湿性脚气病人，躺在床上气喘吁吁、极端水肿、濒临死亡，注射硫胺素后 2h 内就恢复健康，这也许是医学史上最富戏剧性的治疗。

1. 维生素 B_1 的主要生理功能

硫胺素形成的焦磷酸硫胺素（TPP）在体内参与两个重要的反应，一是作为糖类代谢中氧化脱羧酶的辅酶，参与三大营养素的分解代谢和产生能量；二是作为转酮醇酶的辅酶参与转酮醇作用，直接影响体内核酸合成和脂肪酸合成。作为辅酶它还参与葡萄糖转变为脂肪的过程。维生素 B_1 作用于神经末梢，这个作用使它对酒精性神经类、妊娠期神经类和脚气病都有治疗价值。维生素 B_1 还能维持正常的食欲、肌肉的弹性和健康的精神状态。

2. 维生素 B_1 缺乏病

人缺乏维生素 B_1 会引起脚气病。食物摄入不足和酒精中毒是人类维生素 B_1 缺乏最常见的原因，脚气病主要影响心血管和神经系统。心血管系统的表现包括心脏肥大和扩张、心动过速、呼吸窘迫以及腿部水肿；神经系统的表现包括腱反射亢进、多发性神经炎（有时伴有麻痹）、肌肉软弱无力、疼痛并有抽搐。成人一般表现为眼、鼻、嘴周围皮肤上出现油脂、鳞屑（脂溢性皮炎），随后向身体的其他部分蔓延；舌红光滑；体力下降。婴儿症状突发而严重，急躁、肌肉抽搐和惊厥，常伴心力衰竭和紫绀。

3. 维生素 B_1 的食物来源和参考摄入量

啤酒酵母、谷物、杂粮、豆类、硬果、肉类（特别是猪瘦肉）、动物内脏及干酵母中维生素 B_1 含量丰富。硫胺素含量受到食物种类、加工、储存等条件的影响。谷类集中于胚芽和外皮部分，因此加工越精细，损失越多。硫胺素在食物的清洗、整理、烫漂和沥滤中均有损失，谷类淘洗过度也会造成维生素 B_1 的大量损失。因为精白面粉和精白米在生产中要损失大量的硫胺素，所以在一些发达国家对大米和面粉用 B 族维生素强化。

生鱼和某些海产品（如青蛤和虾）中含有硫胺素酶能分解硫胺素，故不要生食鱼和软体海产。饮食中有大量新鲜酵母会降低硫胺素被肠道吸收的量。饮用大量的茶或嚼发酵的茶叶，或饮过量的酒精，都会影响硫胺素的吸收利用率。

成人每 4.18MJ/1000kcal 能量需要硫胺素 0.5mg；老人和儿童每 4.18MJ/1000kcal 能量需要硫胺素 0.5～0.6mg。我国居民膳食维生素 B_1 推荐摄入量成人男性为 1.4mg/d，女性为 1.3mg/d，可耐受最高摄入量为 50mg/d。

（二）维生素 B_2

维生素 B_2 即核黄素，存在于所有活细胞，在细胞氧化过程中起着重要作用。体内核黄素储存是很有限，因此每天都要由饮食提供。

1. 维生素 B_2 的主要生理功能

维生素 B_2 有助于身体利用氧，使其从氨基酸、脂肪酸和碳水化合物中释放能量，而促进身体健康。维生素 B_2 具有抗氧化性，参与体内的抗氧化防御系统和药物代谢。维生素 B_2 也参与维生素 B_6 和烟酸的代谢，因此在严重缺乏时常常混有其他 B 族维生素的缺乏症状。目前认为维生素 B_2 没有毒性。

2. 维生素 B_2 缺乏病

与所有其他维生素不同，缺乏核黄素不会引起人类任何严重疾病，它的临床症状也不像缺乏其他维生素那样具有特异性。孤立的核黄素缺乏很少发生。早期症状可能包括虚弱、疲倦、口痛和触痛、眼发热和痒，可能发生性格方面的变化，更进一步的缺乏可能出现唇裂、口角炎、唇炎、舌炎、皮炎等。长期缺乏还可导致儿童生长迟缓，轻中度缺铁性贫血。

3. 维生素 B_2 的食物来源和参考摄入量

维生素 B_2 广泛存在于食物中，动物性食物含量比植物性食物含量高。维生素 B_2 含量丰富的食物有肉和肉制品、酵母、动物内脏（如肝、肾、心等组织）、乳类、蛋类、豆类及发芽种子（如豆芽）及绿叶蔬菜等。在发展中国家，植物性食物提供大部分膳食核黄素，绿色蔬菜（如花椰菜、芦笋和菠菜）是很好的核黄素来源；天然谷类食物的核黄素含量比较低，可强化或添加核黄素。

食物制备和加工中有些因素可影响核黄素的实际摄入量。如食物暴露于光照（特别是牛奶加热或储存于透明的瓶中），会损失相当多的核黄素。水果和蔬菜放在太阳下晒干，也会丢失大量核黄素。在绿色蔬菜中加碳酸氢钠（小苏打粉），虽能使其看上去更新鲜，但会加速核黄素的光解。

维生素 B_2 供给量与能量代谢成正比，维生素 B_2 需要量还与蛋白质摄入量有关。我国规定一般成人按 0.5mg/1000kcal 供给。我国居民膳食核黄素推荐摄入量（RNI）成年男性为 1.4mg/d，女性为 1.2mg/d，孕妇、乳母为 1.7mg/d。

（三）维生素 PP

维生素 PP 又称烟酸或尼克酸，由于它典型的缺乏症为癞皮病，故又称抗癞皮病维生素。

1. 维生素 PP 的主要生理功能

维生素 PP 是作为两种重要辅酶的成分。这些辅酶在许多与细胞呼吸有关的重要酶系统中起作用。它们在体内参与蛋白质、脂肪、糖类和 DNA 代谢，可维护皮肤、消化系统及神经系统的正常功能，作为葡萄糖耐量因子的成分，具有增强胰岛素效能的作用。而且维生素 PP 对生长具有特殊的影响，能降低胆固醇的水平，一定程度上防止复发性非致命的心肌梗塞。

2. 维生素 PP 缺乏病

烟酸缺乏症又称癞皮病，是一种典型的烟酸膳食性缺乏病。该病发生于较贫穷的社会阶层，人们往往以玉米和高粱为主食，而玉米中缺乏烟酸。典型缺乏症为皮炎、腹泻和痴呆，又称 3D 症状。患癞皮病时，以皮炎为最突出。皮炎发生在与阳光接触的身体裸露部分如脸、颈、手臂、足背等，有对称性的像晒斑似的色素斑皮疹，皮肤粗糙，色泽变为暗红色或棕色。消化道症状为呕吐、便秘或腹泻，以及舌变为鲜红色。神经病症状包括抑郁、无情感、头痛、疲劳及丧失记忆力，发病末期可发展成精神病。

3. 维生素 PP 的食物来源和参考摄入量

维生素 PP 广泛分布在动植物食物中，但多含量不高。动物性食物以烟酰胺为主，植物性食物以烟酸为主，两者有同样的生物效价。其良好的来源为酵母、肉类（包括肝）、谷类、菜豆类及种子。乳类、各种绿叶蔬菜和鱼以及咖啡和茶中也有相当的含量。

玉米中所含烟酸大部分以结合型为主（70%左右），不能为人体利用，用石灰水预处理玉米可使其结合型烟酸的生物利用率增加。由于体内烟酸可部分由色氨酸转化，近来通过科学方法处理玉米以及培育出高色氨酸品种玉米，使其利用率得到根本改善。

烟酸供给量与能量成正比，我国规定成年人应按 5mg/1000kcal 供给。色氨酸在体内可转变为维生素 PP，平均每 60mg 色氨酸转变为 1mg 维生素 PP（需维生素 B_2、维生素 B_6 参与）。所以烟酸除了直接从食物中摄取以外，还包括色氨酸代谢部分，膳食中烟酸的参考摄入量以烟酸当量（NE）表示，即烟酸当量（mg）＝烟酸（mg）＋1/60 色氨酸（mg）。我国居民膳食烟酸推荐摄入量成年男性为 14mg/d，女性为 13mg/d，孕妇为 15mg/d，乳母为 18mg/d。

（四）维生素 C

维生素 C 又称抗坏血酸，它首先在柑橘中发现，用来预防坏血病。历史上征服坏血病的斗争是营养学作为一门学科发展的重要篇章。

1. 维生素 C 的主要生理功能

维生素 C 是一种重要的自由基清除剂，保护生命大分子免受自由基侵害，维持细胞膜的完整性；促进骨胶原的形成与保养，有助于治疗创伤和烧伤；参与酪氨酸和色氨酸的代谢；作为还原剂，可使体内亚铁离子保持还原状态，促进其吸收、转移以及在体内的储存；参与肝脏内胆固醇的羟基化作用，促进胆固醇转变为胆酸，减缓组织中胆固醇的积累，从而降低血胆固醇的含量；作为一种抗氧化剂可保护维生素 A 和维生素 E 及多不饱和脂肪酸不被氧化；健全牙齿和骨骼；强化毛细管壁及健全血管；预防癌症，尤其是口腔、食管、胃、结肠和肺的癌症；高于正常摄取量可有效预防感染和发热。

维生素 C 在体内分解代谢的终产物是草酸，主要通过尿液排出。长期过量服用维生素 C，可能增加患尿路结石的风险。

2. 维生素 C 缺乏病

长期缺乏维生素 C，会引起坏血病。主要发生在喂养缺乏维生素 C 食物的婴儿和限制性膳食的老人中，成人坏血病常常由于贫困、酗酒和不懂营养知识而引起。严重缺乏维生素 C 引起的坏血病，其特征为牙龈肿胀、出血，牙床溃烂，牙齿松动；骨骼畸形易弯；毛细血管脆弱导致全身内出血；大片青肿；关节增大，如膝关节和髋关节，这是由于血渗入关节腔而引起；贫血；肌肉纤维衰退，包括心肌；老伤口变红并开裂。严重时内出血和心脏衰竭，经常有猝死的危险。

维生素 C 很少引起明显的中毒反应，但确实有人发生不良作用，而且与剂量有关。每天2g（超过日推荐量的20倍）维生素C对成人无毒，每天过量摄取10g（超过推荐量的100倍）可能明显有害。当一次口服数克剂量时，可能出现腹泻、腹胀。有草酸盐结石的病人，在维生素C摄入量大于500mg时可能增加草酸盐的排泄，从而导致结石的增大，因此这些病人大剂量服用维生素C可能有害。

3. 维生素C的食物来源和参考摄入量

维生素C主要存在于植物性食物中，分布很广，动物性食物中一般较少。青菜、韭菜、豌豆苗、菠菜、柿子椒等深色蔬菜和花椰菜，以及柑橘、红果、橙、柚子、山楂、猕猴桃、草莓、番石榴、枣等维生素C含量较高。野生的苋菜、刺梨、沙棘、猕猴桃、酸枣等维生素C含量尤其丰富。

维生素C在储存、加工、烹调处理中极易破坏。植物中存在的氧化物可加速维生素C的破坏，如菠菜储存2天，其中的维生素C，会损失2/3。我国的烹调方法，维生素C的保存率在50%～70%。在日常生活中，不要一次买过多的新鲜水果和蔬菜，并要及时食用或储藏在冰箱里；不论凉菜或熟食都要在吃前不久制作，尽量少切，不要剁碎；烹饪前不要把食物暴露在空气中或浸在水里；烹饪时水要少，时间不宜过长；切勿用铜或铁锅，烹饪时不加小苏打，铜、铁、小苏打会破坏维生素C。这些都能保证机体从食物中最大限度地获得足够的维生素C。

实验证明，成人每日摄取10mg维生素C不仅可预防坏血病，而且还有治疗作用。我国居民膳食维生素C推荐摄入量成人为100mg/d，孕妇、乳母为130mg/d。建议可耐受最高摄入量为1000mg/d。此外一些特殊人群，维生素C的供给量也需要增加，如吸烟者比正常约增加50%。老年人血浆的维生素C水平往往低于正常，也需要适当增加。目前国外从增进健康而不单纯从预防缺乏的角度提出成年人维生素C的每日供给量为200mg。

三、脂溶性维生素

（一）维生素A及维生素A原

维生素A又称视黄醇，包括所有具有视黄醇生物活性的一类物质。

在动物性食物中主要是维生素A，植物不含维生素A。已知植物中维生素A的对应物是胡萝卜素，它是维生素A的前体。因为动物体能把胡萝卜素转化成维生素A，故被称为维生素A原。胡萝卜素是黄色脂溶性物质，是许多蔬菜和水果特征性黄颜色的来源。一般来说，食物的颜色越深，胡萝卜素含量就越高。

1. 维生素A的主要生理功能

维生素A是眼内感光物质——视紫红质的主要成分，有保护弱光下视力的作用。它可预防维生素A极度缺乏所引起的干眼病，该病可导致眼睛失明。维生素A为机体生长所必需，骨骼的正常生长、牙齿的正常发育都需要它。它还有助于保护皮肤、鼻、咽喉、呼吸器官的内膜，以及消化道和泌尿生殖道上皮组织的健康，并免受传染。维生素A营养状况也可影响免疫功能，还有抗癌作用，预防上皮组织肿瘤。

2. 维生素A缺乏病

维生素A缺乏时，可致夜盲症、皮肤干燥病和干眼病；儿童生长受阻；骨骼生长缓慢，甚至变形；牙齿不健全；皮肤粗糙，干燥似鳞状，滤泡角化过度就好像"起鸡皮疙瘩"；生殖失调包括妊娠不良、畸胎和死胎。

3. 维生素 A 的食物来源和参考摄入量

维生素 A 仅存在于动物性食物中，最好的来源是动物肝脏、蛋、全奶、鱼卵，鱼肝油中含量很高。植物性食物中，有色蔬菜和某些水果等都有丰富的胡萝卜素，如胡萝卜、菠菜、辣椒和杏、柑橘等。以肝为最高，如每 100g 鸡肝含 10414μg 视黄醇当量维生素 A，猪肝含 4972μg 视黄醇当量。螃蟹含 389μg 视黄醇当量，蛋黄含 776μg 视黄醇当量。

中国营养学会建议膳食维生素 A 推荐摄入量为成年男性每天 800μg 视黄醇当量，成年女性每天 700μg 视黄醇当量。维生素 A 的可耐受最高摄入量，成人为 3000μg 视黄醇当量/d，孕妇为 2400μg 视黄醇当量/d，18 岁以内为 2000μg 视黄醇当量/d。

胡萝卜素被人体摄入量的 1/6 最终转换为维生素 A。在日常生活中，按我国的炒菜方法，胡萝卜素的保存率为 76%～94%。胡萝卜若切片则其胡萝卜素的保存率为 74%，若制成匀浆则保存率仅 44%。

维生素 A 服用过量可引起中毒。如正常人一次服用 50 万国际单位则产生急性中毒，症状为头痛、嗜睡、恶心。延续一个周期接受日剂量超过 5 万国际单位维生素 A 的成人可发生慢性中毒，症状为食欲不振、头痛、视线模糊、易激动、掉头发、皮肤干燥、剥落、发痒、肝脾肿大、昏昏欲睡、腹泻等。

（二）维生素 D 及维生素 D 原

它是类固醇类的化合物，包括维生素 D_2（钙化醇）和维生素 D_3（胆钙化醇）。维生素 D 仅存在于少数天然食物中，如鱼油，蛋奶中也含少量；由于紫外线的照射，它能在某些食物和人身体中形成。在阳光的照射下，皮肤中存在的 7-脱氢胆固醇可由于光化学反应而形成维生素 D_3，经肝、肾羟化后而成为活性维生素 D_3。因此，凡经常接受阳光照射者不会发生维生素 D 缺乏症。维生素 D 活性化合物的功能类似激素。

1. 维生素 D 的主要生理功能

维生素 D 通过小肠增加对钙磷的吸收；刺激破骨细胞的形成和活性，促进生长和骨骼矿化，并促进牙齿健全；维持血清钙、磷浓度的稳定；调节柠檬酸代谢；与甲状旁腺一起预防低钙血症的手足抽搐。

2. 维生素 D 缺乏病

膳食中摄入不足或人体缺乏日光照射是维生素 D 缺乏症的主要原因，严重缺乏时可使婴幼儿骨骼、牙齿生长发育障碍，骨骼不能正常钙化，变软，易弯曲，畸形，同时影响神经、肌肉、造血、免疫等器官组织的功能。成人（特别是孕妇、乳母和老年人）缺乏时可使骨骼脱钙引起骨软化症、骨质疏松症、手足痉挛等症，女性发病率高于男性，特别是孕妇、乳母和老年人。主要表现为骨软化，易折断，表现特征为肌肉抽搐。初期常有腰、背、腿部不定位的疼痛，活动时加剧。严重时，骨骼脱钙，骨质疏松，自发性、多发性骨折。

3. 维生素 D 的食物来源和参考摄入量

维生素 D 在食物中的含量比其他任何维生素都少。含脂肪高的海鱼、动物肝、蛋黄、奶油相对较多；奶类和瘦肉中含量较少。天然食物中维生素 D 含量均不高，故许多国家在鲜奶和婴儿配方食品中强化维生素 D。鱼肝油中含维生素 D 量极高，可供婴幼儿作补充维生素 D 使用，在防治佝偻病上有重要意义。所以适当地进行日光浴，尤其是对婴幼儿、老年人和特殊工种人群非常重要。

我国居民膳食维生素 D 推荐摄入量成人为 $5\mu g$，儿童、孕妇、乳母及 50 岁以上的人为 $10\mu g$。

每天摄入超过 $50\mu g$ 维生素 D 就可能中毒。主要表现为恶心，食欲下降，多尿，皮肤瘙痒，婴儿和儿童生长缓慢，成人体重下降，严重时肾衰竭，心血管系统异常。致死原因常为肾钙化、心脏及大动脉硬化。

（三）维生素 E

维生素 E 是生育酚和三烯生育酚的总称，在自然界共有八种化合物。有一段时间维生素 E 被称为"抗不育维生素"，某些人认为维生素 E 是"性维生素"，能减少不育，增强人类的生育能力，这些看法没有科学依据。

1. 维生素 E 的主要生理功能

维生素 E 是一种高效抗氧化剂，抑制不饱和脂肪酸的氧化，与硒协同作用清除自由基，可保持细胞膜的完整性，调节体内某些物质的合成。维生素 E 可预防各种损伤，包括重金属、产生自由基的肝毒素和可以引起氧化剂致伤的各种药物的损害。维生素 E 可以降低血清胆固醇，调节血小板的黏附力和聚集作用。维护骨骼肌、心肌、平滑肌和心血管系统正常功能。维生素 E 对正常免疫功能特别对 T 淋巴细胞的功能很重要，这已在老年人群中得到证实。流行病学的数据提示维生素 E 摄入量和血浆水平低的人，患某些癌症的危险性增高，特别是肺癌和乳腺癌。流行病学研究还证明维生素 E 可减少缺血性心脏病和冠状动脉硬化的危险性。

2. 维生素 E 缺乏病

维生素 E 几乎储存于人体所有组织中，又可在体内保留较长时间，正常情况下很少出现维生素 E 缺乏症。长期缺乏者血浆中维生素 E 浓度下降，引起红细胞寿命缩短，发生溶血性贫血，补充维生素 E 后会显著好转。与其他脂溶性维生素相比，维生素 E 的毒性较低。但若长期每天大量摄入维生素 E，也会引起中毒症状。

3. 维生素 E 的食物来源和参考摄入量

维生素 E 广泛分布在天然食物中，含量受食物种类、收获时间和加工储存方法等影响。维生素 E 最丰富的来源是植物油（大豆、玉米、棉籽和豆类）及其制品（人造黄油等）、麦胚、硬果类以及其他种谷类；肉类、鱼类、动物脂肪以及多种水果和蔬菜中含量甚少。在加工、储存和烹调时，维生素 E 可遭受相当损失。例如谷物加工过程中，把小麦磨成面粉，维生素 E 损失约 80%；食物经油炸损失 $32\%\sim70\%$ 的维生素 E。

维生素 E 的需求量尚未确定。由于维生素 E 的摄入量与多不饱和脂肪酸的摄入量成正比，有人建议成年人每克多不饱和脂肪酸摄入约需 0.4mg 维生素 E。中国营养学会建议成人维生素 E 适宜摄入量是 14mg α-生育酚当量。

第五节　矿　物　质

一、概述

矿物质又称无机盐。存在于食物内的各种元素中，除去碳、氢、氧、氮4种元素主要以有机化合物的形式出现外，其他各种元素不论含量多少，都称为矿物质。在营养学上，矿物质一词是指食物或机体组织燃烧后残留在灰分中的化学元素，它是矿物质和微量元素的总称，其中有些元素是身体维持适当生理功能所必需的，因此必须经常不断地从膳食中得到供给。另一些则是身体不一定所需要的，但它们却可能从各种渠道进入机体。目前地壳中发现有90余种矿物质，人体中已发现60余种，其中21种是人体所必需的。

1. 矿物质的分类

常量（矿物）元素：占人体总重量万分之一以上、每人每天需要量在100mg以上的称为常量元素。它们是钙、磷、镁、氯、硫、钠、钾7种。

微量（矿物）元素：含量极少、占人体总重量万分之一以下、每人每天需要量在100mg以下的称微量元素。铁、锌、铜、锰、碘、硒、钴是必需微量矿物元素；钼、氟、铬、砷已被证明对部分动物来说是必需的；硼、镉、硅、钒、镍、锡、铅、锂、溴是可能必需微量元素，基本上不出现缺乏症，需要量极低，或生理功能可被其他元素替代。

2. 矿物质的特点

（1）矿物质在体内不能合成，必须从食物和饮水中摄取。摄入体内的矿物质经机体新陈代谢，每天都有一定量随粪、尿、汗、头发、指甲及皮肤脱落而排出体外，因此，矿物质必须不断地从膳食中供给。

（2）矿物质在体内分布极不均匀。

（3）矿物质相互之间存在协同或拮抗作用，如膳食中钙和磷比例不合适时，可影响这两种元素的吸收；过量的酶干扰钙的代谢；过量的锌影响铜的代谢；过量的铜可抑制铁的吸收。

（4）某些微量元素在体内虽需要量很少，但其生理剂量与中毒剂量范围较窄，摄入过多易产生毒性作用。

3. 矿物质的生理功能

矿物质摄食后与水一道吸收，人体矿物质的总量不超过体重的4%～5%，但却是机体不可缺少的重要成分，可维持神经、肌肉的兴奋性，维持组织细胞渗透压与机体的酸碱平衡，构成酶系统的活化剂，还具有某些特殊生理功能。

二、酸性食品与碱性食品

在调整食物营养时，仅从营养素平衡的角度上考虑食物的选择是不全面的，还应考虑到食物的酸碱性，以维持体内酸碱平衡。食物的成酸、成碱作用是指摄入的某些食物经过消化、吸收、代谢后变成酸性或碱性"残渣"。

酸性食物并非是口感上具有酸味的食物，酸性食物通常是含酸元素（氯、硫、磷）较多，在体内代谢产生酸性物质，如肉类、鱼类、米、面条、面包、胡豆、啤酒、蛋黄等。牛奶、蔬菜、水果等含钾、钠、钙、镁等元素较多，在体内代谢后产生碱性物质，属于碱性食物。人们应合理选择各种食物以维持机体正常的酸碱平衡。

体内的成碱物质只能直接从食物中摄取，而成酸物质则既可以来自食物，也可以通过食物在体内代谢的中间产物和终产物的形式提供。若肉、鱼等酸性食物摄食过多，可导致体内酸性物质过多，引起酸过剩并大量消耗体内的固定碱。食用蔬菜、甘薯、马铃薯及柑橘之类的水果等，由于它们的成碱作用，可以消除机体中过剩的酸，降低尿的酸度，增加尿酸的溶解度，因而减少尿酸在膀胱中形成结石的可能。

如果在膳食中各种食物搭配不当，容易引起人体生理上酸碱平衡失调。因我国传统主食大部分属于酸性食物，在饮食中容易超过所需要的数量，这样会导致血液偏酸性，不仅增加钙、镁等碱性元素的消耗，引起缺钙等病症，还会使血液的黏度增高，引起各种酸中毒症。所以在调整食物营养配比时，要注意酸性食物和碱性食物的平衡比例。

三、食物中矿物质的生物有效性

矿物质的生物有效性是指食物中矿物质实际被机体吸收、利用的可能性。食物中矿物质的总含量不足以准确评价该食物中矿物质的营养价值，因矿物质被人体吸收利用率决定于矿物质的总量、元素的化学形式、颗粒大小、食物分解成分、pH 值、食物加工方式及人体的生理机能状态等因素。

以铁为例，颗粒小或溶解度高的，其生物有效性高，二价铁盐比三价铁盐更容易被机体利用。动物性食物中的铁（血红素铁）比植物性食物中的铁的生物有效性高，由于食物组分不同对铁的吸收、利用的影响也不同。食物加工中除去植酸盐或添加维生素 C 均对铁的生物有效性有利。人的机能状态对铁的吸收、利用影响也很大，缺铁性贫血患者或缺铁的受试者对食物铁的吸收增加。

四、矿物质营养素实例

（一）钙

钙是体内最丰富的矿物质，其量仅次于碳、氢、氧、氮，居体内元素的第五位。正常情况下，成人体内含钙总量约 1200g，占体重的 $1.5\% \sim 2\%$。99% 的钙存在于骨骼及牙齿中，存在的形式主要为羟基磷灰石结晶，也有部分非结晶型的磷酸钙。幼年时期非结晶型的磷酸钙占的比例较大，成年后结晶型的羟磷灰石占优势。

1. 钙的生理功能

① 构成骨骼和牙齿。骨骼中的钙通过体内代谢呈动态平衡，从而使骨骼得以不断更新。幼儿骨骼约 $1 \sim 2$ 年更新 1 次，以后随年龄的增长而减慢，成人每日约更新 700mg，全部更新需 $10 \sim 12$ 年。男性在 18 岁以后，骨的长度开始稳定，而女性则早于男性。40 岁后骨组成中的矿物质逐渐减少，并可能出现骨质疏松现象，一般也是女性早于男性，体力劳动者则可延缓这个过程。

② 维持神经与肌肉活动。人体正常的心脏搏动，神经、肌肉兴奋性的传导，都需依赖钙和其他离子如镁、钾、钠等保持一定的比例。若血清钙下降，可使神经和肌肉的兴奋性增高，从而引起抽搐；反之，血清钙量升高，则可抑制神经、肌肉的兴奋性。

③ 对许多参与细胞代谢的酶有重要的调节作用。

④ 钙还参与血凝过程、激素分泌以及维持体液的酸碱平衡。

2. 钙的吸收

人体对钙的吸收很不完全，通常有 70％～80％不被吸收。膳食中的钙仅 20％～30％由肠道吸收进入血液。这主要是钙与食物中的植酸、草酸以及脂肪酸等形成不溶性的钙盐所致。

钙的吸收也受膳食中钙含量及年龄的影响，膳食中钙的含量高，吸收率相对下降，并随年龄增长吸收率降低，如婴儿的吸收率大于 50％，儿童约为 40％，成人为 20％，老人仅为 15％左右。

在膳食中有些因素可增进钙的吸收。例如维生素 D 的适当供给是影响钙吸收的最重要因素之一。维生素 D 及其代谢产物可以诱导体内合成一种钙结合蛋白质，有利于钙通过肠壁的转运以增进钙的吸收；某些氨基酸，特别是赖氨酸和精氨酸，可以与钙形成容易吸收的可溶性钙盐；乳糖对提高钙吸收的程度与乳糖的数量成正比；蛋白质也促进钙的吸收；酸性介质使钙保持溶解状态而有利于钙的吸收。

另外一些膳食因素可以干扰钙的吸收。例如维生素 D 不足时，使钙吸收作用所需要的钙结合蛋白质减少，从而使钙吸收减少；钙、磷不平衡，即钙或磷中任一元素过多时均可干扰这两种元素的吸收，并且可以增加其中较少的一种元素的排泄。最理想的钙与磷的比值在婴儿时为 1.5∶1，在 1 岁时降为 1∶1，并在以后岁月一直维持在 1∶1。许多谷物的麸皮中含有植酸，与钙形成不溶性植酸钙，可以阻止钙的吸收；草酸可以与钙形成相对不溶性的草酸钙而抑制钙的吸收，菠菜、甜菜叶、苋菜、竹笋、可可等少数食物中草酸的含量较高；膳食纤维可与钙结合而影响钙吸收；脂肪特别是饱和脂肪酸过多可以抑制钙的吸收，因而脂肪与钙结合形成不溶性钙皂而由粪中排出，使结合的钙丢失。

3. 与钙有关的疾病

钙的摄入不当、抑制钙吸收和钙排泄作用等因素都可导致发病。与钙有关的疾病在临床上有佝偻病、骨质软化症、骨质疏松症、高钙血症和肾结石。佝偻病是一种儿童疾病，可能是由于缺钙、缺磷和缺乏维生素 D 所引起。骨质软化症是相应的成人佝偻病。婴儿的高钙血症是由于服过量维生素 D 而引起的钙吸收过多。成人的高钙血症可能是由于甲状旁腺机能过盛，维生素 D 的剂量过大等所致，健康人没有这种摄入钙过多的危险。血清钙的异常降低可以导致手足抽搐。大多数肾结石均由钙组成。

4. 钙的供给量与食物来源

钙的供给量随年龄而异。我国居民膳食钙的适宜摄入量，成年人不分性别每天为 800mg，孕妇为 1000～1200mg，乳母为 1200mg；儿童 1～2 岁为 600mg，4～10 岁为 800mg，10～17 岁为 1000mg，以后直至成年又降为 800mg。钙的可耐受最高摄入量为 2000mg。由于钙与人体健康密切相关，增加膳食中钙的摄入和适当的补钙，是不容忽视的营养问题。老人有发生骨质疏松的危险，应特别注意他们的钙摄入量，因为他们的摄入量也可能减少，并且对钙的吸收效率差。大多数研究人员推荐预防骨质疏松的适宜摄入量应为每天 1000～1200mg。

选择钙的食物来源应考虑两个方面，即钙含量及吸收利用率。乳与乳制品是钙的良好来源（每 100mL 鲜牛奶含钙 100mg 左右），吸收率也高，可以连骨或壳吃的小鱼、小虾及一些硬果类，含钙也较多。此外，豆类、绿色蔬菜也是钙的较好来源，但有的品种因含草酸较多会对钙吸收有所影响。

（二）铁

铁是人体必需的微量元素，也是体内含量最多的微量元素。人体内的铁含量随年龄、性别、营养状况和健康状况的不同而有个体差异。一般而言，成人体内仅含铁 3～4g，约 70％的铁存在于血红蛋白、肌红蛋白、血红素酶类、辅助因子及运载铁中，称为功能性铁，其余 30％的铁主要以铁蛋白和含铁血黄素形式存在于肝、脾和骨髓中。

1. 铁的生理功能

尽管体内的铁含量很少，但它是人体所需的重要的矿物质元素之一。铁为血红蛋白、肌红蛋白、细胞色素过氧化氢酶和过氧化物酶组成成分，参与体内氧的运送和组织呼吸过程。如血红蛋白与氧进行可逆性的结合，使血红蛋白具有携带氧的功能，参与体内二氧化碳的转运、交换和组织呼吸。铁在骨髓造血细胞中与卟啉结合形成高铁血红素，再与珠蛋白合成血红蛋白，以维持正常的造血功能。红细胞和其中的色素约每 120 天分解更新 1 次，但释放的铁并不排出体外，大部分被用于合成新的血红蛋白。缺铁可影响血红蛋白的合成，甚至影响DNA 的合成及幼红细胞的增殖。

2. 食物中的铁吸收

铁的生物利用率即从食物中的吸收量差异很大，从小于 1％到 50％。吸收所占比例取决于膳食的性质以及反映人体生理需要的小肠黏膜调节机制这两个方面。

食物中的铁有两种类型，一种是血红素铁，另一种是非血红素铁。这两种铁在体内的代谢是不一样的，而且在胃肠道内对食物中铁吸收的影响也不相同。

血红素铁存在于畜、鱼、禽等动物的含血内脏及肌肉中，它结合在血红蛋白和肌红蛋白的分子上，这些食物中 40％的铁是由它们构成的。血红素铁的吸收率较高，如小牛肉中的铁吸收率为 22％，一般动物血的吸收率在 20％左右，鱼肉中的吸收率约 15％。血红素铁吸收率高的原因在于它在胃肠道内不被水解，因此它的吸收不受膳食中其他成分如纤维、草酸盐、植酸盐、磷酸盐和多酚的抑制。

非血红素铁主要存在于谷类、蔬菜等植物性食物中，以及动物性食物中除血红素铁的剩余部分，牛奶和鸡蛋中的铁，还有食物中强化的铁也是非血红素铁。非血红素铁可与上述膳食中的影响成分反应，使之不易溶解，而难以吸收。非血红素铁的吸收率很少超过 10％，如大米中铁吸收率仅为 1％，菠菜的铁吸收率不到 2％，玉米的铁吸收率约3％，莴苣的铁吸收率为 4％左右，面粉的铁吸收率约 2％～5％，黄豆及其制品的铁吸收率为 3％～7％。全谷类和豆类为主的餐饮铁吸收率很差，但只要添加比较小量的肉或维生素 C 即能大量增加餐饮中的铁吸收效果。含有维生素 C 的橘汁和其他饮料会增加非血红素铁的吸收。

3. 铁缺乏和缺铁性贫血

铁缺乏可引起缺铁性贫血，由于膳食中铁的吸收率低，且在小肠内吸收很差，所以这是一种世界性的营养缺乏症，在我国患病率也较高。贫血的症状有皮肤苍白，易疲劳，头晕，畏寒，心动过速，免疫力降低，儿童的学习能力降低等。

婴幼儿、青少年、育龄妇女，尤其是孕妇、乳母和一些老年人均是缺铁性贫血的好发人群。据我国调查，3 岁以下的儿童为贫血的高发人群，尤其是 1 岁左右的儿童最为严重，患病率城市为 11%～23%，农村为 16%～29%，男女间无明显差别。3～5 岁的儿童患病率较低，城乡均在 12% 以下。6～10 岁的儿童患病率又升高。青壮年男性患病率在 10% 上下，而相应年龄的女性则患病率明显偏高，尤其是城市女性的患病率约为男性的 2 倍。孕妇的患病率约为 40%，尤以妊娠最后 3 个月（孕晚期）为最。中、老年男性患病率升高，与女性没有明显差别。

孕妇的铁营养状况不仅关系到其自身的健康，而且直接影响胎盘结构和妊娠结果，且可影响胎儿的储铁能力。在世界范围内，将近有一半孕妇患有贫血症，其中大多数是铁缺乏所致。

4. 铁的供给量和食物来源

铁在体内可反复利用，人体排泄铁的能力有限。成年男性每日损失 0.90～1.05mg，即每千克体重约 0.013mg。妇女月经失血相当于每日铁损失 0.6～0.7mg。妊娠和哺乳期计 15 个月，每天需 1～2.5mg（不包括分娩出血）。我国居民膳食铁适宜摄入量：成年男性为 15mg，女性为 20mg，孕妇中期为 25mg，晚期为 35mg，乳母为 25mg。铁可耐受最高摄入量成人为 50mg，孕妇为 60mg，乳母为 50mg。我国推荐 50 岁以上者每日膳食铁的适宜摄入量为 15mg。

动物性食物中含有较丰富的铁，而植物性食物含铁量通常不高且较难吸收。动物的肝脏、全血、肉，以及鱼肉均是铁的良好来源，蔬菜一般含铁量不高，生物利用率也低，但我国膳食中一般食用蔬菜量较大，故仍为铁的重要来源。黑木耳（干）、芝麻酱、桂圆的含铁量甚高。此外，也可用一定的动物性食物来加强植物性食物铁的吸收。但并非所有动物性食物都促进非血红素铁的吸收。

科学地进行铁补充，有助于改善人体的铁营养状态。然而，补铁的剂量并非越多越好，若增高剂量，铁吸收率反而减少。补充 30mg 的铁，吸收约为 6mg，但若补充 120mg，吸收反小于 10mg，所以大剂量的处方毫无用处。近年对动物和儿童的研究提出，每天补充反而阻碍铁的吸收，而每周补充 1 次，可取得改善铁营养状态的相同效果；多种矿物质的补充剂可影响铁的吸收，故宁可用单一含铁的产品；切勿用牛奶、咖啡、茶吞服铁试剂，也不要在进餐时服用，因为牛奶中的钙，咖啡和茶中的鞣酸以及咖啡中的其他成分，食物中的植酸对铁吸收有强烈的抑制作用；豆浆比牛奶供铁量多。

（三）碘

碘是最先被确认为人类和动物所必需的营养素。成人体内含碘总量为 20～50mg。其中 70%～80% 存在于甲状腺中，其余分布在骨骼肌、肺、卵巢、肾、淋巴结、肝、睾丸和脑组织中。甲状腺的聚碘能力很高，其碘浓度可比血浆高 25 倍，碘在甲状腺中以甲状腺素及三碘甲腺原氨酸的形式存在。血液中含碘 $30\sim60\mu g/L$，主要以蛋白质结合碘形式存在。

1. 碘的生理功能

碘的功能是参与甲状腺素的合成并调节机体的代谢。它主要促进幼小动物的生长、发育和调节基础代谢。特别是通过对能量、蛋白质、脂肪、糖类营养素的代谢等影响个体体力与智力的发展，以及神经、肌肉组织功能、循环活动。碘是胎儿神经发育的必需物质。膳食和饮水中碘供给不足时，可产生碘缺乏症。

2. 碘缺乏与过量

碘缺乏的典型症状为甲状腺肿大，多由于膳食中摄入的碘不足或长期食用含致甲状腺肿因子的食物，如包菜、油菜、白菜、萝卜中含丰富的硫氰酸盐，干扰了甲状腺摄碘功能，幸好烹调可防止致甲状腺肿因子的作用。孕妇严重缺碘可影响胎儿神经、肌肉的发育及引起胚胎期胎儿死亡率上升；婴幼儿缺碘可引起生长发育迟缓、智力低下，严重者发生呆小症，也称克汀病，其特征是甲状腺功能低下、甲状腺肿、智力迟钝和生长发育迟缓。碘强化措施是防治碘缺乏的重要途径，如在食盐中加碘及自来水中加碘等。碘摄入过量可引起高碘性甲状腺功能亢进、乔本氏甲状腺炎等。如我国某些近海地区居民食用海带盐，其含碘量高出普通食盐约 1500 倍，近海地区的浅井水也含有丰富的碘，因此近海地区居民易发生高碘性甲状腺肿。

3. 碘的供给量和食物来源

人体对碘的需要量受年龄、性别、体重、发育及营养状况等的影响，我国居民膳食碘推荐摄入量成人为 $150\mu g$，孕妇、乳母为 $200\mu g$。可耐受最高摄入量为 $1000\mu g/d$。

碘的主要来源是碘盐，海产品中以海带和紫菜碘含量最高。如每 100g 海带（干）含碘 $24000\mu g$，紫菜（干）$1800\mu g$，淡菜（干）$1000\mu g$，海参（干）$600\mu g$。植物的含碘量最低，特别是水果和蔬菜。在保证人体摄入足够碘的各种方法中，碘化食盐是最成功的，也是应用最广泛的。其他食品中的碘含量则主要取决于该动植物生长地区的地质化学状况。通常，远离海洋的内陆山区，其土壤和空气中含碘较少，水和食物中的含碘也不高，因而可能成为缺碘的地方性甲状腺肿高发区。

（四）锌

锌在体内广泛分布，分布在人体所有的组织器官，主要集中于皮肤、毛发、指甲、肝脏、肌肉、骨骼等。新生儿体内含锌总量约 60mg，成年女性约为 1.5g，成年男性约为 2.5g，它是体内含量仅次于铁的微量元素，但直到 20 世纪 60 年代人们才知道锌也是人体的必需微量元素。

1. 锌的生理功能

锌有许多功能。锌是很多酶的组成成分或酶的激活剂，体内约有 200 多种含锌酶，并为酶的活性所必需。正常的皮肤、骨骼、毛发需要锌，它保护皮肤健康，使毛发光润。红细胞运输二氧化碳需要锌，锌参与蛋白质的合成及细胞生长、分裂和分化等过程。它促进生殖器官的正常发育；有助于创伤和烧伤的愈合；保障胰岛素的功能；维持细胞膜结构；与唾液蛋白结合成味觉素可增进食欲；参与免疫功能。

2. 锌缺乏与过量

常由于摄入量不足，如老年人因食欲不振导致各种营养素摄入减少，或因吸收不良、或丢失增加而发生锌缺乏。其临床表现为食欲减退或异食癖、儿童生长发育停滞、皮肤变化易感染、男孩性腺小、味觉失去灵敏度、毛发色素变淡、指甲上有白斑、创伤愈合较慢。儿童长期缺乏锌可导致侏儒症，成人长期缺锌可导致性功能减退、精子数减少、胎儿畸形、皮肤粗糙、免疫功能降低等。

成人摄入 2g 以上锌可发生锌中毒，引起急性腹痛、腹泻、恶心、呕吐等。

3. 锌的供给量和食物来源

成人每日约需锌 12.5mg，每日锌的更新量为 6mg，锌的吸收率约为 40%。我国居民锌的膳食推荐摄入量成年男性为 15.5mg/d，女性为 11.5mg/d；孕妇中期加 5mg/d，晚期亦然；乳母加 10mg/d。可耐受最高摄入量成人男性为 45mg/d，女性为 37mg/d；孕妇、乳母为 35mg/d。

锌的食物来源很广泛，普遍存在于动植物组织中。但各种食物的锌含量可有很大差异。动物性食物是锌的良好来源，如猪肉、牛肉、羊肉等含锌 20～60mg/kg，鱼类和其他海产品含锌也在 5mg/kg 以上。通常，动物蛋白供给充足时，也能提供足够的锌。许多植物性食物如豆类、小麦含锌量可达 15～20mg/kg，但因其可与植酸结合而不易吸收。而谷类碾磨后，可食部分含锌量显著减少（可高达 80%），蔬菜、水果含锌很少（约 2mg/kg）。

（五）硒

我国学者在 1973 年首先提出克山病与硒营养关系的报告，为硒的生理功能提供了科学依据。成人体内含硒 14～20mg，广泛分布于所有组织和器官中。其含量在肝、肾、胰、心、脾、牙釉质和指甲中较高，肌肉、骨骼和血液中浓度次之，脂肪组织最低。

1. 硒的生理功能

硒是人体谷胱甘肽过氧化物酶的重要组成部分，以硒胱氨酸的形式存在于该酶分子中，其代谢作用是保护多不饱和脂肪酸不被氧化，并防止其氧化所造成的组织损坏。硒能保护组织免受某些有毒物质如砷、镉和汞的毒性作用。硒与维生素 E 可起到相互节约的作用。

2. 硒缺乏与过量

硒缺乏已被证实是发生克山病的重要原因，易感人群为 2～6 岁的儿童和育龄妇女。大都发生在农村半山区。临床上主要症状表现为心脏扩大、心功能不全、发生心源性休克或心力衰竭、心律失常、心动过速或过缓等。分析病区人群的血、头发及粮食样品中的含硒量，其内外环境均处于贫硒状态，其他与缺硒有关的疾病还有地方性大骨节病，表现为骨端软骨细胞变性坏死、肌肉萎缩和发育障碍、行走无力。儿童因蛋白质营养不良而造成的生长阻滞，有的补硒后可得到改善。白内障患者及糖尿病性失明者补充硒后，发现视觉功能有改善。

硒中毒主要表现为头发变干、变脆、易断裂及脱落、肢端麻木、抽搐、甚至偏瘫，严重者可致死亡。

3. 硒的供给量和食物来源

建议一般膳食硒每日供给量为 $50\sim250\mu g$。我国居民膳食硒推荐摄入量成人为 $50\mu g/d$，乳母为 $65\mu g/d$。可耐受的最高摄入量为 $400\mu g/d$。

食物和饮水是机体硒的主要来源。食物中的硒含量变化很大（以 $\mu g/g$ 鲜重计），最富含硒的食物来源是动物内脏和海产品，为 $0.4\sim1.5mg/kg$；肉类为 $0.1\sim0.4mg/kg$；蔬菜和水果含硒量较低，通常在 $0.01mg/kg$ 以下。不同产地的玉米和谷物硒含量差异较大，主要是因为能供给植物摄取的土壤硒含量（植物利用率）不同。

（六）铬

铬有三价铬与六价铬，六价铬有毒，机体不能利用，需将其转变为三价铬后方能利用。成人体内含三价铬总量 $5\sim10mg$，分布广泛，但在各种组织中的浓度都很低。三价铬是胰岛素正常工作不可缺少的元素，它参与人体能量代谢并维持人体正常的血糖水平。铬能降低血液中胆固醇，并能增加高密度脂蛋白的含量。

铬缺乏多见于老年人、糖尿病患者、能量营养不良的婴儿及完全肠外营养的病人。患者可出现生长停滞、血脂增高、葡萄糖耐量异常，并伴有高血糖及尿糖等症状。由于三价铬的毒性较低，食物中含铬较少且吸收利用率低，以及安全剂量范围较宽等原因，尚未见膳食摄入过量铬而引起中毒的报道。但研究发现职业性接触铬化物可发生过敏性皮炎、鼻中铬损伤，可见肺癌发生率上升等现象。

我国膳食中铬的每日适宜摄入量儿童少年为 $20\sim40\mu g$，成人为 $50\mu g$。

铬较好的食物来源是啤酒酵母、动物肝脏、肉与肉制品、乳酪及全谷，蔬菜中铬的利用率较低。

（七）其他矿物质

（1）硼　硼可能与钙、镁代谢和甲状旁腺的功能有关，硼缺乏对生长和骨髓发育会产生影响。

（2）镍　镍可构成镍蛋白及构成某些金属酶的辅基，有增强胰岛素的作用，并可以刺激造血功能和维持膜结构。

（3）硅　硅被认为与黏多糖合成有关，是形成骨、软骨、结缔组织所必需的元素。

（4）钒　钒能促进心脏配糖体对肌肉的作用，增强心肌收缩力。流行病学调查中发现钒与心血管疾病的发病率及死亡率呈负相关。

第六节　水和膳食纤维

一、水

1. 水的生理功能

水是营养物质的良好溶剂，即使不溶于水的脂肪和脂溶性维生素也能在适当的条件下分散于水中，形成乳浊液或胶体状态，有利于营养素在肠道内的消化吸收。被吸收的营养物质也必须通过水运送到机体各组织进行代谢和利用。物质代谢的废物还需要通过水运送到肠道、肾脏、皮肤、肺等排泄器官，通过大小便、汗液、呼吸将其排出体外。水是细胞和体液的重要组成成分，是体腔、关节、肌肉的润滑剂，可促进物质的代谢过程，还可调节体温。

2. 水的缺乏与过量

水摄入不足或丢失过多，均引起机体水缺乏症。机体缺水导致细胞外液电解质浓度增高，渗透压增高，随之细胞内的水分向细胞外流，造成细胞缺水。临床上表现为口渴、尿少、烦躁、眼球内陷、皮肤失去弹性、乏力、体温升高、心律加快、血压下降，严重时可导致缺水死亡。

当水的摄入量超过肾脏排泄能力时，可引起水过多中毒。该情况一般发生在肾、肝、心功能衰竭情况下。临床上表现为精神迟钝、恍惚、昏迷、惊厥等，严重时可导致水中毒死亡。

3. 水的来源

（1）食物中含有的水　指来自半固体和固体食物的水，成人一般每日从食物中摄取1000～2000mL的水。

（2）饮水　包括茶水、饮料、各种汤类等，它们含水量大，成人每日饮水1000～2500mL。

（3）代谢水　即来自体内碳水化合物、脂肪、蛋白质代谢时氧化产生的水。不同成分在氧化过程中生成的水量、CO_2 的排出量及 O_2 的消耗量不同，每100g营养物在体内的产水量，碳水化合物为60mL、蛋白质为41mL、脂肪为107mL。

其中，代谢水和食物中水的变动较小，多以饮水进行调节。饮水时以少量、多次饮用全无口渴感为适量。

4. 水的参考摄入量

人体对水的需要量因个体的代谢状况、年龄、体重、气温、劳动及其持续时间等有较大差异。一般来说，年龄越大，每千克体重需要的水量相对较小，年龄越小，单位体重对水的需要量越大，如婴幼儿，所需水量是成人的3～4倍，由于他们生长迅速，代谢旺盛，排泄代谢废物较多，而且组织细胞增长时还需要蓄积水分。通常一个体重60kg的成人，每天与外界交换的水量约为2.5kg，即相当于每千克体重约40g水。人体在温度较高的环境下生活和活动比在低温环境下所需要的水要多。

此外人体每日所需水量亦可按能量摄取的情况进行估计。一般说，成人每摄取1kcal能量约需水1mL，婴儿则为1.5mL。

美国在1989年提出，成人每日对水的需要量为1～1.5mg/4.18kJ，婴幼儿以1.54mg/4.18kJ为宜；孕妇在正常成人需要量的基础上增加30mL/d，乳母增加1000mL/d。我国尚未提出人体对水需要量的建议，故中国居民膳食营养素参考摄入量专家委员会在2000年10月提出可以美国推荐的日摄食量作为参考。

二、膳食纤维

长期以来，人们对膳食纤维的营养作用认识不够，过去曾认为它是不能被利用的无营养价值的惰性物质。近些年的研究发现，发达国家的城市人口中某些人由于膳食中纤维量过少而出现肠激惹症和肠憩室病，表现为腹泻和便秘，其病因是结肠运动功能异常，添加食物纤维后症状可消失。在流行病学研究中发现，膳食中的纤维摄入量高与某些慢性病（如心血管病和大肠癌）的发病率低有关。因此有人干脆把它称为第七类营养素。

人不能消化膳食纤维，但结肠内细菌的酶能使纤维素、半纤维素和果胶分解。膳食纤维在体内基本以原形通过消化道到达结肠，其中，50%以上可被细菌分解为低级脂肪酸、水、二氧化碳、氢气和甲烷。

（一）膳食纤维的分类

各种食物的可食部分除碳水化合物、脂肪、蛋白质、维生素和矿物质等营养成分外，还有一定量的膳食纤维。膳食纤维是木质素及不能被人体消化道分泌的消化酶所消化的多糖的总称。包括植物中的纤维素、半纤维素、戊聚糖、果胶和植物胶质等，还包括非碳水化合物成分的木质素。一般而言，木质素不是人类食物中的重要组成部分，因为它经常与质地坚硬的或是木质样的组织联系在一起，如灵芝外面一层的硬壳就是木质素，人们所吃的食物中完整的籽粒也含木质素，但一般食物中含量很少。膳食纤维可分为可溶性和不可溶性两大类。不溶性膳食纤维包括纤维素、半纤维素和木质素，存在于禾谷类、豆类种子的外皮以及植物的茎和叶中。可溶性膳食纤维包括果胶、藻胶、胶浆、豆胶以及树胶等，主要存在于细胞间质。果胶加糖和酸可制成人们喜食的凝胶（果冻），柑橘皮和苹果渣是主要的果胶商品来源。食物中膳食纤维的含量见表3-8。

表 3-8　食物中膳食纤维的含量　　　　　　　　　单位：g/100g

食　物	总膳食纤维	可溶性膳食纤维	不溶性膳食纤维
大麦	12.14	5.02	7.05
高纤维谷物	33.30	2.78	30.52
燕麦	16.90	7.17	9.73
黄豆麸皮	67.56	6.90	60.53
杏	1.12	0.53	0.59
李	9.37	5.07	4.17
无核葡萄干	3.10	0.73	2.37
胡萝卜	3.92	1.10	2.81
青豆	3.03	1.02	2.01

（二）膳食纤维的作用

1. 改善大肠功能，预防大肠癌

大多数纤维素具有促进肠道蠕动和吸水膨胀的特性。一方面可使肠道肌肉保持健康和张力，另一方面粪便因含水分较多而体积增加和变软，有利于粪便的排出。主要包括缩短通过时间，增加粪便量和排便次数，稀释大肠内容物，提供正常存在于大肠内的菌群活动的场所和养料，成为发酵的底物。国外有人估计每天摄入纤维35～45g可维持粪量160～200g，通过时间小于2天。粪便重量的增加与粪便中微生物细胞的量、未消化的粪便残渣或粪便中的非细胞物质的增加有关。正常菌群占粪量的一定比例，它们分解进入大肠的食物残渣和肠分泌物中。食用混合膳食的健康成人，70%～80%的食物纤维在肠中被分解。纤维增加大便体积，并非由于它本身的直接作用，而是间接通过促进菌群生长，也或是由于它的持水性。水果、蔬菜和麦麸均有类似的作用。

流行病学实验说明高纤维膳食有降低大肠癌危险的作用。大肠癌的致癌物质，一般认为在粪中，可能是细菌的代谢产物，如脱氧胆汁酸等。膳食纤维少，大便量少，肠内水分少，粪在肠内停留时间长，细菌产生的致癌物质多，致癌物质的浓度相对增高，与肠黏膜接触时间也加长。在膳食纤维多的情况下则相反。膳食纤维中的多糖发酵时，细菌产生短链脂肪酸酯，主要为乙酸酯、丙酸酯和丁酸酯，它们可能是大肠细胞的一种能源。有报告指出，丁酸酯可能对培养的大肠细胞有抗癌作用。

2. 降低血糖和血浆胆固醇

可溶性纤维能减少小肠对糖的吸收，因此也可减少体内胰岛素的释放。许多研究证明，吃某些水溶性纤维可降低餐后血糖生成和血胰岛素升高的反应。有调查显示，吃精白米、精白面的城市人口比吃糙米和全粉制品的农村人口糖尿病的发病率高。粗纤维和果胶可以治糖尿病。我国的营养学家曾对我国常用的富含碳水化合物的20余种食物做了正常人的血糖指数测定，结果表明，食用莜麦、燕麦等后的血糖指数低于食用米面后的指数。血糖指数较低，表示血浆葡萄糖升高的反应较慢，对糖尿病人有好处。血糖指数与食物中膳食纤维的含量成负相关。

许多长期流行病学研究指出，增加纤维摄入与冠心病发病率降低呈正相关。从大量的人体和动物实验得知，大多数可溶于水的膳食纤维可降低人血浆胆固醇水平和降低动物血浆和肝的胆固醇水平。这些纤维包括果胶和各种树胶。富含水溶性纤维的食物如燕麦麸、大麦、豆类和蔬菜等摄入后，一般都可以降低血浆总胆固醇，有人说可降低25%，但大多数报道为5%～10%。并且几乎一律都是降低低密度脂蛋白胆固醇，而高密度脂蛋白降低得很少或不降低。相反那些分离的纤维或不溶的膳食纤维如纤维素、木质素、玉米麸和小麦麸则很少能改变胆固醇水平。因为可溶性纤维在大肠中被肠道细菌代谢分解产生一些短链脂肪酸如乙酸、丁酸、丙酸等，这些短链脂肪酸可减弱肝中胆固醇的合成，对预防和治疗心血管疾病有一定的作用。

3. 控制体重

当摄入膳食纤维时，可减缓食物由胃进入肠道的速度和吸水作用，从而产生饱腹感而减少热能摄入。吃大量纤维膳食的地区，不容易见到肥胖病。长期补充瓜胶的糖尿病人和高脂血症病人的体重有少量减轻。食用补充麸皮、瓜胶或果胶的膳食可增加粪脂排出。此外，膳食纤维不足还和胆结石、食管裂孔症、静脉曲张、痔和肛门疾病、龋齿和牙周病有关。

（三）膳食纤维的食物来源与适宜摄入量

1. 膳食纤维的食物来源

膳食纤维的资源非常丰富，主要存在于谷物、薯类、豆类及蔬菜、水果等植物性食物中。植物成熟度越高，其纤维含量也越多。适量选用粗杂粮和蔬菜、水果，不偏食，膳食纤维的摄入量一般都能满足人体的生理要求。若以每4184kJ（1000kcal）热能食物中所含纤维为衡量基础，则绿叶蔬菜，尤其是白菜类是膳食纤维的最好来源。某些根茎类蔬菜，如萝卜和胡萝卜也是很好的来源。绿叶蔬菜和植物的茎的膳食纤维比含淀粉多的块根和块茎含量高。此外，一些植物中含有的植物胶、藻类多糖、低聚糖等，也是膳食纤维的良好来源。随着人们生活水平的提高，作为主食的谷类食品加工越来越精细，致使其膳食纤维的含量显著降低。为此，西方国家提倡吃黑面包（全麦面包），并多吃蔬菜水果。

2. 膳食纤维的适宜摄入量

国际生命科学研究小组建议膳食纤维每日的适宜摄入量为 20g。中国营养学会提出的不同能量摄取者膳食纤维的推荐摄入量，低能量的为 24.13g/d，中能量的为 29.36g/d，高能量的为 34.5g/d。美国 FDA 推荐的总膳食纤维摄入量为成人每日 20～35g。每天摄入一定量的植物性食物（如 400～500g 的蔬菜和水果）、一定量的粗粮（如杂豆、玉米和小米等），可满足机体对膳食纤维的需要。

此外，美国供给量专家委员会推荐膳食纤维中以不溶性纤维占 70%～75%、可溶性纤维占 25%～30% 为宜，并且应由天然纤维提供膳食纤维，而不是纯纤维素。另据报告，澳大利亚人每日平均摄入膳食纤维 25g，可明显减少冠心病的发病率和死亡率。

第四章

各类食物的营养价值

食物的营养价值是指所含营养素和热能满足人体营养需要的程度。食物包括食品和可以加工成为食品的原料。可以根据食物加工与否，在膳食中比重不同，食用对象不同来进行分类。按照食物营养成分特点分为 6 类：谷类、大豆及其制品、薯类、蔬菜类、水果及其加工品类、动物性食物类。

第一节　植物性食物的营养价值

一、谷类食物的营养价值

主食是人们日常三餐中食用频度较高，为人提供主要营养的食物。传统主食是一个国家、民族或地域，在很长的历史发展中不断适应自然、改造自然而创造发展起来的，赖以生存的主要营养摄取方式。人类学者把世界上饮食文化大体分为游牧饮食文化和农耕饮食文化。游牧饮食文化的代表是西餐，以畜产品为主要的食物来源，也包括我国少部分地区。我国的农耕饮食文化特征主要是以"五谷"，即以粮食为主食，占居民膳食中能量来源的 50%～70%。随着经济社会发展，谷类食物在人们饮食中的比例有所下降。

我国传统的饮食有主食和副食，而西餐没有主副食之分。主食是以粮食为原料做成的米面食品，副食就是包括荤素搭配的各种菜肴。水果是饭前饭后或者休闲时的茶点。美国在 20 世纪 80 年代末提出一个膳食指南，教育国民以谷物为主，多吃蔬菜水果。这就是按照东方人的膳食结构总结的，推荐以素食为主。我们的传统饮食习惯实际上就是营养搭配合理的饮食方式。近年来国人饮食习惯逐渐西化，搭配不合理，是我国糖尿病、脂肪肝、肥胖、心血管病、癌症等患病率显著升高的诱因之一。

（一）谷类食物的营养特点

谷类食物传统上是我国人民的主食，以大米和小麦为主。其他谷类食物一般作为米面食物的配合与补充。

1. 碳水化合物含量丰富

谷类中含碳水化合物含量达 70%～80%，且大部分是淀粉。谷类的淀粉按其分子结构分为直链淀粉和支链淀粉两种，其溶解度、黏度、易消化程度的差别，以及在不同谷类中所占的不同比例，直接影响各类谷物加工特点与食用风味。谷类碳水化合物的利用率较高，淀粉在烹调过程中因受热在水中溶胀、分裂、发生糊化作用，变得容易为人体消化吸收，是人类最理想、最经济的热能来源。

2. 蛋白质的生物效价相对较低

谷类蛋白质的含量一般在 7％～16％ 之间，其蛋白质的氨基酸组成比例与理想蛋白质有较大的差距，一般都缺乏赖氨酸，而亮氨酸又往往过剩，造成蛋白质的氨基酸不平衡，这是谷类蛋白质营养价值不高的主要原因。谷类蛋白质除了均缺乏赖氨酸外，小麦蛋白质还缺乏苏氨酸，玉米蛋白质缺乏色氨酸，因此生物效价比较低，小麦粉仅为 52，玉米为 60，所以素食者如果没有足够的豆类食物补充会严重营养不良。

3. 矿物质保存率与吸收率相对比较低

谷类食物均含有一定量矿物质，约 1.5％～3.0％，但主要是磷、钙和镁。谷类矿物质多集中在谷皮和糊粉层，粗制的米和面由于保留了部分麸皮因此含量较高。大米经过淘洗会损失大量矿物质。一般谷类中都含有植酸，它能和铁、钙、锌等人体必需矿物质结合，生成人体无法吸收的植酸盐，导致谷类矿物质吸收利用率低。小麦面粉经发酵后蒸制成馒头或烤制成面包供人食用，其植酸在发酵过程中大部分被水解去除。谷类食物蛋白质在消化时水解为氨基酸，与钙等矿物质形成人体易吸收的可溶性盐类，有利于人体吸收利用。

4. 维生素的保存率和吸收率低

谷类食物是膳食中 B 族维生素，特别是硫胺素和尼克酸的重要来源，一般不含维生素 C、维生素 D 和维生素 A，只有黄玉米和小麦含少量的类胡萝卜素。谷类胚芽中含有较多的维生素 E，这些维生素多集中于胚芽、糊粉层和谷皮里，因此精白米面中维生素含量低。淘洗大米会损失 29％～60％ 的硫胺素、23％～25％ 的核黄素。米越精白，搓洗次数越多，水温越高，浸泡时间越长，维生素损失越大。

5. 脂肪含量少但作用大

谷类一般含有 1％～2％ 的脂肪，但玉米和小米可达到 4.0％，主要存在于糊粉层及谷胚中。大部分为不饱和脂肪酸，还有少量磷脂。在胚芽油中含有较多的维生素 E，小麦和玉米胚芽含大量油脂，不饱和脂肪酸占 80％ 以上，其中亚油酸约为 60％，具有降低血胆固醇、防止动脉粥样硬化的作用。谷类中的脂肪使其在蒸制后产生一种特有香气。但要注意的是在谷类粮食的长期储存中，由于空气中氧的作用，脂肪会氧化酸败，使谷类食物的香气消失或减少，产生令人不快的陈味。

（二）谷物食品加工对营养价值的影响

1. 一般谷物食物加工的影响

谷物的储藏和加工对营养价值影响很大。因谷粒外层蛋白质较里层含量高，精制的大米和面粉因过多的去除外皮，使蛋白质含量与蛋白质生理价值都较低，维生素损失也增加。面粉加工时出品率越低，维生素、矿物质和膳食纤维损失也越大。采用较先进的提胚技术和分层碾磨技术可以适当减少营养素的损失。将多种粮食混合食用或将谷类与动物性食物混合食用，以提高谷类蛋白质生理价值。

谷类食品通过酵母发酵，消耗了面粉中的植酸、可溶性糖和游离氨基酸等，增加了B族维生素的含量，并使各种微量元素的生物利用率提高。但焙烤时发生美拉德反应，赖氨酸的生物利用率降低。油炸严重损失B族维生素，是营养素损失最大的加工方法。膨化加工的食品，蛋白质利用率降低。而通过提取淀粉所得制品，营养价值很低，仅存少量矿物质。

家庭烹调对谷类食品营养价值也有影响。淘米用水越多，时间越长，水温越高，搓洗越用力，营养素的损失越严重；一般蒸、烤、烙导致的营养素损失少；煮制会使部分营养素转入汤内；加碱、高温处理的营养素损失严重；焙烤是各种家庭烹调方法中营养素损失较大的，需注意温度和用糖量。

2. 直接食用谷物加工食品的营养价值

谷物加工为食品，营养价值变化极大。常见的方便面、方便米饭和方便粉丝等营养价值就比较低。高温油炸或高温烘烤比蒸煮造成的营养素损失要大，还会产生极微量的对人体有害物质，不能长期大量食用。长期以饼干、米饼等作为早餐主食不是好习惯。

膨化加工的小食品，因其调味料丰富而受到小学生的喜爱，其营养价值也比较低，不能够长期食用。而以玉米、高粱、小米、燕麦、荞麦等为基本原料通过精加工生产的主食辅助食品，营养素中膳食纤维和特殊活性成分较多，营养价值高。

全谷物食品营养更全面。全谷物食品通常指由没有去皮的谷物磨成的粉做的食物，包括糙米、燕麦片、全麦面包等。这些全谷物食品能给人体更全面的营养。当然全谷物也没必要天天吃，人们可以从蔬菜、菌类等很多食物中摄取维生素和膳食纤维，不必全靠全谷为食物。而且全谷物食品作为粗粮，食用口感可能会不好，过量食用或者咀嚼不充分，会给胃肠带来负担，胃肠功能较弱的幼儿、老人可能会出现消化不良、腹胀等不适症状。糖尿病、心脑血管病患者应该多吃全谷物食品，普通人群可以适当搭配食用全谷物食品。

（三）各种谷类食品的营养价值概述

1. 大米

大米是稻谷经清理、砻谷、碾米、成品整理等工序后制成的成品。大米中含碳水化合物约75%，含蛋白质7%~8%，脂肪0.7%~0.8%，并含有丰富的B族维生素等。大米中的碳水化合物主要是淀粉，所含的蛋白质主要是半谷蛋白，其次是米胶蛋白和球蛋白。

大米赖氨酸含量极少，如不能从其他食物中得到补充，以米为主食的人对蛋白质的利用率就会降低，不仅影响儿童发育，也对成年人的新陈代谢不利。

多次淘米后维生素 B_1 的保存率大约只有未淘米的一半左右，同时具有解毒作用的泛酸也会遗失80%。为了减少淘洗米时营养素流失，只要略冲洗2~3次，冲走尘埃即可。

由于糙米保存了几层皮膜，即使淘洗多次也不会使营养成分受到损失，但因不易消化的纤维成分含量较多，所以必须仔细咀嚼，以免消化不良。由于胚芽米容易氧化变质，不要一次大量购买。为避免胚芽掉落，大部分胚芽米属于免淘洗米。另外由于糙米的米饭黏性不大，煮熟之后略干松，最好趁热食用。较严重的糖尿病人，不能够食用大米粥和米汤。糯米饭及其制品如粽子等不易消化，胃肠不好的人要少吃。

2. 小麦与面粉

小麦是东方人的主食之一，小麦磨碎后分成了面粉和麦皮。麦皮、麦芽和麦油的营养价值正在逐渐被人们所认识，其丰富的纤维素和维生素 E 等所具有的防癌作用和抗血凝作用已被许多人所知晓。全麦面粉含麸皮中的粗纤维较多，颜色深，口感较差。而普通面粉基本消除了粗纤维、植酸和灰分，营养比较全面。

小麦蛋白质中的氨基酸组成不平衡，赖氨酸的含量严重低于推荐的标准氨基酸模式。另外小麦中的苏氨酸、异亮氨酸含量也不足。以面粉为主食，必须通过其他食物补充赖氨酸、苏氨酸、异亮氨酸，搭配动物性食品或豆制品。由于小麦面粉含有极其丰富的淀粉、脂肪、淀粉酶、蛋白酶、类固醇和维生素 E 等营养素，因而有除热、止燥渴咽干、利小便、养肝气的功能。面粉经加水揉成面团并放置一段时间后所形成的面筋，可以将食品在发酵过程中产生的气体封存在面团而疏松，使其植酸被酵母菌分解，从而提高矿物质的吸收率。

面食为主的膳食结构既经济又有益于健康，可以减少肥胖症、冠心病、糖尿病、末梢神经炎和某些肿瘤等疾病的发病率。面粉制品中，以酵母菌发酵营养价值最高。

3. 玉米

玉米又称苞谷，其胚芽中所含油脂的 52% 为不饱和脂肪酸，是精米和精小麦面粉的 4～5 倍。玉米油中亚油酸含量高达 50%，富含维生素 E、维生素 A、卵磷脂及镁。玉米中所含营养物质能降低血液中的胆固醇含量，防止动脉硬化和冠心病的发生，中老年人常吃玉米可延缓衰老。

玉米除了含有较多硒、镁外，还有丰富的赖氨酸、木质素以及被称为致癌化学物"手铐"的谷胱甘肽等多种抗癌物质，能催化有机过氧物还原，加速自由氧基的分解，破坏化学物质的致癌性，因而是十分理想的抗癌食物，特别能减少结肠癌和直肠癌的发病率。除肝豆状核变性疾病患者外，玉米适宜所有人食用。尤其是长期食用精米、精粉等精制食品的人群，更应该食用一些玉米。玉米面有粗细之分，一般以粗磨玉米面为佳，相对含有较多的赖氨酸。由于玉米本身已含有较多的木质纤维素，不宜与富含纤维素的食物经常搭配食用。

青玉米棒宜煮食而不宜烤食，烤食易产生多种有害物质。土法膨化的玉米爆米花含铅多，青少年过量摄入会影响身体和智力的发育。特别要注意玉米发霉后易产生致癌的黄曲霉毒素。

4. 荞麦

荞麦的营养价值是谷物中的佼佼者，还含有能防止脑卒中的成分和优质蛋白质。虽然荞麦的谷蛋白含量很低，但主要为球蛋白，且赖氨酸含量高而蛋氨酸的含量低，氨基酸模式可以与主要的谷物互补。荞麦面中蛋白质的氨基酸组成比较平衡，赖氨酸、苏氨酸的含量较丰富。荞麦面含脂肪 2%～3%，其中对人体有益的油酸、亚油酸含量高。荞麦面中的维生素 D 和维生素 B_2 是小麦粉的 3～20 倍，为一般谷物所罕见。荞麦面最大的营养特点是含有一般食物很少含有的大量烟酸和芦丁，均具降低血脂和血清胆固醇的作用，对高血压和心脏病有重要的防治作用，是治疗心血管病的良药。

荞麦面看起来色泽不佳，但用它做成扒糕和面条，佐以麻酱或羊肉汤，别具一番风味，又可增加蛋白质含量，使摄食营养均衡。荞麦中某些黄酮成分还具有抗菌、消炎、止咳、平喘、祛痰作用和降低血糖的功效，因此荞麦还有"消炎粮食"的美称。中医学认为，荞麦味甘性平，有健脾益气、开胃宽肠、消食化滞的功效，对中老年人特别有益。

5. 燕麦

燕麦的蛋白质含量很高，平均达 15.6%，氨基酸组成也平衡，特别是赖氨酸含量也高。燕麦的脂肪是大米的 5.5 倍，小麦面粉的 3.7 倍。主要成分为不饱和脂肪酸，有降低胆固醇、预防心脏病作用，对脂肪肝、糖尿病、浮肿、便秘等也有辅助疗效，对老年人增强体力、延年益寿也是大有裨益的。其中维生素 E 的含量高于大米和小麦，含维生素 B 较多。经常食用燕麦对糖尿病患者也有非常好的降糖功效。

燕麦粥有通大便的作用。很多老年人大便干，容易导致脑血管意外，燕麦能解便秘之忧，可以改善血液循环，缓解生活工作带来的压力。燕麦含有的钙、磷、铁、锌等矿物质有预防骨质疏松、促进伤口愈合、防止贫血的功效，是补钙佳品。

二、薯类食物的营养价值

常见的薯类包括马铃薯、红薯、木薯、山药、芋头、豆薯、魔芋等根块类植物。它们富含大量对身体有益的元素，常吃对身体健康帮助很大。薯类食物在食物比较缺乏的时候，曾经作为半主食。现在一般不作为主食，但应充分认识其营养价值。

（一）薯类食物的营养价值概述

1. 替代部分谷类食物作主食

薯类可以部分替代主食，其热能仅为谷类食物的 1/3。每天适当地选择进食薯类食物，可预防肥胖以及诸多慢性疾病。

2. 优化蛋白质作用

薯类的蛋白质质量高于一般谷类，特别是马铃薯蛋白主要由盐溶性球蛋白和水溶性白蛋白组成，含有人体所必需的 8 种氨基酸，其中赖氨酸含量超过 93mg/100g，色氨酸也达 32mg/g。薯类食物和谷类食物搭配食用，可显著提高蛋白质生物价值。薯类的黏性物质是由甘露聚糖和球蛋白结合而成的黏蛋白，能减少脂肪在心血管壁上沉积，保持血管壁的弹性，预防心脏病，防止肝肾结缔组织萎缩等疾病。

3. 调节膳食供能比例

薯类食物的脂肪含量极低，用无油或者少油的方法加工、烹制薯类，既可增加饱腹感、提供能量，又能减少脂肪的摄入，起到控制肥胖和代谢性疾病发生的作用。

4. 促进矿物质吸收利用

薯类食物富含丰富的矿物质。红薯和山药中含有在人体可转化的成脱氢表雄酮的皂苷元，是体内雌激素和睾丸酮等内分泌素的前提物。食用红薯或山药可增加体内雌激素和睾丸酮的含量，并能提高对钙的吸收和利用率。马铃薯中含有丰富的钾，钙与镁的含量也比较固定，对于平稳血压有着显著作用，均能帮助调节人体的体液呈碱性，是平衡食物酸碱度时不可缺少的重要角色。

5. 丰富的维生素

薯类食物中的维生素含量丰富。胡萝卜素含量与一般蔬菜、水果含量相当，高出谷类平均数十倍之多；薯类中的维生素 B_1 和维生素 B_2 的含量也是大米的 6~10 倍；维生素 C 含量与一般叶菜相当。

6. 供给膳食纤维

薯类食物中丰富的可溶性膳食纤维，对血糖、血脂代谢都有一定的改善作用。特别是山药和马铃薯中富含抗性淀粉，不仅有一般膳食纤维的生理功能，还可延缓淀粉在消化道的水解速度，从而控制餐后血糖升高。薯类膳食纤维含量高于一般的谷类和蔬果，特别是魔芋高达 74.4%。

《中国居民膳食指南》建议我国居民每天吃 50～100g 薯类。薯类食物对于维护大众健康，防治代谢性疾病方面的重要价值逐渐被人们所认识，在很多家庭和餐厅食堂，薯类逐渐重回餐桌。

薯类食物要与其他食物搭配食用，一次食用过量也可造成消化不良，导致胃酸过多。几乎所有人都可以食用薯类食物，对预防慢性病有积极作用。

（二）不同薯类食物的营养价值

1. 红薯

红薯块根中含 60%～80% 的水分，10%～30% 的淀粉，5% 左右的糖分及少量蛋白质。以相同含水量计算的营养成分除脂肪外，蛋白质、碳水化合物等含量都比大米、面粉高，且蛋白质组成更合理，必需氨基酸含量高，多含赖氨酸可弥补大米、白面中的营养缺陷，提高谷类食物中蛋白质的利用率。富含黏液蛋白，一种多糖与蛋白质混合物，能保持人体消化道、呼吸道、关节腔、膜腔的润滑和血管弹性。可防止物质在动脉管壁上沉积而引起的动脉硬化，肝及肾脏等器官结缔组织的萎缩，减缓人体器官老化，提高肌体免疫力，具有很好的抗突变、降血脂功能。

红薯含有丰富的淀粉和镁、磷、钙等矿物元素，能保持血管弹性，对防治老年习惯性便秘十分有效，也是一种理想的减肥食品。红薯富含膳食纤维，可以通宿便，改善便秘，也能预防大肠癌，阻止糖分转化脂肪的特殊功能，促进胃肠蠕动和防止便秘，用来治疗痔疮和肛裂等，预防直肠癌和结肠癌。红薯的可溶性膳食纤维相当于米面的 10 倍，其质地细腻，不伤胃肠，能加快消化道蠕动，有助于排便，清理消化道，缩短食物中有毒物质在肠道内的滞留时间，减少因便秘而引起的人体自身中毒，降低肠道致癌物质浓度，吸收一部分葡萄糖，使血糖降低，预防糖尿病。

红薯中含有丰富的维生素。其 β-胡萝卜素是一种有效的抗氧化剂，有助于清除体内的自由基，有帮助身体抵抗辐射的作用，从而也具有防癌作用。红薯中有一种叫"去氢表雄酮"的生理活性物质，可以预防结肠癌和乳腺癌，对脑细胞和内分泌腺素的活力有很大的促进作用，故能延缓智力衰退和增加人体的抵抗力。研究表明这种成分对于预防乳腺癌和结肠癌尤其有效。较多的胡萝卜素、赖氨酸、植物纤维、去氢表雄酮能预防肠癌和乳腺癌。红薯含钾量高，是生理碱性食品，有中和体液的作用。适当食用有利于保持血液的酸碱平衡，对人们的健康、发育和智力开发都有益处。胃溃疡及胃酸过多的患者不宜食用红薯。

2. 马铃薯

马铃薯又称土豆，与稻、麦、玉米、高粱一起称为全球五大作物，因其茎形似马铃而得名。由于容易与其他蔬菜搭配，每天均可食用，是一种粮菜兼用型的蔬菜。马铃薯具有和中养胃、健脾利湿、宽肠通便、降糖降脂、美容养颜、解毒消肿的作用。适宜脾胃气虚、营养不良、胃和十二指肠溃疡患者，以及癌症、高血压、动脉硬化、习惯性便秘者，减肥人士尤其适宜。

马铃薯的特点是脂肪含量低，维生素 C 含量高于胡萝卜，是高血压或哮喘病等过敏性反应患者的重要食物。含较多矿物质及微量元素，特别是镁、钾含量高，可预防高血压，对于肾脏或膀胱炎也有利尿的作用，还可改善气喘病或皮肤炎等过敏体质。马铃薯所含淀粉可将维生素 C 包住而保护其不受到热破坏。每 500g 马铃薯的营养价值相当于 1750g 的苹果。

食用土豆一定要去皮烹饪，因为土豆皮中含有生物碱，大量食用会有恶心等现象。已经长芽的土豆禁止食用，会引起急性中毒。

3. 芋头

芋头富含蛋白质、糖类、维生素、微量元素和皂角苷等多种成分。含氟较高，具有洁齿防龋、保护牙齿的作用。芋头食物能增强人体的免疫功能，可作为防治癌瘤的常用药膳主食。在癌症手术或术后放疗、化疗、康复过程中，有辅助疗效。

芋头含有一种黏液蛋白，被人体吸收后能产生免疫球蛋白，或称抗体球蛋白，可提高机体的抵抗力。故中医认为芋头能解毒，对人体的痈肿毒痛包括癌毒有抑制消解作用，可用来防治肿瘤及淋巴结核等病症。芋头为碱性食品，能中和体内积存的酸性物质，调整人体的酸碱平衡，产生美容养颜、乌黑头发的作用，还可用来防治胃酸过多症，可帮助机体纠正微量元素缺乏导致的生理异常，同时能增进食欲，帮助消化。

一般人群均可食用芋头，特别适合身体虚弱者食用，但是对于过敏性体质者、小儿食滞、胃纳欠佳以及糖尿病患者应少食，而食滞胃痛、肠胃湿热者忌食。

4. 山药

山药又称山芋，是物美价廉的补虚佳品。既可做主粮，又可做蔬菜，还可以蘸糖做成小吃。山药最富营养的部分是其富含黏蛋白的黏液，可降低血液胆固醇，预防心血管系统的脂质沉积，有利于防止动脉硬化。

山药热量只有红薯的一半左右，不含脂肪，蛋白质含量较红薯高。山药的主要成分是淀粉，其中的一部分可以转化为糊精，帮助消化，所以山药是可以生吃的薯类食物。山药含有多种微量元素，尤其钾含量较高，而含维生素种类和数量较少。

山药含有淀粉糖化酶、淀粉酶等多种消化酶，是萝卜含量的 3 倍。胃胀时食用，有促进消化的作用。山药所含的强黏性物质是糖和蛋白质的复合体，被称为黏蛋白。可以防止黏膜损伤，并且在胃蛋白酶的作用下保护胃壁，预防胃溃疡和胃炎。山药含有皂苷、胆碱等多种成分，能够降低胆固醇和甘油三酯，对高血压和高血脂等病症有改善作用。其胆碱是与学习记忆有关的神经传递物质——乙酰胆碱的物质基础。山药含有的皂苷、游离氨基酸、多酚氧化酶等物质具有滋补作用，为病后康复食补之佳品。山药不含脂肪，而且所含的黏蛋白能预防心血管系统的脂肪沉积，防止动脉过早地发生硬化。山药可增加人体 T 淋巴细胞，增强免疫功能，延缓细胞衰老，有延年益寿之功效。山药中的黏液多糖物质与无机盐类相结合，可以形成骨质，使软骨具有一定弹性。山药有减肥健美的作用，可单独煮、蒸食用，也可与其他蔬菜、肉类一起炒、炖。

山药有收涩的作用，大便干燥者不宜食用。

（三）薯类加工食品的营养价值

以薯类为主要原料生产加工的食品，与谷物加工食品一样，全薯类食品，营养更全面。所谓全薯类食品，通常指把不可食用部分去除以后，磨成粉或酱再制作的食物，包括全薯面包等。

薯类蜜制加工休闲小食品，是以全薯为原料加工的食品，营养价值较高，但是由于加入的糖只有热量，降低了作为全薯的营养价值。

三、豆类食物的营养价值

按照豆类中营养成分含量可将豆类分为两大类。

一类是大豆（黄豆、黑豆和青豆等），含有较高的蛋白质和脂肪，碳水化合物相对较少，是植物性食物中唯一能与动物性食物相媲美的高蛋白、高脂肪、高热能的食物。大豆是重要的食用植物油生产原料，其副产物豆粕是饲料的重要蛋白质添加物，豆粕还可以生产各类蛋白食品。

另一类是除大豆以外的其他豆类，以嫩荚或豆粒供食用的豆科蔬菜，包括菜豆、豇豆、蚕豆、豌豆、扁豆、刀豆等。相比大豆都含有较高的碳水化合物，中等含量的蛋白质，少量的脂肪。鲜豆类蛋白质、碳水化合物、维生素和无机盐的含量较丰富。鲜豆中的铁也易于消化吸收，蛋白质的质量也较好。

（一）豆类食物在营养上的优点

（1）蛋白质含量高　大豆一般在40％左右，其他豆类中含量在20％～30％。

（2）蛋白质营养价值较高　大豆蛋白质中含有丰富的赖氨酸，比谷类蛋白高10倍。豆类食物与其他粮食混合食用，可以弥补谷类食物蛋白质缺陷，使混合食物蛋白质的营养价值明显提高，是谷类理想的互补食物。

（3）无机盐与维生素含量丰富　B族维生素的含量明显高于大米、面粉和玉米粉等谷类食物，豌豆中硫胺素的含量为粮食之冠。大豆虽不含维生素C，但豆芽也是维生素C的良好来源。食用豆制品可补充人体所必需的无机盐和维生素，促进新陈代谢，增进食欲，提高健康水平。

（4）碳水化合物的含量较低　大豆中仅为25％～30％，其他豆类就比较高。按照干物质计可以达到55％～65％，而且其中约有一半是人体不能消化吸收的棉籽糖和水苏糖，是双歧杆菌因子，所以豆类食物是糖尿病患者的优良食物。大豆和豆类还含有丰富的大豆卵磷脂、天冬氨酸、谷氨酸、胆碱、豆固醇等成分，对于促进生长发育、增强记忆力、维护正常肝功能、防止动脉硬化和保持旺盛的活力都有良好作用。目前许多国家都将大豆及其制品视为健康、美容食物。

（二）豆类食物在营养上的缺陷

（1）胰蛋白酶抑制剂　大豆、菜豆等食物中，均含有能够抑制胰蛋白酶的胰蛋白酶抑制剂。未煮熟食用，不仅营养成分吸收利用率会明显下降还会引起反射性的胰腺肿大，因此食用前必须煮熟。

（2）植物红细胞凝集素　大豆和其他豆类还含有一种能使红血球细胞凝集的蛋白质，称为植物红细胞凝集素，简称凝集素。未经加热破坏之前食用，会引起进食者恶心、呕吐等症状，严重者引起死亡。

（3）植酸　能与铜、锌、铁、镁等元素螯合，使人体无法利用这些微量元素。大豆适当发芽，植酸酶活性大大升高，植酸被分解，游离氨基酸、维生素 C 则有所增加，使原来被植酸螯合的元素释放出来，变成可被人体利用的状态。把大豆制成豆浆或豆腐，加工过程经 6h 浸泡就能使大豆的植酸酶活性上升，植酸被分解，提高了钙、锌、铁、镁等矿物质的利用率。

（4）豆腥味　构成豆腥味的物质达 40 多种，通过 95℃下加热 10～15min，或者减压蒸发脱臭，用酶或微生物进行发酵基本上能够除去豆腥味。

（三）不同豆类的营养价值

1. 大豆

大豆是所有豆类中蛋白质和油脂含量最高的。大豆作为主要的植物油原料，大多数是定向转基因培育的高油脂品种。传统的大豆其蛋白质含量高，营养物质丰富，主要作为豆制品原料。

2. 豇豆

俗称角豆、姜豆、带豆。豇豆老后呈肾脏形，有黑、白、红、紫、褐各种颜色。豇豆提供易消化吸收的优质蛋白质，适量的碳水化合物及多种维生素、微量元素等，可补充机体的各种营养素。

豇豆所含维生素 B_1 能维持正常的消化腺分泌和胃肠道蠕动的功能，抑制胆碱酯酶活性，增进食欲助消化。豇豆所含的维生素 C 能促进抗体合成，提高机体抗病毒作用。豇豆所含磷脂能促进胰岛素分泌，参加糖代谢作用，是糖尿病人的理想食品。饭豇豆一般作为粮食，煮粥、制作豆沙馅食用；菜豇豆带荚作为蔬菜食用。

3. 豌豆

俗称荷兰豆，颜色似翡翠，形状似珍珠，维生素含量丰富。嫩豌豆只需顺着豌豆的头部，撕去豆筋，便可连荚食用。

豌豆富含胡萝卜素，食用后可防止人体致癌物质合成，减少癌细胞形成，降低癌症发病率。豌豆所含的赤霉素和植物凝素等物质，具有抗菌消炎，增强新陈代谢的功能。豌豆中的优质蛋白质，可以提高机体的抗病能力和康复能力；富含粗纤维，能促进大肠蠕动，保持大便通畅，起到清洁大肠的作用。菜豌豆带荚作为蔬菜食用。

4. 绿豆

绿豆又名青小豆，营养丰富，可做豆粥、豆饭、豆酒，或做糕点或发芽做菜，故有"食中佳品，济世长谷"之称。绿豆可降血脂，使脂蛋白中甘油三酯水解达到降血脂疗效，从而防治冠心病、心绞痛。可降低胆固醇，促进动物体内胆固醇在肝脏分解成胆酸，加速胆汁中胆盐分泌和降低小肠对胆固醇的吸引。绿豆还可抗过敏，治疗麻疹等变态反应性疾病。抗菌，对葡萄球菌以及某些病毒有抑制作用，能抗感染，清热解毒。

5. 蚕豆

蚕豆又叫胡豆、佛豆、夏豆、罗汉豆和马齿豆，主要供煮食或煮后加调料炒食。蚕豆中含有大量钙、钾、镁和维生素 C 等，并且氨基酸种类较为齐全。蚕豆所含磷脂是神经组织和其他膜性组织的组成部分，并含有丰富的胆碱，胆碱有增强记忆的作用。蚕豆皮中的粗纤维有降低胆固醇、促进肠蠕动的作用。蚕豆中的维生素 C 还可以延缓动脉硬化。

总之，无论是大豆还是除大豆以外的其他豆类，所有豆类蛋白质的氨基酸组成都较好，其中大豆为最好，其氨基酸组成接近人体需要，且富含谷类中较为缺乏的赖氨酸。值得注意的是无论是带荚的豆类作为蔬菜还是以干豆方式食用，一定要加工煮熟，否则会由于胰蛋白酶抑制剂、植物红细胞凝集素和植酸没有被破坏而影响营养素的吸收和人体健康。

四、果类食物的营养价值

果类分为鲜果和干果，后者是新鲜水果经加工制成的果干及其糖制品，如葡萄干、杏干、柿饼和各种蜜饯果脯等。干制和糖制过程中，维生素的损失大，其他营养素基本上能够保持。

水果种类繁多，含人体所需多种营养成分，是膳食维生素和无机盐的主要来源。还含有丰富的纤维素、果胶和有机酸，能刺激胃肠蠕动和消化液分泌，对促进食欲助消化有很大作用，但蛋白质和脂类含量很低。水果类食物的营养价值主要体现在维生素、矿物质和膳食纤维以及某些活性物质方面。在干果及其糖制品中，因加工使维生素含量明显降低，但蛋白质、碳水化合物和无机盐类因水分减少，含量相对增加。加工后的干果，虽失去某些鲜果的营养特点，但易于运输和储存，有利于食品的调配，使饮食多样化，故干果类及其制品仍是有一定的食用价值。

（一）水果类食物的营养价值概况

新鲜水果主要含维生素和无机盐，尤其是维生素 C。水果中蛋白质含量一般不到 1.5%，基本不含脂肪，除香蕉含淀粉较高外，一般含糖 6%～25%，主要是葡萄糖、果糖和蔗糖，比例因种类不同而异。此外，水果中还含有多种有机酸、单宁、果胶、纤维素和芳香物质，使它们各自具有特殊的风味和品质。

水果是人体维生素和无机盐的重要来源。其中许多新鲜水果是维生素 C 的良好来源，以鲜枣、野生猕猴桃、金樱子、刺梨、沙棘等含量最丰富。红黄色水果含较多胡萝卜素。水果还是各种微量元素的良好来源，其铁和铜容易被吸收利用，对贫血病人有食疗作用。水果中的有机酸、芳香物质、果胶及纤维素可刺激胃肠道蠕动和消化腺的分泌，引起食欲，有助于食物的消化吸收和排泄。各种水果中还含有一定的酶，如木瓜蛋白酶、菠萝蛋白酶，能促进食物的消化和吸收。

在日常饮食生活中，任何一种水果食用太多，身体都会受不了。均衡饮食不仅要注意"质"，更重要的是在乎"量"，任何食物都应多样少食。如苹果过量会伤脾胃；荔枝吃多会降低消化功能，影响食欲，恶心、呕吐、冒冷汗；杏过量食用会上火，诱发暗疮；瓜果类吃多了会冲淡胃液，引起消化不良、腹痛、腹泻；荔枝、龙眼吃多易上火、燥热；柿饼食用过多容易造成肾脏以及尿道的结石。

（二）常见水果的营养价值

1. 香蕉

香蕉是著名的热带和亚热带水果，其果肉香甜软滑，号称"快乐水果"。吃香蕉能帮助内心软弱、多愁善感的人驱散悲观、烦躁的情绪，保持平和、快乐的心情，主要是因为它能增加大脑中使人愉悦的 5-羟色胺物质的含量，抑郁症患者脑中 5-羟色胺的含量就比常人要少。香蕉含有丰富的蛋白质、糖类、维生素和膳食纤维。

香蕉含有大量糖类物质及其他营养成分，可充饥、补充营养及能量，必要时可以作为主食充饥；香蕉能缓和胃酸的刺激，保护胃黏膜，含血管紧张素转化酶抑制物质，抑制血压的升高。香蕉尤其适合口干烦躁、咽干喉痛者，大便干燥、痔疮、大便带血者，上消化道溃疡者，以及高血压、冠心病、动脉硬化患者。富含钾、镁，钾能防止血压上升及肌肉痉挛，镁则具有消除疲劳的效果。糖尿病患者进食香蕉可降低尿糖，对缓解病情也大有益处。香蕉含有的泛酸等成分是人体的"开心激素"，能减轻心理压力，解除忧郁，睡前吃香蕉，还有镇静的作用。

应当注意的是脾胃虚寒、便溏腹泻者不宜多食、生食，急慢性肾炎及肾功能不全者忌食。畏寒体弱和胃虚的人不适宜于吃香蕉。

2. 草莓

草莓又叫红莓、洋莓、地莓等。呈心形外观，鲜美红嫩，果肉多汁，酸甜可口，且有特殊的浓郁水果芳香。由于草莓色、香、味俱佳，而且营养价值高，含丰富维生素 C，有帮助消化的功效，所以被人们誉为"水果皇后"。草莓须注意农药残留问题，食用之前耐心清洗，在流水下冲洗后用盐水浸泡 5～10min，再凉开水浸泡 1～2min 方可食用。

草莓对胃肠道和贫血均有一定的滋补调理作用，在体内可吸附和阻止致癌化学物质的吸收，具有防癌作用，清除体内重金属离子。其大量果胶及纤维素，可促进胃肠蠕动、帮助消化、改善便秘，预防痔疮、肠癌的发生。草莓中含有一种胺类物质，对治疗白血病和再生障碍性贫血有一定的功效。草莓含有丰富的维生素和矿物质，每百克含维生素 C 最高达 80mg。草莓含有各种糖和维生素，对儿童的生长发育有很好的促进作用，对老年人健康亦很有益。

3. 葡萄

葡萄中的糖主要是葡萄糖。低血糖时若及时饮用葡萄汁，可很快缓解症状。葡萄能比阿司匹林更好地阻止血栓形成，并能降低人体血清胆固醇水平，降低血小板的凝聚力，对预防心脑血管病有一定作用。葡萄中含的类黄酮是一种强力抗氧化剂，可抗衰老，清除自由基。肾炎、高血压、水肿患者，儿童、孕妇、贫血患者，神经衰弱、过度疲劳、体倦乏力、未老先衰者，肺虚咳嗽、盗汗者，风湿性关节炎、四肢筋骨疼痛者，癌症患者尤其适合食用。

葡萄皮和葡萄籽比葡萄肉更有营养。红葡萄酒之所以比白葡萄酒拥有更好的保健功效，就是因为它连皮一起酿造。葡萄皮的内膜上富有丰富的营养，但是皮和核还是不吃为好，它们很难消化，也容易胀气。糖尿病患者、便秘和脾胃虚寒者不宜多食。

4. 梨

梨，其味甘微酸，性凉平，原产我国。梨的水分充足，富含维生素和微量元素碘，能维持细胞组织的健康状态，帮助器官排毒、净化，还能软化血管，促使血液将更多的钙质运送到骨骼。

梨有润肺、化痰、止咳、退热、降火、清心、解疮毒和酒毒的功效，特别适宜于肝炎、肺结核、大便秘结、急慢性气管炎、上呼吸道感染、高血压、心脏病以及食道癌患者食用，可用于肝炎、肝硬化病人的辅助食疗。所含多种维生素及钾、钙元素，有降压、清热、镇静和利尿作用，对有头晕目眩、心悸、耳鸣者有一定的疗效。常食梨，可保护嗓子，预防喉癌、肺癌和鼻咽癌。

梨属凉性水果，身体阳虚者、畏寒肢冷者、脾胃虚弱者，患有脾胃虚寒、腹泻、慢性肠炎、寒痰咳嗽、伤风感冒、糖尿病、消化不良以及产后妇女不宜食之。

5. 柚子

柚子清香、酸甜、凉润，营养、药用价值很高。含丰富的有机酸及钙、磷、镁、钠等人体必需的元素。味道酸甜，略带苦味，是医学界公认的最具食疗价值的水果。

柚肉中含有非常丰富的维生素 C 以及类胰岛素等成分，故有降血糖、降血脂、减肥、美肤养容等功效。经常食用，对高血压、糖尿病、血管硬化等疾病有辅助治疗作用，对肥胖者有健体养颜功能。柚子还有健胃、润肺、补血、清肠、利便等功效，可促进伤口愈合，对败血症等有良好的辅助疗效。柚子含有的生理活性物质——柚皮苷，可降低血液的黏滞度，减少血栓形成，对脑血管疾病有较好的预防作用。鲜柚肉含有的类似胰岛素的成分，更是糖尿病患者的理想食品。另外，患胃病、消化不良者，慢性支气管炎、咳嗽、痰多气喘者，心脑肾病患者尤其适合。

6. 苹果

苹果富含钾、锌、钠，苹果酸、柠檬酸、酒石酸、酪氨酸、P-香豆酸，柚皮素、柚皮苷、山梨醇和香橙素等，对身体健康有显著益处。其中含量丰富的天然抗氧化剂能有效消除自由基，降低癌症发生率。苹果还有补心润肺、生津解毒、益气和胃、醒酒平肝的功效。含丰富的可溶性膳食纤维果胶，便秘时不被消化的果胶会在肠内保持水分，使粪便变得柔软易排出。还可使肠道内胆固醇含量减少，粪便增多，缩短排便时间，减少直肠癌的发生。

苹果富含微量元素钾、锌、镁等。钾对心血管有保护作用，是高血压、肾炎水肿患者必不可少的食物。锌是构成与记忆力息息相关的核酸和蛋白质的物质，对促进青少年发育至关重要，同时又是性成熟必不可少的物质。苹果中所含铁、磷是易溶性物质，易消化吸收。含有的大量维生素和苹果酸，能使积存于体内的脂肪分解，可有效地防止体态肥胖。苹果可增加血色素，使皮肤变得细嫩，对贫血患者也有一定的辅助治疗作用。

由于苹果含糖分较多，性凉，糖尿病患者和心、肾功能较差者宜少食。由于果糖和果酸较多，对牙齿有较强的腐蚀作用，吃后最好及时漱口刷牙。

7. 芒果

芒果原产于印度，是著名的热带水果。芒果维生素 C 含量高于一般水果，即使经过加热加工处理，其含量降低也不多。常食芒果可以一定程度上降低胆固醇、甘油三酯，有利于防治心血管疾病。芒果含有大量的维生素 A，因此具有美化肌肤、防癌、抗癌的作用。

食用芒果具有清胃肠的功效，对于晕车、晕船有一定的止吐作用。芒果除了具有防癌的功效外，同时也具有防止动脉硬化及高血压的食疗作用。芒果中含有大量的纤维，可以促进排便，对于防治便秘具有一定的好处。芒果苷有祛痰止咳的功效，对咳嗽痰多气喘等症有辅助治疗作用。

过敏体质的人食用芒果要谨慎。

8. 柠檬

柠檬独具浓烈的香气。由于柠檬含酸高达 6.4％，食之极酸，一般不直接食用。大多切片加入饮料或作菜点配料，有很强的杀菌作用。柠檬含有黄酮类物质，并且富含柠檬酸及柠檬精油，有助于肝脏加速分解致癌的化学物质，清除积存于肝脏内的杂质与毒素。柠檬有良好的安胎止呕作用，其维生素含量极为丰富，有防止和消除皮肤色素沉着的美白作用，也可预防和治疗高血压和心肌梗死等心血管疾病，具有收缩、增固毛细血管，降低通透性，提高凝血功能及血小板数量，缩短凝血时间和出血时间的止血作用。柠檬的大量柠檬酸盐，能够抑制钙盐结晶，从而阻止肾结石形成，形成的结石也可被溶解，使部分慢性肾结石患者结石减少、变小。

柠檬富有香气，能祛除肉类、水产的腥膻之气，并能使肉质更加细嫩，柠檬还能促进胃中蛋白分解酶的分泌，增加胃肠蠕动，经常被用来制作冷盘凉菜及腌食等。

9. 猕猴桃

猕猴桃果形一般为椭圆状，外观呈绿褐色，其内是呈亮绿色的果肉和一排黑色的种子，是一种品质鲜嫩、营养丰富、风味鲜美的水果。猕猴桃的质地柔软，口感酸甜，味道被描述为草莓、香蕉、菠萝三者的混合。猕猴桃除含有猕猴桃碱、蛋白水解酶、单宁果胶和糖类等有机物，特别是还含有丰富的维生素 C，不但可补充人体营养，还可防止致癌物质亚硝胺在体内生成，也有降低胆固醇及甘油三酯的作用。猕猴桃除含有一定的普通营养素外，另外还具有一定的药用价值，适用于消化不良、食欲不振、呕吐及维生素缺乏等症。

猕猴桃性寒，易伤脾阳而引起腹泻，故不宜多食，脾胃虚寒者应慎食。先兆性流产、月经过多和尿频者忌食。

10. 荔枝

荔枝又称丹荔、红荔，果球形、心形或卵形，是我国南方著名水果。果肉除含丰富的蔗糖、葡萄糖外，还含有蛋白质、脂肪、维生素 C、柠檬酸、果胶和磷、铁。大量天然葡萄糖对补血健肺有特殊的功效，对血液循环、产温机能有特殊的促进作用。所以荔枝可当作食疗品以滋补身体，对于心脏衰弱、肺弱之人，吃荔枝有壮心健肺的功效。荔枝还有生津、益智、促气养颜作用，常吃补脾益肝悦颜，生血、养心神，常食荔枝可使人面色红润，身体健康。

荔枝属湿热之品，民间有"一颗荔枝三把火"之说。因此如果正在长青春痘、生疮、伤风感冒或有急性炎症时，不宜吃荔枝，否则会加重病症。

11. 菠萝

菠萝，又叫凤梨、黄梨，是我国南方的四大名果之一，果肉黄或浅黄，肉质细嫩，含水分高，口感极好。菠萝果形美观，汁多味甜，有特殊香味，深受人们喜爱。

菠萝含有菠萝蛋白酶，能分解蛋白质，吃了大量肉类菜肴后食用鲜菠萝，对消化肉食吸收肉食品营养素有帮助，还有溶解阻塞于组织中的纤维蛋白和血凝块的作用，能改善局部的血液循环，消除炎症、水肿或血栓，会起到一定的辅助作用。菠萝中所含糖、盐类和酶有利尿作用，适当食用对肾炎、高血压病患者有益。

12. 桃

桃性温，味甘酸，能消暑止渴、清热润肺，有"肺之果"之称，适宜肺病患者食用。果实营养丰富，尤其铁的含量较丰富，是缺铁性贫血患者的理想食疗佳果。桃的主要成分是蔗糖，含钾多，含钠少，适宜水肿患者食。炎夏食桃，由于纤维成分的果胶颇多，有整肠的功用，可养阴生津，润肠燥。

13. 柑橘

橘子常与柑子一起被统称为柑橘，颜色鲜艳，酸甜可口。柑橘性平，味甘酸，有生津止咳的作用，和胃利尿的功效，用于腹部不适、小便不利等症；有润肺化痰的作用，适用于肺热咳嗽之症。柑橘有抑制葡萄球菌的作用，可使血压升高、心脏兴奋，抑制胃肠、子宫蠕动，还可降低毛细血管的脆性，减少出血。

柑橘富含维生素 C 与柠檬酸，可以预防动脉硬化、解除疲劳，还可以降低沉积在动脉血管中的胆固醇，有助于使动脉粥样硬化逆转。柑橘含的果胶，有促进通便和降低胆固醇摄取作用。橘皮苷可以加强毛细血管的韧性，降血压，扩张心脏的冠状动脉。柑橘有抗癌活性很强的物质"诺米灵"，它能使致癌化学物质分解，抑制和阻断癌细胞的生长，阻止致癌物对细胞核内的损伤，保护基因的完好。注意避免多吃上火。

14. 西瓜

西瓜堪称瓜中之王，其果味甘甜而性寒。富含水分与果糖、多种维生素、矿物质及氨基酸，除了缓解中暑发热、汗多口渴、小便量少、尿色深黄外，口腔炎、便血、酒精中毒者均适宜多吃，疗效显著。

西瓜不含脂肪而富含多种营养素，其特殊的瓜氨酸有利于肾脏病、膀胱炎，同时可随着尿将盐分排泄出，对治疗高血压也有较好的效果。西瓜的红色是由番茄红素形成，还含糖、盐、酸等物质，有治疗肾炎、降血压和利尿的作用。西瓜中的酶有助于消化蛋白质，以增加肾炎病人的营养，其配糖体则有降低血压的作用。所以西瓜是一种最富营养、最纯净、最安全的饮料，有生津、除烦、止渴、解暑热、清肺胃、利小便、助消化、促代谢的功能。适宜于高血压、肝炎、肾炎、肾盂肾炎、胆囊炎、水肿浮肿以及中暑发热、汗多口渴之人食用。

糖尿病患者多吃西瓜会加重病情，体虚胃寒者吃多了会出现腹胀、腹泻和食欲下降症状。充血性心力衰竭者和慢性肾病病人，食之过多后由于水分急剧增加而加重心脏和肾脏负担，口腔溃疡者会因西瓜性寒而加重病情。

（三）常见各种干果与果干的营养价值

果实完全成熟后，果皮干燥的果实叫干果或坚果。榛子、核桃、杏仁、腰果，被人们称为"世界四大坚果"，不论从营养成分还是从口感上来说，都是坚果中的佼佼者。大多富含蛋白质、维生素、脂质。

脂肪是油脂类坚果的重要成分，通常可达 40％，是食用油和人体必需脂肪酸的良好来源。其脂肪酸绝大部分是不饱和脂肪酸，包括亚油酸和亚麻酸，对心血管疾病的预防有一定的作用。有利于心脏健康，有降血脂、防止血小板凝集、降低血压、加速胆固醇代谢、促进卵磷脂合成的作用。由于亚麻酸在体内可转变为二十二碳六烯酸（DHA），对大脑有营养作用。

坚果一般含蛋白质 12%～22%，是植物蛋白的补充来源。瓜子类含蛋白质在 30% 以上，栗子只有 4%～5%。富含淀粉的坚果是碳水化合物的良好来源，干栗子达 77.2%，莲子为 64.2%。含油脂高的坚果中，碳水化合物含量一般在 15% 以下。坚果类还富含膳食纤维，9.6%～19.0%，有助于降低血清胆固醇和血糖水平，并有通便、防癌的作用。坚果中富含矿物质，有钾、钠、钙、镁、铁、锌等，其中含钙高达 131～234mg/100g。坚果类还是 B 族维生素的良好来源，含有维生素 B_1、维生素 B_2、叶酸、烟酸，杏仁中维生素 B_2 含量尤其多。油脂类坚果中含大量维生素 E，具有抗氧化能力，可清除体内自由基，使人体内细胞免受损伤，提高机体免疫力，在抗肿瘤细胞增生中起重要作用。

果干作为水果的干制品，含糖高，维生素丢失严重。蜜饯、果脯是将新鲜水果糖渍再干制而成，维生素损失比较多。果干加工制作过程中，还可能额外添加糖，所以基本属于"三高"食品，即高糖、高脂肪、高能量，偶尔当零食吃一些，但不能过多食用。平时还是应该吃新鲜水果，补充每日所需的营养成分。

1. 榛子

榛子是一种很好的天然食物，对健康十分有益。因为榛子中含有很强的抗癌成分，对于卵巢癌、乳腺癌等癌症具有很好的抑制作用。榛子中镁、钙和钾等微量元素含量很高，长期食用有调整血压、降低胆固醇的作用，避免肉类饱和脂肪酸对身体的危害，能够有效地防止心脑血管疾病的发生。它本身有一种天然的香气，具有开胃的功效，其中丰富的纤维素还有助消化和防治便秘的作用。

榛子中含有丰富的油脂，胆功能严重不良者，平时应少吃。西班牙科学家的一项研究认为，普通人每周吃 5 次，每次吃 20g 左右的榛子较为合适。

2. 核桃

核桃在我国被称为"长寿果"，在国外则被叫作"益智果"，是最适合脑力劳动者食用的坚果。核桃含磷脂较高，可维护细胞正常代谢、防止脑细胞的衰退、提高大脑的生理功能，具有促进脑循环、增强记忆力的作用，能够缓解用脑过度。核桃中含有的多种维生素可以提高皮肤的生理活性，能让皮肤更加细嫩，面色更加润泽。核桃中的亚油酸含量为 65%，亚麻酸 18%。同其他坚果一样，能调节胆固醇代谢，对动脉硬化、心脑血管病患者很有帮助。

3. 腰果

腰果中的脂肪含量占 47%，蛋白质为 22%。此外还含有维生素及锌、钙、铁等微量元素。腰果所含的脂肪大部分是不饱和脂肪酸，其中的亚油酸和亚麻酸可起到预防动脉硬化、脑卒中（脑中风）等疾病的作用。腰果中饱和脂肪酸含量稍高，因此一定要适当控制食用量。

腰果含有多种过敏原，对过敏体质可能会造成一定的过敏反应。第一次吃腰果的人，最好不要多吃，可先吃一两粒后停十几分钟，如果不出现过敏反应再吃。

4. 杏仁

杏仁是一种营养素密集型坚果，含有丰富的不饱和脂肪酸、维生素和钙、铁等矿物质。

杏仁中富含维生素E，硒含量较高，为各类坚果之冠。硒和杏仁中的维生素E结合，能更好地起到清除人体内自由基、预防疾病和抵抗衰老的作用。杏仁中的其他矿物质含量也很高，比如钙是牛奶的2倍。

杏仁皮中的抗氧化成分含量很高，因此吃的时候最好不要剥皮。

5. 板栗

板栗营养价值丰富，含有的维生素、矿物质远远超过普通水果和西红柿。板栗所含丰富的不饱和脂肪酸和维生素、矿物质，能防治高血压病、冠心病、动脉硬化、骨质疏松等疾病，是抗衰老、延年益寿的滋补佳品，素有"干果之王"的美称。板栗是碳水化合物含量较高的干果品种，能供给人体较多的热能，并能帮助脂肪代谢，具有益气健脾、厚补胃肠的作用。

板栗含有核黄素，对日久难愈的小儿口舌生疮和成人口腔溃疡有益；板栗含有丰富的维生素C，能够维持牙齿、骨骼、血管肌肉的正常功能，可以预防和治疗骨质疏松，腰腿酸软，筋骨疼痛、乏力等，延缓人体衰老，是老年人理想的保健果品。

6. 大枣

大枣又名红枣，自古以来就被列为"五果"（桃、李、板栗、杏、枣）之一，最突出的特点是维生素含量高。连续吃大枣的病人，健康恢复速度比单纯吃维生素药剂快3倍以上。脾胃虚弱，腹泻，倦怠无力的人，每日吃红枣七颗，或与党参、白术共用，能补中益气，健脾胃，达到增加食欲、止泻的功效。红枣和生姜、半夏同用，可治疗饮食不慎所引起的胃炎如胃胀、呕吐等症。

红枣含大量糖类物质，包括低聚糖、阿拉伯聚糖及半乳醛聚糖等，并含有大量的维生素C、核黄素、硫胺素、胡萝卜素、尼克酸等多种维生素。具有较强的补养作用，能提高人体免疫功能，增强抗病能力。红枣为补养佳品，食疗药膳中常加入红枣补养身体，滋润气血，提倡平时多吃红枣、黄芪、枸杞。

7. 葡萄干

葡萄干是在日光下晒干或在阴影下晾干的葡萄的果实，又名草龙珠等。葡萄干基本上可以说是通过碳水化合物提供热量。与葡萄比较，矿物质没有损失，而维生素损失较大。

五、蔬菜类食物的营养价值

凡是以柔嫩多汁的器官作为食物的草本植物和少数木本植物、菌藻蕨类等，统称为蔬菜。调味的八角、茴香、花椒、胡椒等也可算作蔬菜。有的粮食、油料和饲料作物也可作为蔬菜。新鲜的大豆是重要的蔬菜，马铃薯、鲜嫩玉米也作为蔬菜，蔬菜植物的范围广、种类多。还有许多野生、半野生的种类，如荠菜、马齿苋、藜蒿、蒲公英、鱼腥草等，也可作为蔬菜食用。我国蔬菜有一百多种，主要栽培的有四五十种。按其结构及可食部分不同，可分为叶菜类、根茎类、瓜茄类等。所含营养成分各有其特点。

蔬菜在膳食中所占比例较大。一般在各种新鲜绿叶蔬菜中维生素含量丰富，瓜类和茄果类中含量相对较少。在绿叶菜中，除维生素C外其他维生素含量，叶部均比根茎部高，嫩叶比枯叶高，深色的菜叶比浅色的高，在选择蔬菜时，应注意选新鲜、色泽深的蔬菜。

蔬菜是人体无机盐的重要来源。富含钾、钠、钙和镁等元素，体内最终代谢产物呈碱性，故称碱性食物。而粮、豆、肉、鱼和蛋等富含蛋白质的食物，由于硫和磷很多，体内转化后，终产物多呈酸性，故称为酸性食物。人类膳食中的酸性和碱性食物保持一定比例，有利于机体维持酸碱平衡。某些蔬菜因含有较多的草酸，易和钙形成难以被人体吸收的草酸钙，不利于钙的吸收利用。故需要补钙的病人，应注意选择雪里蕻、油菜、芥蓝菜等钙含量高的蔬菜，避免长期大量食用菠菜、芹菜等草酸含量高的蔬菜。

蔬菜含较高的纤维素、半纤维素、木质素和果胶，不能被人体消化酶水解，但可促进肠道蠕动，有利于粪便排出，可防止和减少胆固醇的吸收，所以多吃蔬菜有利于预防动脉粥样硬化。

1. 根茎类蔬菜食物的营养价值

茎类蔬菜，是以肥嫩的茎秆或肥大的变态茎作为食用或烹调的植物性原料。常见有地上茎和地下茎之分。其中地上茎中有蒜薹、莴笋等，而地下茎中有球茎、根茎、鳞茎、嫩茎等。这类蔬菜的共同特点是含水量较叶菜类少，富含淀粉、糖分和蛋白质，还有部分蔬菜含有芳香油。

根类蔬菜，是以肥大的变态根部作为食用或烹调的蔬菜，这类蔬菜的共同特点是富含糖分、蛋白质和多糖。胡萝卜含有较高的胡萝卜素，4.07mg/100g。蛋白质和脂肪含量普遍不高，其中马铃薯和芋头中含蛋白质相对较高，约2%。

根茎类也含有钙、磷、铁等无机盐，但含量不多。

2. 叶菜类蔬菜食物的营养价值

叶菜类主要提供胡萝卜素、维生素C、维生素B_2。其中油菜、苋菜、雪里蕻、荠菜和菠菜含胡萝卜素及维生素C较丰富。无机盐的含量也较多，尤其是铁，量多且吸收利用率也较好，因此对预防贫血非常重要。但是蛋白质的含量较少，平均2%；脂肪含量则更少，平均不超过0.5%；碳水化合物一般也不超过5%。白菜类以柔嫩的叶丛、叶球、嫩茎、花球供食用。绿叶蔬菜以幼嫩的叶或嫩茎供食用，如莴苣、芹菜、菠菜、茼蒿、苋菜、落葵等。

需要注意的是新上市蔬菜从表面看似乎停止了生长，实际上仍然进行着复杂的生理和生物化学变化，其营养成分逐渐下降。应尽量选择新鲜蔬菜，不吃腐烂的蔬菜，尤其是烂白菜。因为白菜中含有大量的硝酸盐，腐烂后经细菌作用，可转变成亚硝酸盐。亚硝酸盐不仅能使血液中的低铁血红蛋白变成高铁血红蛋白，使血液失去载氧能力而引起食物中毒，还能促致癌物亚硝胺形成。

3. 瓜茄果类蔬菜食物的营养价值

瓜茄果类蔬菜其普通营养素含量均较低。茄果类指以果实为食用部分的茄科蔬菜，如茄子、番茄、辣椒等。茄果类蔬菜中维生素含量非常丰富，可以起到软化血管、抑制血管硬化的作用；番茄抗氧化活性强，辣椒有很好的除湿抗癌功效。辣椒中的辣椒素是一种抗氧化物质，可阻止有关细胞的新陈代谢，从而终止细胞组织的癌变过程，降低癌症的发生率，能够促进脂肪的新陈代谢，防止体内脂肪积存，有利于降脂减肥防病。膳食中主要是利用其辣椒素调节口味，增进食欲。番茄本身含有机酸，能保护维生素 C 不受破坏，烹调损失少。

瓜果类指以果实为食用部分的葫芦科蔬菜。冬瓜含有较多的蛋白质、糖类及少量的钙、磷、铁等矿物质和多种维生素等营养素，是唯一不含脂肪的瓜菜。富含丙醇二酸成分，能抑制糖类物质转化为脂肪成分，又因有较强的利尿作用，可增加减肥效果，故冬瓜有"减肥瓜"之称。苦瓜所含维生素 B_1 是瓜果类蔬菜中最高的。有预防和治疗脚气病、维持心脏的正常功能，以及促进乳汁的分泌和增进食欲等作用。维生素 C 含量高，是菜瓜、甜瓜、丝瓜的 10～20 倍，具有防治坏血病、保护细胞膜和解毒、防止动脉粥样硬化、抗癌、提高机体应激能力、预防感冒、保护心脏等作用。最重要的是苦瓜中含有类似胰岛素的物质，其降低血糖的作用很明显，是糖尿病患者理想的康复佳蔬。

4. 水生蔬菜类蔬菜食物的营养价值

水生蔬菜是指水中生长的、可供作蔬菜食用的维管束植物。我国栽培的水生蔬菜共计 12 种，多利用低洼水川和浅水湖荡、河湾、池塘等淡水水面栽培，也有圩田灌水栽培。

莲藕食用部为地下茎的膨大部分，主要分布于长江流域和南方各省，在秋、冬、初春均可采挖。藕含有丰富的维生素 K，具有收缩血管和止血的作用。鲜藕汁可治疗烦渴、泌尿系感染、鼻血不止，煮烂食用可治疗乳汁不下。藕既可当水果，又可作佳肴，具有很高的药用价值。中医认为，生藕性寒、味甘，入胃可消淤凉血、清烦热、止呕渴，适用于烦渴、酒醉、咯血、吐血等症。

海带是一种在低温海水中生长的大型海生褐藻植物，多以干制品行销于市。干燥后变为深褐色、黑褐色，上附白色粉状物，有"长寿菜""海上之蔬""含碘冠军"的美誉。海带营养价值很高，并具有一定的药用价值。

海带与绿叶蔬菜相比，除含有丰富的维生素 C 以外，其粗蛋白、糖、钙、铁的含量均高出几倍甚至十几倍，可防治人体缺钙和缺铁。所含胶质能促进体内的放射性物质和重金属排出，对预防和治疗癌症都有作用。海带含有的岩藻多糖是极好的食物纤维，能延缓胃排空和食物通过小肠的时间，在胰岛素分泌量减少的情况下，血糖含量也不会上升，有治疗糖尿病的功效。干海带中含膳食纤维高达 3%～10%，而热量很低，肥胖者食用海带，既可减少饥饿感，又能从中吸取多种氨基酸和无机盐，是很理想的饱腹剂。海带中所含的昆布氨酸具有降血压的功效，可预防高血压和脑出血。干海带上附着一层白霜甘露醇，具有降血压、利尿和消肿的作用。海带中含有大量的多不饱和脂肪酸 EPA，能使血液的黏度降低，减少血管硬化，能够预防心血管方面的疾病。海带含碘 0.3%～0.5%，有的高达 1%，是体内合成甲状腺素的主要原料，有益于头发的光泽，可以刺激垂体，纠正内分泌失调，消除乳腺增生的隐患。

吃海带后不要马上喝茶和吃酸涩的水果，因为海带中含有丰富的铁，以上两种食物都会阻碍体内铁的吸收。甲亢病人不要吃海带，因海带中碘的含量较丰富，会加重病情。孕妇和乳母不要多吃海带，因为海带中的碘可随血液循环进入胎儿和婴儿体内，引起甲状腺功能障碍。

紫菜属红藻类植物，生长在浅海岩礁上，干燥后均呈紫色，因可入菜而得名紫菜。是珍贵海味之一，味道鲜美，干制后可长途储运。海苔是其加工干制品，可直接食用。紫菜可用于治疗因缺碘引起的甲状腺肿大，有软坚散结功能，对其他郁结积块也有益，富含胆碱和钙、铁，能增强记忆，治疗妇幼贫血，促进骨骼、牙齿的生长和保健，含有一定量的甘露醇，可作为治疗水肿的辅助食品。紫菜所含的多糖具有明显增强细胞免疫和体液免疫功能，可促进淋巴细胞转化，提高机体的免疫力，也可显著降低血清胆固醇的总含量。紫菜的有效成分对艾氏癌的抑制率为 53.2%，有助于脑肿瘤、乳腺癌、甲状腺癌、恶性淋巴瘤等肿瘤的防治。紫菜性甘咸、味寒，入肺经具有化痰软坚、清热利水、补肾养心的功效，尤其适合甲状腺肿大、水肿、慢性支气管炎、咳嗽、瘿瘤、淋病、脚气、高血压、肺病初期、心血管病和各类肿块增生的患者食用。

紫菜性质寒凉，身体虚弱、胃寒阳虚者慎食。紫菜不宜多食，消化功能不好、素体脾虚者少食，腹痛便溏者禁食。

5. 食用菇菌类蔬菜食物的营养价值

食用菌类指能食用、无毒的大型真菌，不含叶绿素，不能制造有机物质供自身生长，必须从其他生物或遗体、排泄物中吸取养分而生长。菌类是受到各国人民喜爱的"山珍"，与"海味"都是席上珍品。不仅有独特的风味，而且含有丰富的蛋白质，可消化率很高，也富含多种矿物质元素，是碱性食物中的高级食物。食用菌不仅质地柔嫩、风味独特，而且含有多种氨基酸、维生素、多糖类、矿物质等营养成分，并且它的脂肪含量低，又富含纤维素，是集营养丰富、低热量于一身的理想食物。

一般菇菌中粗蛋白含量为干品的 60%，约 2/3 是纯蛋白质，其余 1/3 为非蛋白质的有机含氮化合物，主要是腺嘌呤、丙氨酸、苯丙氨酸、谷氨酸、三甲胺、胆碱、脯氨酸等与风味成分相关的物质。几乎所有食用菌都含人体必需氨基酸，远高于其他植物性食物。菇菌类的菌多糖和甘露醇，与其风味有密切的关系。菇菌类中一般脂肪含量低，但凯萨鹅膏高达 19%。菇菌的脂肪与植物油性质不同，因菇菌的种类也有很大差异，其共同的特征是都含卵磷脂。菇菌类的粗纤维一般占百分之几，有的超过 10% 以上，构成也与植物粗纤维不同，主要是几丁质-葡聚糖。菇菌类含有各种人体必需的多糖，具有极高的药用价值，可以起到保健或药物治疗作用。

我国药用菌菇类有 372 种，其中绝大多数是食用菌。其中抗肿瘤物质主要是多糖和蛋白多糖体。真菌多糖具有增强机体免疫功能，间接或直接地抑制肿瘤生长，起到扶正固本的作用，且无副作用。还具有增强免疫、抗肿瘤功能和降血压、血糖、保护心脑血管及抗病毒、抗衰老作用。食用菌含有的多糖和大量食物纤维可以安全、有效地吸收排除有毒化学物质或重金属，使其不在人体蓄积，减少恶性疾病发生。菇菌体中含有包括硒元素在内的人体所有必需的矿物质元素，对人体生理机能的调节起到重要作用。

人工栽培的食用菌必须煮熟食用。而野生菌，除非专家和特别熟悉这些野生菌的当地人推荐以外，不能够随便食用。我国每年都出现野生菌中毒死亡事件，特别是不能食用野生干杂菌。

第二节　动物性食物的营养价值

动物性食物作为一大类食物，主要为人体提供蛋白质、脂肪、矿物质、维生素 A 和 B

族维生素。它包括畜禽肉、蛋类、水产品、奶及其制品等，它们之间的营养价值相差较大，只是在给人体提供蛋白质方面十分接近。

一、动物性食物概述

肉类一般分为畜肉和禽肉。前者包括猪肉、牛肉、羊肉和兔肉等，后者包括鸡肉、鸭肉和鹅肉等。肉类食物中含有丰富的脂肪、蛋白质、矿物质和维生素，碳水化合物较少，不含植物纤维素。肉的组分不仅取决于肥肉与瘦肉比例，也因动物种类、年龄、育肥程度及所取部位等不同而呈显著差异。

禽蛋的营养成分大致相同，蛋清中的蛋白质含量为 11％～13％，水分含量为 85％～89％，蛋黄中仅含有 50％的水分，其余大部分是蛋白质和脂肪，二者比例为 1∶2。此外，鸡蛋还含有碳水化合物、矿物质、维生素、色素。

水产品包括各种鱼、虾、蟹、贝类等，鱼类产量最大。鱼类的营养成分因鱼的种类、年龄、大小、肥瘦程度、捕捞季节、生产地区以及取样部位的不同而有所差异。鱼肉固形物中蛋白质含量高，脂肪含量较低，但不饱和脂肪酸多，还有维生素、矿物质等成分，特别是海鱼含有的碘盐和钾盐，对人体健康有重要意义。

奶类是一种营养丰富、容易消化吸收、食用价值很高的食物，不仅含有蛋白质和脂肪，而且含有乳糖、维生素和无机盐等。不同的鲜奶水分为 87％～89％，蛋白质占 3％～4％，脂肪占 3％～5％，乳糖占 4％～5％，矿物质占 0.6％～0.78％，还含有少量的维生素。牛奶是人类最普遍食用的奶类，与人乳相比，牛奶含蛋白质较多，而所含乳糖不及人乳，故以牛奶替代母乳时应适当调配，使其化学成分接近母乳。

二、动物性食物的营养特点

动物性食物含有丰富的蛋白质、脂肪、无机盐和维生素，而且蛋白质质量高，属优质蛋白，在营养上主要具有如下几个特点。

1. 蛋白质量多质好

畜肉类的蛋白质主要存在于肌肉中。骨骼肌中除去约 75％水分，基本上就是蛋白质，占 20％左右，脂肪、碳水化合物、无机盐等约 5％。禽肉蛋白质含量在 11％～25％之间。鱼及其他水产动物种类极多，蛋白质含量相差较大，但多在 15％～22％之间。动物性食物蛋白质的氨基酸组成基本相同，含有 8 种人体必需氨基酸，比例也接近人体的需要，都具有很高的生物效价。一般认为蛋中蛋白质几乎能全部被人体消化吸收和利用，为天然食物中最理想的优质蛋白质。在评价食物蛋白质营养质量时，一般以全蛋蛋白质作为参考。各种肉类和奶类的蛋白质消化吸收率也很高（85％～90％）。奶中蛋白质含丰富的赖氨酸，是谷类食物良好的天然互补食物。

2. 饱和脂肪酸和胆固醇含量较高

动物性食物所含的脂类物质不完全一样，总体上饱和脂肪酸和胆固醇含量都比较高。畜肉的脂肪含量依其肥瘦有很大的差异，以饱和脂肪酸为主，多数是硬脂酸、软脂酸、油酸。羊脂中的脂肪酸含有辛酸、壬酸等饱和脂肪酸，其特殊膻味与这些低级饱和脂肪酸有关。禽肉脂肪含量约 2％，水禽类为 7％～11％，其脂肪熔点较低，在 33～44℃之间，亚油酸占脂肪酸总量的 20%。鱼肉脂肪含量 1%～3%，主要分布在皮下和脏器周围，肌肉中含量很低，主要由不饱和脂肪酸组成，熔点较低，通常呈液态，人体的消化吸收率为 95% 左右。海水鱼中不饱和脂肪酸的含量高达 70%～80%，对防治动脉粥样硬化和冠心病能收到一定的效果。

蛋的脂肪含量与蛋的种类有关，去壳鸡蛋约 10.5%，鸭蛋和鹅蛋约 14.5%。蛋的脂肪主要集中在蛋黄，蛋黄中的脂肪含量高达 33.3%～36.2%，蛋白的脂肪含量为 0.02%～0.03%。蛋中脂肪主要由不饱和脂肪酸组成，在常温下为液体，容易被人体吸收。蛋黄中含有大量的卵磷脂、脑磷脂和神经鞘磷脂，这些成分都是人脑及神经组织发育生长所必需的营养物质。

奶中脂肪的含量与来源有关，约占 4.0%，牦牛奶还高得多。奶类脂肪以微滴分散在乳浆中，很容易被人体消化吸收。以饱和的棕榈酸和硬脂酸为主，约占 40%，饱和的短链脂肪酸如丁酸和己酸约 9%，不饱和的油酸占 30%，亚油酸和亚麻酸仅占 3%，其余为月桂酸和肉豆蔻酸等。

畜肉胆固醇含量因肥度和部位有很大的差别，为 77～194mg/100g。内脏的胆固醇含量比较高，为 158～405mg/100g。其中脑含量最高，猪脑达 3100mg。蛋黄中含有很高的胆固醇，胆固醇含量为 634～2110mg/100g。胆固醇对生长发育过程中的青少年儿童是必不可少的，但是中老年人需求的胆固醇少，所以高胆固醇含量的食物要控制。

3. 碳水化合物含量低

动物性食物中碳水化合物的含量都很低，在各种肉类中主要是以糖原的形式存在于肌肉和肝脏，其含量与动物的营养及健壮情况有关。畜肉中瘦肉的碳水化合物含量为 0.2%～8.0%，禽肉为 0.1%～1.0%。各种鱼类的碳水化合物含量相差较大，海蟹、比目鱼等不足 0.1%，鲳鱼超过 7.0%。蛋中所含主要是 0.3%～4.0% 的葡萄糖。奶中所含为 4.3%～5.8% 的乳糖，乳糖的甜度仅为蔗糖的 1/6，具有调节胃酸，促进胃肠蠕动和消化腺分泌的作用。

4. 无机盐含量比较齐全

肉类中无机盐的含量与种类及成熟度有关。肥猪肉和瘦猪肉分别为 0.70%、1.10%，肥牛肉和中等肥度的牛肉分别为 0.97%、1.20%，马肉、羊肉、兔肉和各种禽类无机盐的含量约为 1.0%。肉类是铁和磷的良好来源，并含有一些铜，但没有肝脏多，钙在肉中含量比较低（7～11mg/100g）。铁在肉类中主要以血红素铁的形式存在，消化吸收率较高，不易受食物中的其他成分干扰。鱼类无机盐的含量稍高于畜禽类，是钙的良好来源。海产鱼类还含有丰富的碘。蛋类所含无机盐主要为铁和磷，集中在蛋黄里。蛋白中的含量为 0.6%～0.8%，蛋黄中为 1.1%～1.3%，只是蛋中铁的吸收率低。奶类中含有 0.4%～0.9% 的微量元素，包括钙、磷、镁、钾、钠、硫、铜、锌、锰等，大部分与酸类物质结合成盐类。牛奶中钙与磷的比值为 1.2：1，接近于人奶的 1：1。但牛奶中铁的含量比人奶低，所以用牛奶喂养婴儿时要注意强化铁。

5. 维生素含量丰富

动物性食物含有丰富的维生素，畜、禽、鱼肉及其内脏所含的 B 族维生素多，尤其肝脏是多种维生素的丰富来源。海鱼肝脏所含维生素 A 和维生素 D 极为丰富，是其他食物无法相比的。蛋中丰富的维生素主要集中在蛋黄，包括维生素 A、维生素 D、硫胺素、核黄素，蛋清中也含有较多的核黄素。牛奶含有人体所需的各种维生素，含量随着乳牛的饲养条件、加工方式和季节的变化而有所不同，但所含的维生素 D 不多，因此以牛奶为主要食物的婴幼儿要注意维生素 D 的补充。

三、畜肉食物的营养价值

1. 猪肉

最普及的肉食，过多食用易致人肥胖，诱发多种疾病。多食或冷食易引起胃肠饱胀或腹胀腹泻。患高血压或偏瘫病者及肠胃虚寒、虚肥身体、痰湿盛、宿食不化者应慎食或少食猪油。

猪肉的蛋白质为完全蛋白质，易被人体充分利用，营养价值高，属优质蛋白。含量平均13.2%，里脊肉蛋白质的含量约为 21%，后臀尖约为 15%，肋条肉约为 10%，奶脯仅为8%。猪皮和筋腱主要是结缔组织，蛋白质含量达 35%～40%，因缺乏色氨酸和蛋氨酸等人体必需氨基酸，作为食物营养价值较低，但因为富含胶原蛋白和弹性蛋白，是美容的佳品。

猪肉中的脂类主要是中性脂肪和胆固醇，脂肪的组成以饱和脂肪酸为主，熔点较高，较低温度下呈固态。猪肉中胆固醇含量在瘦肉中较低，肥肉比瘦肉高，内脏中更高，一般为瘦肉的 3～5 倍。虽然胆固醇在人体内有着广泛的生理作用，但也是血栓和结石的主要成分，所以高胆固醇食物摄食过多会导致动脉硬化，增加高血压病的患病风险。

猪肉的血红蛋白中的铁比植物更好吸收，因此吃瘦肉补铁的效果要比吃蔬菜好。猪肉在烹煮时可溶解出一些呈味物质，包括含氮浸出物和非含氮浸出物，包括核苷酸、肌苷、游离氨基酸和嘌呤碱等。含氮浸出物的含量对肉汤厚鲜味道的影响很重要，一般可促进食欲并利于消化吸收。

猪肉中有时会有寄生虫。如果生吃或调理不完全时，可能会在肝脏或脑部寄生钩绦虫。猪肉属酸性食物，食用宜适量搭配些豆类和蔬菜等碱性食物。注意牛奶与瘦肉不宜同食，因为牛奶里含有大量的钙，而瘦肉里则含磷，这两种营养素不能同时吸收，称之为磷钙相克。食用猪肉后不宜大量饮茶，因为茶叶的鞣酸会与蛋白质合成具有收敛性的鞣酸蛋白质，使肠蠕动减慢，延长粪便在肠道中滞留的时间，不但易造成便秘，还增加了有毒、致癌物质的吸收。

2. 牛肉

牛肉是我国的第二大肉食，仅次于猪肉。其特点是含蛋白质高，约 20%。牛肉颜色与肉的部位及牛的年龄有关，深色表示该部位的运动量多，肉质较为坚硬，含较多的铁及热量。小牛运动量少，肉的颜色较淡且柔嫩。中医认为，牛肉有补中益气、滋养脾胃、强健筋骨、化痰息风、止渴止涎之功效，适宜于中气下陷、气短体虚、筋骨酸软、贫血久病及面黄目眩之人食用。加红枣炖服，则有助肌肉生长和促伤口愈合之功。

被称为"红肉"的马肉、牛肉和羊肉是导致结肠癌和前列腺炎的病因之一。若摄入过多的牛肉蛋白质和脂肪，含有的恶臭乙醛会诱发肠癌，特别是结肠癌。这种恶臭乙醛也广泛存在于猪肉、鸡肉、鱼肉中，但牛肉中含量最高。红肉的脂肪也是前列腺癌及心脏病的致病因素之一，但小牛肉除外。所以一周吃一次红肉即可，不可食太多。牛脂肪更应少食，牛油火锅对健康不利。

牛肝富含维生素 A，能补肝、养血、明目。牛肺有补肺、治肺虚咳嗽和吐血之功效。牛心可养血补心，治健忘、惊悸之症。牛肾能补肾、益精壮阳，治阳痿、早泄、精冷和精少之症。牛筋经煮熟后食用，可治筋骨瘦弱及骨折后遗症。牛骨髓内服可治肺痨、消瘦、肾亏及健忘等症。

3. 羊肉

羊肉含有较好品质的蛋白质，其氨基酸构成平衡，此外还含有较大量的铁及维生素 B_2 等，热量高，约 715.9kJ/100g，比牛肉还要高。羊肉在不同部位所含的成分并无太大差别，小羊的肉质较柔软，脂肪也较少因而没有强烈腥味。由于羊肉所含钙、铁均高于猪肉和牛肉，所以羊肉对肺部疾病如肺结核、气管炎、肺气肿、哮喘和贫血、产后气血两虚、久病体弱、体瘦畏寒、腹部冷痛、营养不良、阳痿早泄、腰膝酸软诸症均有食疗作用。

羊肉具有独特的腥味。羊脂熔点高，因此羊肉菜肴一旦冷了之后便会变硬，且会再度发出腥味。因为羊是纯食草动物，所以羊肉较牛肉的肉质细嫩，较猪肉和牛肉的脂肪含量低，是冬季防寒温补的美味之一，有进补和防寒的双重效果。

羊杂碎包括羊肝、羊肺、羊肚、羊心、羊肾、羊肠、羊血、羊胆、羊脑和羊睾丸等，含有丰富的营养成分。羊肝含有大量的维生素 A，羊肾含有大量的维生素 A、维生素 B_1、维生素 B_2 和维生素 C，羊脑含有丰富的卵磷脂等，均是食疗和食补的佳品。

4. 兔肉

兔肉含有丰富的卵磷脂，有益智功效，是儿童、少年、青年大脑和其他器官发育不可缺少的物质。高血压患者吃兔肉可以阻止血栓的形成，并且对血管壁有明显的保护作用，故兔肉又叫"保健肉"。兔肉质地细嫩，结缔组织和纤维少，比猪肉、牛肉、羊肉等肉类容易消化吸收，特别适合老年人食用。经常食用既能增强体质，使肌肉丰满健壮、抗松弛衰老，又不至发胖。而且它能保护皮肤细胞活性、维护皮肤弹性，所以深受人们尤其是女青年的青睐，被称作"美容肉"。

中医认为兔肉性凉，有滋阴凉血、益气润肤、解毒祛热的功效。但是有四肢怕冷等明显阳虚症状的女子不宜吃兔肉，兔肉不能与鸭血同食，否则易致腹泻。

四、禽肉食物的营养价值

禽类的品种较多，经济价值较高的主要是鸡、鸭、鹅，人工饲养的飞禽如鸽以及鹌鹑、火鸡等。从营养角度看，禽肉比畜肉更符合人体需要，禽肉蛋白质平均为 20%，富含全部必需氨基酸，含量与乳、蛋中氨基酸模式极为相似，是优质蛋白质来源之一。禽肉脂肪含量低，约 9.1%。放养土鸡、乌鸡等脂肪含量比肉鸡低，鸡胸肉仅含 5% 的脂肪。禽肉脂肪中含有丰富的不饱和脂肪酸，其中人体必需脂肪酸——亚油酸约占脂肪含量的 20%，因而具有熔点低、易消化吸收的特点。

禽肉也是磷、铁、铜和锌等微量元素的良好来源，并富含多种维生素。禽肉中水溶性的含氮浸出物包括肌肽、肌酸、肌酐与嘌呤碱等非蛋白质含氮浸出物较多，能赋予肉汤鲜味。禽肉作为烹饪原料，由于其结缔组织少、肉质细嫩、脂肪分布均匀而比畜肉更为鲜嫩、味美、易于消化。

飞禽类大多数是野生动物，也有开始驯养的各种飞禽。与长期驯养的禽肉比较，营养成分差别不大，只是由于运动量大，肉类中脂肪含量更少，风味有所不同。飞禽类肉富含钙、磷、铁等矿物质元素以及赖氨酸、蛋氨酸等多种氨基酸，蛋白质含量达24.4%，脂肪含量3.3%，赖氨酸、蛋氨酸含量特别高，是理想的高蛋白、低脂肪食品，具有极高的滋补保健疗效，肉质细嫩、可口鲜美、风味独特、易于消化吸收。

鹅肥肝被人们视为难得的佳肴珍品。其质地细嫩，味道独特，口感绝妙，入口如巧克力般香滑，可起到强身健体、舒筋活血、益气解毒之功能，被誉为"世界绿色食品之王""桌上皇帝"。鹅肥肝营养丰富，含有大量人体不可缺少的不饱和脂肪酸和多种维生素。脂肪中不饱和脂肪酸含量高达70%，卵磷脂含量高达4.5～7g/100g。

身体虚寒、受凉引起的不思饮食，胃部冷痛、腹泻清稀、腰痛及寒性痛经以及肥胖、动脉硬化、慢性肠炎应少食水禽肉，感冒患者不宜食用。

五、蛋类的营养价值

蛋类食物的营养价值很高，但是其胆固醇含量也很高，特别是蛋黄。高血压、动脉硬化、高脂血症患者不宜多吃。

1. 鸡蛋

鸡蛋营养价值很高。鸡蛋有红壳蛋和白壳蛋之分，二者营养价值相似。鸡蛋蛋白和蛋黄的营养成分有别，胆固醇和卵磷脂主要存在于蛋黄中。蛋黄中含铁较高，含卵磷脂也较高，对婴幼儿和妇女均极为有益。蛋黄中除胆固醇的含量高外，卵磷脂和卵黄素的含量也很高，对人体的神经系统和身体发育成长有益，是青少年和婴幼儿成长期间特别需要的物质。蛋黄中的乙酰胆碱有增强记忆力的作用。鸡蛋中的蛋白为卵白蛋白和卵球蛋白，对婴幼儿的成长也极有好处。蛋黄中的蛋黄素为脂肪含量的30%以上，蛋黄素除了可抑制胆固醇之外，也有使脑部及神经系统的功用趋于活泼的效果，对于需要提高记忆力或集中力的人而言，蛋类是不可或缺的重要食物。

老年高血压、高血脂和冠心病患者，可以少量食用鸡蛋，每天不超过1个，既可补充优质蛋白质，又不致于增加血脂水平，还有助于延缓衰老。患有高热、腹泻、肝炎、肾炎、胆囊炎和胆结石的人应忌食鸡蛋，或以少食为好。高蛋白膳食会增加肝脏负担，不利于泌尿系统的代谢。生蛋白中含有胰蛋白酶，会妨碍小肠的消化，半熟蛋被认为是消化最快的蛋类料理，胃情况不佳者最好吃半熟蛋。

2. 鸭蛋

一般加工成为盐蛋、腌蛋、味蛋。咸鸭蛋是佐餐佳品，色、香、味均十分诱人。咸蛋主要包括腌制的咸鸡蛋和咸鸭蛋，也包括少量的咸鸽蛋、咸鹅蛋和咸鹌鹑蛋等。

鸭蛋含有蛋白质、磷脂、维生素 A、维生素 B_2、维生素 B_1、维生素 D、钙、钾、铁、磷等营养物质，蛋白质的含量与鸡蛋相同。而鸭蛋各种矿物质的总量超过鸡蛋很多，特别是铁和钙在咸鸭蛋中更是丰富，对骨骼发育有利，并能预防贫血。鸭蛋含有较多的维生素 B_2，是补充 B 族维生素的理想食品之一。

高血压、动脉硬化、高脂血症患者不宜食用。

3. 鹌鹑蛋

相同重量的鸡蛋和鹌鹑蛋所含营养素基本相同。鸡蛋里维生素 A 的含量是鹌鹑蛋的 4 倍以上，而鹌鹑蛋中的 B 族维生素含量多于鸡蛋。特别是鹌鹑蛋维生素 B_2 的含量是鸡蛋的 2 倍，它是生化活动的辅助酶，可以促进生长发育。鹌鹑蛋中的胆固醇和磷脂含量多于鸡蛋，所以 6 岁以下的幼儿可以选择吃鹌鹑蛋，每天 3～4 个为宜，因同样重量的鹌鹑蛋中磷脂的含量高些，有助于小孩大脑发育。老年人不宜吃鹌鹑蛋，因为其中所含的胆固醇高。

六、水产品的营养价值

海洋和淡水渔业生产的动植物及其加工产品统称水产品。鲜活水产品分为鱼、虾、蟹、贝四大类。鱼类有鲈、鲑、甲鱼、鳗、石斑、黄鲷、左口、真鲷、三文鱼等；虾类有大龙虾、对虾、草虾、竹节虾、沼虾、河虾；蟹类有中华绒鳌蟹、美国珍宝蟹、皇帝蟹、膏蟹、清蟹等；贝类有鲍鱼、象鼻蚌、蛏、蚝、蛤等。海藻类如发菜、紫菜、海带、海白菜、裙带菜等归于蔬菜类。

（一）鱼类肉食品的营养价值

鱼类种类繁多，淡水养殖产量和消费量巨大，而海洋养殖与捕捞的鱼类不仅仅数量大，而且品种繁多，营养特性差别大。儿童经常食用鱼类，其生长发育比较快，智力的发展也比较好。经常食用鱼类的人寿命也比较长。

鱼肉蛋白质含量为 13%～21.4%，都是完全蛋白质，各种必需氨基酸的量和比值最适合人体需要，容易被人体消化吸收。脂肪含量较低，大多数只有 0.7%～5.0%，而且多由不饱和脂肪酸组成，具有降低胆固醇的作用。鱼肉含有丰富的铁、钙、磷、镁等矿物质，有养肝补血、泽肤养发的功效，有利于预防高血压、心肌梗死等心血管疾病。鱼肉含大量的维生素，使其具有滋补健胃、利水消肿、通乳、清热解毒、止嗽下气的功效，对各种水肿、浮肿、腹胀、少尿、黄疸、乳汁不通皆有效，食用鱼肉对孕妇的胎动不安、妊娠性水肿有很好的食疗效果。

海参是著名的海中珍品，也是名贵滋补品。食用海参一般是加工好的干品或活鲜品，因为离开海水死亡的海参几个小时就分解成水样物。海参含各种维生素及三萜醇、硫酸软骨素、黏多糖等物质。海参有助于防治贫血、降低血脂、软化血管，所以是高血压和冠心病患者的美食。海参中所含的硫酸软骨素有助于人体生长发育，加之含碘量高，因而能防止肌肉早衰，适宜于老年人和儿童食用，并能增强人体的免疫力，含有的黏多糖和钒都能抑制癌细胞的生长与转移而具有预防癌症作用。

（二）虾类的营养价值

各种虾无论大小，在营养方面没有太大的不同。虾独特的美味，是由于含丰富的甘氨酸及甜菜碱等成分。同时含有颇多可降低胆固醇的牛磺酸，含量仅次于乌贼及章鱼。每一种虾都具有高蛋白、低脂肪及糖的特点，是很好的减肥食物。

虾富含微量元素锌，有利于美容、养颜、壮阳、补肾。人体缺锌会影响生长发育，尤其会阻碍性器官发育。虾中富含镁，对心脏活动具有重要的调节作用，能很好地保护心血管系统，降低血液中的胆固醇含量，防止动脉硬化，同时还能扩张冠状动脉，有助于预防冠心病、心肌梗死、高血压等。虾中富含钙、磷等物质，是健全骨骼、健美体型和坚固牙齿的物质基础，青少年常食有助于身体的生长发育，也适合腿脚软弱无力及中老年人缺钙所致的小腿抽筋者食用。

虾富含硒元素，硒是构成谷胱甘肽过氧化物酶的活性成分。它能防止胰岛 β 细胞氧化破坏，使其功能正常，促进糖类代谢、降低血糖和尿糖，改善糖尿病患者的症状。有机硒能清除体内自由基，排除体内毒素、抗氧化，能有效地抑制过氧化脂质的产生，防止血凝块，清除胆固醇，增强人体免疫功能。

虾类是增强免疫力、抗疲劳、抗衰老的佳品。虾肉提取物可使淋巴中蛋白浓度升高，凝固性下降，胸导管淋巴流量显著增加，具有增强人体免疫能力的作用。活虾是蓝黑色，熟虾变为红色，是因为虾的甲壳蛋白中含有一种虾青素，当虾被煮熟后，虾青素分子就从甲壳蛋白中释放出来，是一种天然的类胡萝卜素，也是一种超强的抗氧化剂，可有效清除肌细胞中因运动产生的自由基，强化需氧代谢，有效增强组织细胞增殖和分化，可有效缓解人体器官的衰老，具有显著的抗疲劳、抗衰老作用。

（三）蟹类的营养价值

螃蟹种类可达 500 余种，蟹是公认的食中珍味，营养丰富、味奇美，是一种高蛋白的补品，对滋补身体很有益处。食用螃蟹主要分为淡水养殖的大闸蟹和各种海蟹。

海蟹含丰富的蛋白质和各种微量元素，对身体有很好的滋补作用，还有抗结核作用，对结核病的康复大有补益。海蟹有清热解毒、补骨添髓、养筋活血、通经络、利肢节、续绝伤、滋肝阴、充胃液之功效。对于淤血、损伤、黄疸、腰腿酸痛和风湿性关节炎等疾病有一定的食疗效果。

大闸蟹蟹肉的蛋白质含量高达 18.9%，脂肪含量则只有 0.9%。蟹肉还有丰富的矿物质和多不饱和脂肪酸。大闸蟹 80% 的蛋白质都在蟹肉中，具有丰富而平衡的必需脂肪酸，谷氨酸达 151mg/g、天冬氨酸 99mg/g、精氨酸 99mg/g、赖氨酸 81mg/g 和亮氨酸 77mg/g。大闸蟹的蟹黄脂肪含量高，含丰富的 n-3 脂肪酸，n-6 脂肪酸比例为 16.43%，n-3 脂肪酸比例为 7.44%，n-6/n-3 脂肪酸的比例是 2:1。大闸蟹公蟹中白色黏黏的是蟹膏，是雄性的副性腺，黄色的是肝胰腺。母蟹中橘红色比较硬的是蟹黄，是雌性的卵巢。所以食用的蟹黄和蟹膏大部分是大闸蟹性腺和一部分内脏，蛋白质含量为 12.5%，脂肪含量 20.2%，大闸蟹 90% 以上的脂肪都储存在内脏中，也是蟹膏独特风味口感的来源。

特别要注意，螃蟹味咸性寒，又是食腐动物，所以食用时必蘸姜末醋汁祛寒杀菌，不宜单食。螃蟹的鳃、沙包、内脏含有大量细菌和毒素，一定要去掉，而且不能食用死蟹，因为其体内含有大量细菌和分解产生的有害物质，会引起过敏性食物中毒。醉蟹或腌蟹等未熟透的蟹不宜食用，应蒸熟煮透后再吃，存放过久的熟蟹也不宜食用。蟹肉性寒，不宜多食，脾胃虚寒者尤应引起注意。食用蟹时，1h 内忌饮茶水，忌蟹与柿子混吃。患有伤风、发热胃痛以及腹泻的病人，消化道炎症或溃疡胆囊炎、胆结石症、肝炎活动期的人都不宜食蟹；患有冠心病、高血压、动脉硬化、高血脂的人应少吃或不吃蟹黄，蟹肉也不宜多吃，体质过敏的人不宜吃蟹。蟹肉寒凉，有活血祛淤之功，故对孕妇不利，尤其是蟹爪，有明显的堕胎作用。

（四）贝类的营养价值

贝类种类多达 1.1 万种左右，其营养特点是高蛋白、高微量元素，特别是高铁、高钙、少脂肪。贝类有降低血清胆固醇合成的作用和加速排泄胆固醇的独特作用，从而使体内胆固醇下降，功效比常用降胆固醇的药物谷固醇更强。

扇贝含有丰富的不饱和脂肪酸 EPA 和 DHA。EPA 俗称"血管清道夫"，制造的前列腺素能使血管壁软化并抑制血小板凝聚，进而大大减少血栓的形成和血管硬化的现象。DHA 俗称"脑黄金"，是脑神经和视神经发育不可缺少的物质，可促进智力开发和提高智商，降低痴呆症的发病率。

鲍鱼是深海生物，具有滋阴补养功效，是一种补而不燥的海产品，吃后没有牙痛、流鼻血等副作用，多吃也无妨。鲍鱼的肉中还含有被称为"鲍素"的成分，能够破坏癌细胞必需的代谢物质，是一种餐桌上的抗癌食品。鲍鱼能够双向性调节血压，原因是鲍鱼能养阴、平肝、固肾，可调整肾上腺分泌。鲍鱼还有调经、润燥利肠之效，可治月经不调、大便秘结等疾患。

牡蛎肉肥美爽滑，味道鲜美，营养丰富，素有"海底牛奶"之美称。干牡蛎肉含蛋白质高达 45%～57%，脂肪 7%～11%，肝糖 19%～38%。牡蛎含 18 种氨基酸、肝糖原、B 族维生素、牛磺酸和钙、磷、铁、锌等营养成分，常吃可以提高机体免疫力。

田螺具有丰富的营养和较高的食用价值。鲜螺的蛋白质含量高达 50.2%，其中赖氨酸占 2.84%，蛋氨酸含 2.33%，还含有丰富的 B 族维生素以及多种微量元素。

文蛤素有"天下第一鲜"的美誉，营养价值很高，有较高的食疗药用价值，有清热利湿、化痰和散结的功效，对哮喘、慢性气管炎、甲状腺肿大和淋巴结核等病也有明显的疗效。食用文蛤，有润五脏、止消渴、健脾胃、治赤目和增乳液的功能。

第三节 工业食品与其他食品营养概况

随着社会经济发展，人们工作生活节奏越来越快，体现在饮食方面，就是更少有时间自己烹饪食物，以至于各种快餐和餐馆饮食在人们食物中的比例越来越高，特别是商品化的工业食品，可以放在办公室等工作场所随时食用，其消费量也越来越大，一般消费者也应该了解其营养价值，而不是仅仅依据口味和口感进行选择。

工业食品往往是即食食品，经过工厂的加工处理，可以在冷藏或常温下保存较长时间。经过较长时间保存的食品，其营养价值和口感风味都会不同程度的下降，时间越长下降程度越大。刚刚超过保质期的食品不能说完全不能食用，但是一般情况下还是不要食用，有可能会影响身体健康。在保质期内的工业食品，也是离过保质期越近，其营养价值越低，消费者需要注意。

1. 饮料类食品营养价值

饮料类食品营养价值最主要体现在为人体补充水分，在餐桌上调节口味。果蔬汁饮料还可以提供极少量的矿物质和维生素，一般比果蔬本身少得多。豆奶、核桃乳等蛋白饮料类也可以提供极少量的蛋白质和矿物质。这两类饮料为了保持均匀通常添加了各种糖、甜味剂、香精和稳定剂，大量饮用不利于身体健康。可以归于饮料的矿泉水、纯净水和山泉水等体现了人体补水的最大价值，可以较大量饮用。只是需要注意不要单纯长期饮用矿泉水或纯净水。

2. 罐头类食品的营养价值

罐头食品的内容物不同，其营养成分和价值差别极大。由于罐头在常温下保存半年以上到 2 年时间，以保证其内部的商业无菌，因此需要高强度的灭菌处理，一些热稳定性比较差的营养成分如维生素 C 和一些 B 族维生素受到较大破坏，比相同内容物的烹饪即食食物的营养价值低，但是其他营养素基本上同主要原料相同。所以只要喜欢或者能够接受罐头食品的口味，同时食用含维生素 C 高的果蔬，各种罐头食品还是人们较好的食物来源之一。

3. 糖果甜食类食品的营养价值

糖果类作为嗜好性食品，在营养价值上只能够提供热量。有一些添加果仁的糖果也提供少量蛋白质和脂溶性维生素。总体上糖果应注意控制食用量。以果蔬为原料进行糖制的加工食品如各种蜜饯、果脯、凉果和果糕的营养价值，也是以提供甜味的满足嗜好性和热量为目的，含有极少量原料带来的其他维生素和矿物质，总体营养价值不太高。

另外一些固体冷冻的即食性食品，如冰棍、雪糕、冰激凌等的价值也主要体现在嗜好性，其营养成分由原料带来一些，总体上是比较少的。

4. 焙烤类食品的营养价值

焙烤类食品以粮食主要是面粉、糖、食油、蛋、奶油及各种辅料为原料，经烘烤、油炸或冷加工等方式制成的食品。包括饼干、面包、蛋糕等，其营养价值主要参考面粉、蛋、奶的营养成分，营养价值较高，口味比较好。不少上班族因为时间紧迫将之作为早餐的主体，但长期以焙烤类食品为主食，还是会发生营养缺乏，而且高温焙烤的以淀粉为主的焙烤类食品含有少量对人体有害的成分，于身体健康不利。

5. 各种酒的营养价值

以含糖的果蔬或含淀粉类的原料，经糖化、发酵、蒸馏而制成的各种类型的蒸馏酒和以不蒸馏的发酵酒，包括白酒、啤酒和各种葡萄酒的果酒，以及蒸馏酒或发酵酒作酒基，经添加可食用辅料配制而成的酒，其价值是以满足嗜好性为主，主要为人体提供热量，其他营养成分含量极低。

人类的食物种类、品种多种多样。每个地区由于环境气候的不同，能够提供人们食用的比较有限。作为消费者选择食物，只要注意满足荤素搭配和食物种类多样化就能够满足对营养的需求。身体处于亚健康状态时，根据自己的特殊情况，适当多食用一些能够补充自己缺少的营养成分的食物即可。对嗜好性食物不要强化自己的嗜好，过多食用这些嗜好性食物，对健康无益。

第五章

营养与疾病

人类的食物多种多样，只有摄入多种食物平衡膳食才能满足人体各种营养素的需要，达到合理营养，促进健康的目的。当膳食结构不合理即营养不平衡或因某种营养素摄入不足时，机体则出现相应的病理性改变，并表现出各种临床病症（营养缺乏病）。反之，过量摄入能量和某些营养素，则可能导致肥胖、心血管疾病、糖尿病、肿瘤等发生。本章着重讲解营养素摄入过剩会引起的相关疾病。

第一节　营养与肥胖

一、肥胖的定义与分类

肥胖是由于能量过剩，造成体内脂肪沉积过多而危害健康的一种营养不良疾病。根据2013 年 5 月公布的，中国居民营养与健康状况监测数据显示，我国城市居民超重率已经达到了 32.4％，并且逐年上升，患者年龄也日趋年轻化。

肥胖可分为单纯性肥胖和继发性肥胖。单纯性肥胖是指无明显内分泌及代谢性疾病，主要是由于摄入能量过多，消耗能量少，使过多的能量转化为脂肪在体内储存引起的肥胖。继发性肥胖是以某种疾病为原发病的症状性肥胖，此类肥胖仅占肥胖患者数量的 5％以下。继发性肥胖根据肥胖原因可分为内分泌障碍性肥胖及先天异常性肥胖。

二、肥胖的评定

目前已建立了许多诊断或判定肥胖的标准和方法，常用的方法可分为三类：人体测量法、物理测量法和化学测量法。下面主要介绍人体测量法。

人体测量法包括身高、体重、胸围、腰围、臀围、肢体长度和皮肤皱褶厚度等参数的测量。根据人体测量数据可以有多种肥胖判定标准和方法，常用的有身高标准体重法和体质指数法两种方法。

（1）身高标准体重法（weight for height standard，WHS）　肥胖度＝[实际体重（kg）－身高标准体重（kg）]/身高标准体重×100％。身高标准体重（kg）＝身高（cm）－105。评判标准，凡肥胖度≥10％为超重，20％～29％为轻度肥胖，30％～50％为中度肥胖，肥胖度≥50％为重度肥胖。

（2）体质指数法（body mass index，BMI）　体质指数法用于评价成人肥胖是比较合适的。

以下人员不适用该公式：未满 18 岁、运动员、怀孕或哺乳期妇女、身体虚弱或久坐不动的老人。根据 BMI 值判断肥胖的标准参见表 5-1。

表 5-1　成人体重分类

分类	WHO 标准 BMI 值/(kg/m²)	中国标准 BMI 值/(kg/m²)
体重过低	BMI<18.5	BMI<18.5
体重正常	18.5≤BMI<25	18.5≤BMI<24
超重	25≤BMI<30	24≤BMI<28
肥胖	BMI≥30	BMI≥28

BMI 值是目前国际上常用的衡量人体胖瘦程度以及是否健康的一个标准。

主要用于统计用途，当我们需要分析一个人的体重对于不同高度的人所带来的健康影响时，BMI 值是一个中立而可靠的指标。而 BMI 值还可用于推断脂肪厚度。脂肪在腹部蓄积太多称为中心型肥胖，具体标准见表 5-2。

表 5-2　成人中心型肥胖分类

分类	腰围值/cm
中心型肥胖前期	85≤男性腰围<90 80≤女性腰围<85
中心型肥胖	男性腰围≥90 女性腰围≥85

引自：中华人民共和国国家卫生与计划生育委员会，成人体重判断，2013。

三、肥胖的原因

引起肥胖的因素很多，先天遗传因素、机体生理状态和后天环境因素如膳食行为、体力活动和锻炼、社会因素、心理因素等对肥胖的发生都会产生重要影响。

1. 遗传因素与肥胖

肥胖常与遗传有关。据统计，双亲体重正常，子女肥胖发生率为 10%；双亲中一人肥胖，子女肥胖发病率为 50%；双亲均肥胖，子女肥胖发病率高达 70%。肥胖不但具有遗传性，而且脂肪分布的部位从骨骼状态来看也有遗传性。肥胖的遗传倾向还表现在脂肪细胞数目和（或）细胞体积增大。遗传不仅影响着机体脂肪量及其分布，机体能量摄入、基础代谢率、体力活动及营养素利用等均与遗传有关。

2. 机体生理状态与肥胖

肥胖不仅与遗传有关，还和调节机体状态的多种生理因素如神经系统的调节、内分泌因素等有关。如单纯性肥胖多被认为与下丘脑功能性改变有关。大脑皮层高级神经活动，通过神经递质影响下丘脑食欲中枢，在调节饥饿感和饱腹感方面发挥一定作用。神经调节导致内分泌激素水平的改变也和肥胖直接或间接相关。

3. 饮食与肥胖

肥胖者往往食量大，喜食甜食或每餐中间加食，有晚餐多食及睡前进食的习惯。饮食过量使热量摄入超标，体内剩余的能量转化成脂肪，储存在脂肪细胞内，造成脂肪大量堆积导致肥胖。不合理的膳食习惯如膳食过于精细、三餐分配不合理、吃饭速度快、吃零食太多等也与肥胖相关。肥胖是能量过剩，但不等同于营养过剩。近年来，营养学专家提出一个新观点，认为某些肥胖并不是单纯的营养积累，在很大程度上是因为饮食中缺乏使脂肪变成能量的营养素，如维生素 B_2、维生素 B_6 以及烟酸等。

4. 社会、心理行为因素与肥胖

目前人们的生活水平普遍得到提高，饮食上主要表现为动物性食物、脂肪等高热能食品摄入比例明显增加。由于交通发达，人们的活动量明显减少。网络购物、手机购物的快速发展使人们可以足不出户买到生活所需，这些因素均会导致能量摄入大于支出，从而引起肥胖。

部分肥胖儿童由于常常受到排斥和嘲笑，因而产生自卑感，性格逐渐转为内向，抑郁寡欢，导致不愿参加集体活动，这些心理方面的异常又常常转而以进食来得到安慰。由此可见心理因素与机体胖瘦的关系极其微妙，不良的生活方式、精神压抑、感情冲动，都将引起人们体重的变化。

四、肥胖的危害

肥胖不仅本身是一种疾病，还和其他多种疾病的发生密切相关。

1. 肥胖与糖尿病

肥胖是非胰岛素依赖型糖尿病（Ⅱ型糖尿病）及青少年发病的成年型糖尿病的重要诱发因素，而且糖尿病发生率与肥胖程度成正比。肥胖导致糖尿病的主要原因与胰岛素的抗性有关。脂肪组织和肝脏有抵制正常量胰岛素的作用，如血液中含有较高浓度的脂肪酸和葡萄糖时，胰腺通常会通过生产更多胰岛素的方式来对高浓度葡萄糖做出反应。对于肥胖患者，由于体内脂肪组织过剩，导致胰岛素分泌细胞长期负担过重，逐渐不能产生足够的胰岛素，引起非胰岛素依赖型糖尿病。

2. 肥胖与心脑血管疾病

肥胖引起脂质代谢异常，是引起心脑血管疾病的重要原因之一。研究表明，肥胖患者存在着明显的血脂代谢紊乱，主要表现为高甘油三酯血症及相关脂蛋白、载脂蛋白的异常。脂质代谢异常，会引起血管狭窄，导致血液黏滞，在凝血因子的作用下，很容易形成血凝块。血凝块的形成阻碍了血液向心脏和大脑输送营养物质，导致心脏、大脑部分组织失去功能，引起中风或心脑血管疾病等。

3. 肥胖与睡眠呼吸异常

肥胖者的代谢总量增加，促使氧消耗量和二氧化碳排泄量增加，导致其通气量比正常体重的必需量相对增加。肥胖患者胸壁、腹壁及咽部等部位脂肪沉积，使得胸腔和隔膜的负担加重，影响呼吸活动，减少肺活量并改变了肺部的通气方式，导致呼吸系统整体的应变能力下降。当肥胖者平躺时，这些变化明显加强。患者常伴有血液低氧、肺部血压升高、心脏右侧异常等症状。胸壁、纵膈等脂肪增多，使胸腔的顺应性下降、引起呼吸运动障碍，表现为头晕、气短、嗜睡，稍一活动即感疲乏无力，称为呼吸窘迫综合征。

4. 肥胖与其他疾病

肥胖还与其他多种疾病有关。肥胖是高血压的重要危险因素之一。肥胖患者易出现便秘、腹胀、胆结石等。

五、肥胖症的预防

肥胖症的预防比治疗更重要，调整饮食结构、坚持体力活动和纠正不良饮食行为是预防肥胖的关键。目前主要有三种治疗方法：饮食疗法、运动疗法及行为疗法。下面重点介绍饮食疗法，即通过控制患者过量的能量摄入，使机体能量收支趋于平衡。饮食疗法的关键就是平衡膳食并适当控制总能量摄入量，包括以下几个方面内容。

（1）减少能量的摄入 能量摄入减少可使能量代谢呈现负平衡，可促进脂肪的运动，有利于降低体脂量。但能量摄入的降低应适当，不能因追求减肥的速度而过分限制能量摄入，应保持供能营养素的适宜比例。一般轻度肥胖者，每天能量摄入低于消耗的 125~250kcal，每月可减重 0.5~1.0kg。但每天的能量摄入至少要在 1000kcal，否则会影响正常活动甚至危害健康。

（2）适量碳水化合物的摄入 碳水化合物摄入过多会转化为脂肪。碳水化合物消化极快，易造成饥饿，食欲增加。因此，膳食中的碳水化食物比例过高对减肥不利。但过低可能会诱发机体出现因脂肪氧化过多引起酮症。一般碳水化合物所提供的能量不低于总能量的50%，一般以 55%~65%为宜。

（3）适量脂肪的摄入 肥胖者往往血脂高，因此应适当限制脂肪的摄入量，特别是饱和脂肪酸的摄入量。脂肪对机体有重要作用，与一些脂溶性的维生素吸收有关，也可增强饱腹感，所以摄入量不宜过低。脂肪摄入量一般应占总能量的 20%~30%，并应注意提高不饱和脂肪酸的比例。

（4）保证蛋白质的供应 为维持蛋白质平衡，应保证膳食中有足够的蛋白质。由于总能量下降，可适当提高蛋白质的比例。但过高会加重肝、肾的负担，造成肝、肾功能损伤。

（5）保证足够的维生素和矿物质 维生素和矿物质对调节机体生理生化反应非常重要，应保证膳食中有足够的维生素和矿物质。有些维生素还可以促进脂肪的氧化分解，降低血清甘油三酯和胆固醇，有利于机体重量的降低和预防心血管疾病。

第二节　营养与高血压

一、高血压概述

在未用抗高血压药的情况下，非同日 3 次测量收缩压≥140mm Hg 和（或）舒张压≥90mm Hg，可诊断为高血压。患者有高血压病史，目前正在服用抗高血压药，血压虽低于140/90mm Hg，仍诊断为高血压，具体可见表 5-3。

表 5-3 血压水平的定义和分级

名称	级别收缩压/mmHg	舒张压/mmHg
正常血压	＜120	＜80
正常高值	120～139	80～89
高血压	≥140	≥90
1级高血压(轻度)	140～159	90～99
2级高血压(中度)	160～179	100～109
3级高血压(重度)	≥180	≥110
ISH	≥140	＜90

注：ISH—单纯收缩期高血压。若患者的收缩压和舒张压分属不同的级别时，则以较高的为准；ISH 也可以根据收缩压的高低分为 1 级、2 级、3 级。

高血压可分为原发性高血压和继发性高血压。继发性高血压由某些疾病如慢性肾小球肾炎、肾动脉狭窄、肾上腺和垂体的肿瘤等引起，又称为症状性高血压。原发性高血压的病因是由于遗传与环境因素的共同作用，环境因素以饮食营养因素最重要，起决定性影响。

高血压对脏器的损害是一个漫长的过程，会导致高血压中、晚期的一系列合并症。高血压常危及腹腔器官、视网膜及肾上腺包膜的细动脉等。由于细动脉反复痉挛，血管内压持续升高，形成细动脉硬化。随着疾病的发展，还会危及冠状动脉、脑动脉及肾动脉。相应导致的病症可能有冠心病、缺血性心脏病、尿毒症，脑出血、高血压脑病和腔隙性梗死等脑血管病，以及对视网膜损害造成的出血、渗出、水肿，从而导致视觉障碍，如视物不清、视物变形或变小等。

二、高血压病的病因

高血压病的发病机制目前还不完全清楚，一般认为，其发病的主要原因在于小动脉痉挛使外用阻力增加、血压升高，而小动脉痉挛的发生是大脑皮层兴奋和抑制过程半衡失调的结果。在疾病的早期，血压升高往往不稳定，容易受情绪活动和睡眠多少等因素的影响。但随着疾病的发展，血压升高逐渐趋向稳定。

1. 遗传因素

原发性高血压患者约 75％具有遗传素质，同一家族中高血压患者常集中出现。双亲血压均正常者，子女患高血压的概率是 3％，父母一方患高血压者，子女患高血压的概率是28％，而双亲均为高血压者，其子女患高血压的概率是 45％。

2. 膳食因素

膳食当中钠盐的过量摄入是引发高血压的重要原因。日均摄盐量高的人群，其血压升高百分率或平均血压高于摄盐量低者。WHO 在预防高血压措施中建议每人每日摄盐量应控制在 6g 以下。目前我国膳食普遍高钠，易诱发高血压。同时饮食中的钾能促进排钠，吃大量蔬菜可增加钾摄入量，有可能保护动脉不受钠的不良作用影响。钙也可减轻钠的升压作用，因此增加膳食钙摄入量会使有些患者血压降低。

3. 社会心理应激

社会心理应激与高血压发病密切有关。应激性生活事件包括父母早亡、失恋、丧偶、家庭成员事故死亡、病残、家庭破裂、经济政治冲击等。遭受生活事件刺激者高血压患病率比对照组高，主要原因是社会心理应激可改变体内激素平衡，从而影响代谢过程。

三、高血压的饮食预防

改变膳食结构，合理调配，是防治高血压的重要措施。利用许多食物的属性，辅助治疗高血压是食物疗法的重要内容。高血压患者，应当遵守科学饮食原则。

1. 控制总热能摄入，保持理想的体重

高血压患者常伴有超重或肥胖。控制总能量摄入可使体重达到并维持在一个标准范围之内，对高血压病的防治十分重要。而每餐的能量也需要限制，饱餐之后可使高血压病患者的血管舒张调节功能降低，从而引起血压的显著波动。临床观察表明，多数患者的血压常随体重的减轻而下降，而血压变化不大的患者，其临床症状如疲乏和呼吸困难，也可得到显著的改善。因此，血压恢复正常的第一步，应该控制能量的摄入。

2. 限制钠盐的摄入

流行病学方面的资料表明，高血压病的发病率与居民膳食中钠盐摄入量呈显著正相关。例如，爱斯基摩人食盐的摄入量极低，几乎未见高血压。相反，日本北部农村的居民平均每天摄入 25g 以上的食盐，高血压的发生率高达 40%。另外，临床观察表明，不少轻度高血压病人，只需适度限制钠盐摄入，即可使其血压降至正常范围。部分对盐敏感的个体，对低盐饮食反应尤佳。即使是重度或顽固性高血压病患者，低盐饮食也常可增加药物疗效，减少用药剂量。

3. 适量蛋白质的摄入

以往对高血压病患者强调低蛋白饮食。但目前认为，除慢性肾功能不全者外，一般不必严格限制蛋白质的摄入量。关于蛋白质的来源方面，鱼类蛋白可使高血压及脑卒中的发生率降低，而大豆蛋白虽无降压作用，但也能防止中风的发生，这可能与氨基酸组成有关。

4. 限制脂类和胆固醇的摄入

适当控制食物胆固醇和饱和脂肪酸的摄入，患高脂血症及冠心病者，更应限制动物脂肪摄入，如动物内脏、脑髓、蛋黄、肥肉、贝类、动物脂肪等，建议膳食脂肪供能比为 20%，少吃高胆固醇的食物，每日胆固醇的摄入量应少于 300mg。限制脂类、脂固醇的饮食也有助于预防动脉粥样硬化引起的缺血性心脏病。

5. 增加富含钾、钙、镁的食物摄入

钾在体内能缓解钠的有害作用，促进钠的排出，可以降压。流行病学表明，食物中钾摄入量与血压呈负相关，高钾可对抗高钠引起的高血压效应。钾的摄入，增加尿钠排泄与降低负荷。膳食钙摄入低的人群其高血压患病率明显增加，而每天摄入钙在 1000mg 以上的人，患高血压的危险性降低。研究还发现，镁离子可能通过影响必需脂肪酸防治高血压。

6. 增加粗粮摄入

根据 2013 年 5 月公布的中国居民营养与健康状况监测数据显示，我国大约 40% 的居民不经常吃粗杂粮。多进食富含碳水化合物和膳食纤维的粗粮，如糙米、标准粉、玉米、小米等可促进肠蠕动，加速胆固醇排出，对防治高血压病有利。

7. 摄入充足的维生素和矿物质

研究发现体内维生素 C 的含量与血压成负相关。维生素 C 可以通过提高组织内谷胱甘肽和半胱氨酸含量水平、胰岛素敏感性以及增强抗氧化能力，减少体内醛类化合物，降低血压。而维生素 E 可以通过阻止脂质过氧化作用，降低组织内醛类化合物的含量，降低细胞质游离钙离子浓度，使氧化应激而升高的血压降低。此外，维生素 B_6 在蛋氨酸转化生成半胱氨酸的反应中，作为酶的辅助因子发挥重要作用。补充维生素 B_6 能刺激这些酶的活性，增加内源性半胱氨酸的生成，有利于降低血压。维生素 B_6 降压作用可能还与它能够促进葡萄糖代谢从而减少醛类化合物的生成有关。

8. 饮茶戒烟限酒

烟中尼古丁刺激心脏，使心跳加快、血管收缩、血压升高，导致钙盐、胆固醇等在血管壁上沉积，加速动脉硬化的形成。少量饮酒可扩张血管，活血通脉，增食欲，消疲劳。长期饮酒危害大，可诱发酒精性肝硬化，并加速动脉硬化。茶叶中含有多种防治高血压病的有效成分，其中以绿茶最好。所以防治高血压应该喝茶、戒烟和限制酒精摄入。

第三节　营养与糖尿病

一、糖尿病概述

糖尿病是一组以慢性血葡萄糖（简称血糖）水平增高为特征的代谢疾病群。糖尿病是由于体内胰岛素分泌绝对或相对不足或外周组织与胰岛素不敏感而引起的以糖代谢紊乱为主的全身性疾病。其特点是慢性高血糖，伴随胰岛素分泌不足或作用缺陷引起的糖、脂肪和蛋白质代谢紊乱。糖尿病与其他疾病不同，一旦发病，就是终身疾病，不能真正治愈，只是依靠生活调节、饮食控制、药物治疗，才能使血糖下降至正常水平。因此，糖尿病的预防和控制十分重要，应从健康的生活方式，合理饮用膳食入手。

绝对胰岛素缺乏，是由于免疫系统破坏胰腺中胰岛素分泌细胞而引起，治疗时必须使用胰岛素，因此被称为胰岛素依赖型糖尿病，也称为 I 型糖尿病，多见于儿童期发病。相对胰岛素缺乏，是由于机体细胞对胰岛素作用不敏感，导致胰岛素的需要量增加，治疗时不一定必须使用胰岛素，故称为非胰岛素依赖型糖尿病，也称为 II 型糖尿病，多见于 40 岁以上成年人。大部分的糖尿病患者属于 II 型糖尿病。严重的 II 型糖尿病，有可能转为 I 型糖尿病。

二、营养对糖尿病的影响

能量过剩引起的肥胖是糖尿病的主要诱发因素之一。肥胖者多有内分泌紊乱，如血清胰岛素水平升高，脂肪、肌肉以及肝细胞内胰岛素受体数目减少，亲和力下降，从而导致胰岛素拮抗，最终引起碳水化合物代谢障碍而引发糖尿病。一般随着体重的下降，葡萄糖耐量可以得到改善，并可使胰岛素分泌减少，胰岛素拮抗减轻。

当一次进食大量碳水化合物时，血清葡萄糖浓度迅速上升，胰岛素分泌增加，促进葡萄糖的氧化分解，从而维持血糖浓度的相对平衡。多余的葡萄糖以糖原的形式储存或转化为脂肪储存。当血糖水平长期处于较高状态而需要更多胰岛素，或伴有肥胖等导致机体对胰岛素不敏感时，机体则需要分泌大量的胰岛素以维持血糖的正常水平，由此加重了胰腺的负担，使胰腺因过度刺激而出现病理变化和功能障碍，导致胰岛素分泌的绝对或相对不足，最终出现糖尿病。除摄取量外，碳水化合物的分子量、种类也可以影响糖尿病的发病。通常认为，单糖类和双糖类（分子量相对较小）比多糖类（分子量相对较大）更易通过肠道上皮细胞进入血液，餐后血糖值的升高也较为迅速，对胰腺的刺激较大。不同结构的多糖类碳水化合物引起的血糖反应也不相同。以淀粉为例，直链淀粉引起的血糖反应较支链淀粉慢。

膳食中多余的脂肪均以甘油三酯的形式储存于脂肪细胞中，可以引起肥胖进而出现糖尿病。膳食脂肪水解产生的脂肪酸主要在骨骼肌内被利用，它与葡萄糖的利用存在一定程度的竞争作用。如果游离脂肪酸的浓度较高，肌肉摄取脂肪酸进行氧化供能的作用则增强，从而使葡萄糖的利用减少，出现胰岛素拮抗（即在某种血浆胰岛素水平下，肌肉对葡萄糖的摄取减少），这是糖尿病发病的主要原因。

三、膳食预防原则

除药物治疗外，饮食控制是极为关键的辅助治疗方法，特别对 II 型糖尿病患者尤其重要。膳食的原则是严格控制低分子糖的摄入，增加多糖特别是膳食纤维的摄入；在膳食均衡的前提下，注重食物成分的热能比和食物的选择；多食膳食纤维含量丰富的蔬菜，尽量少吃动物脂肪；戒烟戒酒，适度控制总热能的摄入量。体胖的 II 型糖尿病患者，还应增加体力活动，增加锻炼，减轻体重使脂肪减少，增加机体对胰岛素的敏感性。

第四节　营养与癌症

癌症，又称恶性肿瘤，是一类严重威胁人类健康和生命的疾病。其特征为异常细胞生长失控，并由原发部位向其他部位扩散。这种扩散如无法控制，将侵犯要害器官并引起功能衰竭，导致个体死亡。

在癌症的发展过程中，膳食因素既有重要的保护作用，也有重要的病因性作用。因此，研究膳食营养与肿瘤的关系在探讨肿瘤的病因、提出肿瘤防治措施方面占有极其重要的地位。不良的饮食生活方式占全部恶性肿瘤病因的 10％～70％。

一、癌症与膳食

在所有人类的癌症中，三分之一以上与膳食有关。肿瘤形成过程中的任何一个步骤，膳食因素都可能起某种作用，癌症与膳食的关系主要体现在以下几个方面。

1. 营养过剩

（1）脂肪过多　人体所摄入的脂肪来源于烹调用的油脂、肉类、及各种食物中的脂类物质。对成人而言，脂肪在提供总热量的 20％～25％ 的情况下，可满足机体的生理需要。而经多项调查证实，高脂肪与肠癌及乳腺癌高发有关。在以高脂肪食物为主的国家中，其乳腺癌发病率比低脂肪食物为主的国家高出 5～10 倍，美国女子乳腺癌及直肠癌分别占第一位和第二位，近年来也有报告高脂肪食物与前列腺癌、睾丸癌及卵巢癌的发生也有关。

（2）微量元素摄入过多　某些微量元素摄入过多，在体内含量高，会产生间接或直接的毒害，增加癌症的机会，长期接触砷化合物，其肺癌发病率是一般人的 $3\sim8$ 倍；铅可诱发肾癌、胃肠道癌症及白血病；饮水高镉地区居民食管癌、喉癌和肺癌发病率均高于其他地区。

（3）蛋白质过多　摄入超量蛋白质会增加乳腺癌、肾癌、前列腺癌的发病率。

（4）碳水化合物过多　摄入过多的精制碳水化合物，可以增加乳腺癌的发病率。

2. 营养素失衡

（1）纤维素比例失衡　每人每天膳食纤维素的供给量不应少于 $10\sim15g$，膳食纤维在体内不能被消化吸收，但能促进肠道蠕动，有利于粪便排出，因而也缩短了潜在致癌物在肠道的停留时间。研究显示蔬菜类膳食纤维可能是影响直肠癌发病的重要因素。此外，膳食纤维摄入量与乳腺癌、子宫内膜癌、前列腺癌等癌症的发病率均呈负相关。

（2）微量元素缺乏　食管癌、宫颈癌的发生与机体缺乏维生素 A、维生素 C 和维生素 E 有关。长期缺碘可引起甲状腺肿大，一部分可恶变为甲状腺癌。

（3）蛋白质过低　机体蛋白质摄入不足或消耗过大，免疫功能下降，易致癌。

3. 加工不合理

食物的加工、烹调不当可增加胃癌、结肠癌的危险性。食用油高温加热过程中会产生致突变物，油炸、烟熏食物中会产生多环芳烃。如长期食用熏鱼、熏肉、高温油炸食品等会增加消化道癌的危险性；经常食用腌制食品等高盐饮食可增加胃癌、直肠癌的危险性。

二、食物中的致癌物质

1. 食物本身的致癌成分

脂肪摄入过多会使体内雌激素分泌增加，易导致乳腺癌的发生。脂肪也会刺激胆酸释放，在蛋白激酶 C 的参与下刺激结肠细胞增生，同时大量胆汁进入大肠，会改变肠中细菌的菌种生态，增加结肠、直肠癌形成的概率。不饱和脂肪酸过多容易形成自由基，使细胞膜结构遭到破坏和改变，增加患癌的危险性。

谷类、豆类、玉米或花生等储存不当，会产生黄曲霉毒素，强致癌物，易引发肝癌。

2. 食物烹调不当所衍生的致癌物质

常进食盐腌制的食物，会因食盐过多而减低胃中的酸度，使某些细菌滋生，胃黏膜易受损伤，提高患胃癌的可能性。烟熏、烧烤时，肉中的油脂滴入炭中与炭火作用，生成毒性较强的致癌物质"多环芳烃"，并随烟进入熏烤的肉食中。腌肉中的亚硝胺，如 N-二甲基亚硝胺和 N-亚硝基吡啶也都是致癌物质。

在 $200\sim300℃$ 的烹饪温度下，富含蛋白质的食物（肉、鱼等）将被分解，产生具有致癌性的杂环胺类物质，可能引起多种癌症。

3. 加工食品中的添加剂

某些食品添加剂如护色剂（亚硝酸盐），可能在胃酸的作用下与食物中所含的胺类反应，生成具有高度致癌性的亚硝胺。

三、膳食中的促癌物质

多食红肉（牛、羊、猪肉）会使肝脏胆汁分泌增多，其中初级胆汁酸在肠道厌氧菌的作用下变成脱氧胆酸和石胆酸，二者均为促癌物质。动物实验表明 n-6 多不饱和脂肪酸也有促癌作用，增加患癌的危险性。

维生素与癌症的关系一直是科学家们研究的课题，最近发现维生素 A 缺乏，易患肝癌；缺乏 B 族维生素则癌症扩散较快。

结肠癌的发病率随膳食蛋白质水平的增高而增加；而食物中缺少蛋白质，则患胃癌的可能性增加。

四、膳食中的抑癌物质

1. 营养素

β-胡萝卜素与维生素 A，能捕捉破坏细胞的自由基，避免细胞的氧化损伤，以及强化上皮细胞和正常的酶功能，刺激免疫细胞杀灭初始的癌化细胞。

维生素 C 可保护其他水溶性维生素不被氧化，促进胶原细胞的形成，使细胞与细胞间排列整齐，以对抗癌细胞的侵袭。维生素 C 能提高细胞免疫功能，具有抗辐射作用从而保护正常细胞。此外，维生素 C 还能阻止亚硝酸盐与胺类结合生成亚硝胺，减少胃癌与食道癌的发生。

维生素 E 抗癌主要与细胞膜的抗氧化作用有关。维生素 E 分布在细胞膜上，可抵御来自细胞代谢过程所产生的自由基的攻击，防止细胞膜上多不饱和脂肪酸的氧化，维持细胞结构的完整及细胞正常功能。

微量元素硒也有抗癌作用。动物实验表明，硒对化学致癌、动物自发性癌以及移植癌均有不同程度的抑制作用。

膳食纤维可增加肠道内容物的体积，刺激肠胃蠕动，帮助排便，缩短肠壁与粪便中有害毒物的接触时间，改变肠道微生物的种类及数目，减少致癌物，预防肠癌的发生。

2. 食物

通过对 40 多种蔬菜抗癌成分的分析与实验性抑癌的实验结果，从高到低排列出 20 种对癌症有显著抑制效果的蔬菜。按抗癌功效百分比的顺序是熟甘薯 98.7%、生甘薯 94.4%、芦笋 93.7%、花椰菜 92.8%、卷心菜 91.4%、菜花 90.8%、欧芹 83.7%、茄子皮 74%、甜椒 55.5%、胡萝卜 46.5%、金花菜 37.6%、荠菜 32.4%、苤蓝 34.7%、芥菜 32.4%、雪里蕻 29.8%、番茄 23.8%、大葱 16.3%、大蒜 15.9%、黄瓜 14.3%、大白菜 7.4%。

黄豆含有的"异黄酮类物质"是一类类激素化合物，可取代乳腺癌细胞生长所需的激素，达到缓和、抑制癌细胞生长的目的。另外，黄豆中还含有丰富的膳食纤维，有助于多余的脂肪排泄，间接地减少因脂肪摄取过多引发乳腺癌的概率。

葱蒜类含有一种有机硫化物——硫化丙烯，这种成分可以促使体内促使致癌物质排出的酶增加，相对减少了身体罹患癌症的危险性，而且还可抑制肠道细菌将硝酸盐转变为亚硝酸盐，阻断了后续的致癌过程。

番茄中所含的番茄红素是一种强有力的抗氧化剂，能够抑制某些致癌的氧游离基，对抗癌症的发生。甘薯中含有一种化学物质称为氢表雄酮，可预防结肠癌和乳腺癌的发生。大枣中含有环磷酸腺苷，是存在于细胞膜上的一种重要的物质，广泛参与调解细胞生长代谢，维持人体正常的生理状态，对癌症的发生发展有一定的抑制作用。

红葡萄酒或红葡萄中含有大量的白藜芦醇，是一种抗氧化物质，它除有降低血脂含量，防止低密度脂蛋白氧化、抗血小板凝集及减少冠心病突发作用外，还可以抑制由环氧化酶及过氧化酶催化合成产物所诱发的癌症。

五、防癌的建议

世界癌症研究基金会出版的《食物、营养、身体活动与癌症预防》中系统总结了食物、运动等对各种癌症发生、发展的影响。为了降低患癌症的风险，报告中提出了预防癌症的10条建议。

① 在正常体重范围内尽可能瘦。确保从童年期到青春期的体重增长趋势，到21岁时使体重能处于正常体重指数的低端。从21岁时起保持体重在正常范围，在整个成年期避免体重增长和腰围增加。

② 将从事积极的身体活动作为日常生活的一部分。每天至少进行30min的中度身体活动（相当于快步走）。随着身体适应能力的增加，每天可进行60min或以上的中度身体活动，或者进行30min或以上的重度身体活动，避免诸如看电视等久坐习惯。

③ 限制摄入高能量密度的食物，避免含糖饮料，限制果汁摄入，尽量少吃快餐。高能量密度食物是指能量超过225~275kcal/100g的食物；含糖饮料主要指添加了糖的饮料；快餐指能容易获得的方便食品，通常是高能量密度的。

④ 以植物来源的食物为主。每日至少吃5份（至少400g）不同种类的非淀粉蔬菜和水果；每餐都吃加工程度较低的谷类和/或豆类，限制精加工的淀粉性食物；将淀粉类根或块茎食物作为主食的人，要保证摄入足够的非淀粉蔬菜、水果和豆类。非淀粉蔬菜包括绿色叶菜、西兰花、秋葵、茄子等。非淀粉类根类和块茎类食物包括胡萝卜和萝卜等。

⑤ 限制红肉摄入，避免加工肉制品。红肉是指牛肉、猪肉、羊肉，加工肉制品是指通过烟熏、腌制或加入化学防腐剂进行保存的肉类。红肉每人每周应少于500g，尽量少吃加工类肉制品。

⑥ 限制含酒精饮料。如果喝酒，男性每天不超过2份（以1份酒含10~15g乙醇计），女性不超过1份。儿童和孕妇不能饮用含酒精饮料。

⑦ 限制盐的摄入量，避免发霉的谷类和豆类。每人每天盐的摄入量不超过6g，不吃或尽量少吃盐腌或过咸的食物，避免用盐腌保存食物。

⑧ 强调通过膳食本身满足营养需要，不推荐使用膳食补充剂预防癌症。

⑨ 母亲对孩子进行母乳喂养。完全母乳喂养应到婴儿6个月大，而后在添加辅食的同时继续母乳喂养。

⑩ 癌症患者应遵循癌症预防的建议。癌症患者要接受训练有素的专业人员提供的营养照顾，除非有其他建议，当遵循以上关于膳食、体重、身体活动的建议。

重要建议：永远记住，不要吸烟或咀嚼烟草。

专家们表示，通过对环境因素，如食物、营养和身体活动对癌症危险性影响的研究，说明癌症是一个可以预防的疾病，如果遵循以上建议，就能降低癌症发生率。

第六章

合理营养及膳食平衡

人的生命质量和精神心理与饮食营养有极大的关系，人的智力、体力、学习能力、运动能力、防病能力、康复能力、生殖能力等都与营养饮食有不可分割的联系，营养素摄入不平衡将引起很多疾病，合理营养和平衡膳食是预防疾病的重要措施。

合理营养就是要保证人体在各种情况（年龄、性别、生理条件、劳动负荷、健康状态等）下营养素的供给，以达到保障人体健康，增强机体防病抗病能力，延年益寿的目的。

实现合理营养的饮食途径就是平衡膳食，又称合理膳食，是由多种食物良好搭配而成。平衡膳食中所含营养素不仅种类齐全、数量充足，而且各种营养素之间的比例适当，能满足身体热能的供给和营养素的需要。

第一节　实施合理营养的基本要求

要达到合理营养的目的，首先要对营养有所知，即对营养知识要基本了解，懂得食物选择与健康的关系；同时要有所行，即将营养知识用于日常生活中，养成良好的饮食习惯，才能保证合理营养的实施。

1. 熟悉和了解食物的基本营养价值

这是有目的地选择食物的需要，只有对食物的基本营养成分有所把握，才能根据不同食用人群的营养需求有针对性地选择食物。以膳食营养素生理功能为基础，结合各类食品的营养价值，是有针对性选择食物的前提条件。

2. 了解不同情况下人体对营养素的不同需要

人体对能量和营养素的需求因所处不同生理时期、不同环境、不同病理等情况而异，因此必须针对具体人群综合考虑，即充分考虑人体不同生理时期的营养需要；人体在不同环境中对营养的需要；人体不同病理状态的营养需要。为此，要加强对各类人群的生理特性和营养需求以及营养与营养相关疾病关系等知识的了解和学习。

3. 要选配和供给营养素齐全的食物

除母乳对0～6月龄婴儿外，任何一种天然食物都不能提供人体所需的全部营养素。为获得全面均衡的营养，必须要注重食物的选择和搭配。中国居民膳食指南和膳食平衡宝塔为人们提供了有益参考。

4. 要选用对健康无害的食物

不当的食物选择不但影响营养素的摄入，甚至会危害身体健康。超过人体需要量的营养素摄入不但无益，甚至反而有害。例如脂肪过多会出现消化不良、腹泻、食欲不振、肥胖，甚至会加重动脉硬化和高脂血症的病情；蛋白质过多会引起食欲不振、大便干燥，加重肾功能衰竭及尿毒症。食物中潜在有害因素将直接构成饮食风险，甚至导致食物中毒而危害健康。

5. 要掌握科学的烹饪（或加工）方法

食品烹饪（或食品加工）与营养价值的关系密切。一方面，合理的加工改进营养价值，如通过烹饪使食物的消化率提高、抗营养因子得以消除；另一方面，不合理的加工会降低食物营养价值，如营养素损失以及过度加工产生有害物质。

科学合理的烹调（烹饪）的四点要求如下。

① 恰当的原料组合，适当的工艺手段，以提高膳食中营养素的消化吸收率。

② 去除原料的生腥味道，使食品具有良好的感官性状，色香味形俱佳。

③ 减少烹饪中的营养损失，提高营养素保存率。

④ 杀灭原料中的微生物和寄生虫卵，达到消毒的目的。

第二节　膳食指南与膳食平衡宝塔

为给居民提供最根本、准确的健康膳食信息，指导居民合理营养、保持健康，中国营养学会依据我国居民膳食营养问题与膳食模式分析以及食物与健康科学证据报告，并参考了国际组织及其他国家膳食指南修订的经验，对我国第三版《中国居民膳食指南（2007）》进行修订。并广泛征求相关领域专家、政策研究者、管理者、食品行业、消费者的意见，最终形成了《中国居民膳食指南（2016）》系列指导性文件。

《中国居民膳食指南（2016）》以最新的科学证据为基础，论述了当前我国居民的营养需要及膳食中存在的主要问题，建议实践平衡膳食获取合理营养的行动方案，对广大居民具有普遍指导意义。与上一版相比，一方面修订了食物摄入量，突出了实践部分和平衡膳食模式等内容；另一方面提出了"分量"、健康饮食文化等新概念；另外，图表与食谱的使用使其更具可读性与可操作性。

《中国居民膳食指南（2016）》由一般人群膳食指南、特定人群膳食指南和中国居民平衡膳食模式及实践三部分组成。

一、一般人群膳食指南

《中国居民膳食指南（2016）》核心推荐有六条：①食物多样，谷类为主；②吃动平衡，健康体重；③多吃蔬果、奶类、大豆；④适量吃鱼、禽、蛋、瘦肉；⑤少盐少油，控糖限酒；⑥杜绝浪费，兴新食尚。

1. 食物多样，谷类为主

平衡膳食是最大程度上保障人体营养需要和健康的基础，食物多样是平衡膳食模式的基本原则。

食物可分为五大类：第一类为谷类及薯类，谷类包括米、面、杂粮，薯类包括马铃薯、甘薯、木薯等。主要提供碳水化合物、蛋白质、膳食纤维及 B 族维生素。第二类为动物性食物，包括肉、禽、鱼、奶、蛋等，主要提供蛋白质、脂肪、矿物质、维生素 A、B 族维生素和维生素 D。第三类为豆类和坚果。包括大豆、其它干豆类及花生、核桃、杏仁等坚果类，主要提供蛋白质、脂肪、膳食纤维、矿物质、B 族维生素和维生素 E。第四类为蔬菜、水果和菌藻类，主要提供膳食纤维、矿物质、维生素 C、胡萝卜素、维生素 K 及有益健康的植物化学物质。第五类为纯能量食物，包括动植物油、淀粉、食用糖和酒类，主要提供能量。动植物油还可提供维生素 E 和必需脂肪酸。

不同食物中的营养素及有益膳食成分的种类和含量不同。除供 6 月龄内婴儿的母乳外，没有任何一种食物可以满足人体所需的能量及全部营养素。只有多种食物组成的膳食才能满足人体对能量和各种营养素的需要。每天的膳食应包括谷薯类、蔬菜水果类、畜禽鱼蛋奶类、大豆坚果类等食物。建议平均每天至少摄入 12 种以上食物，每周 25 种以上。

谷类为主是平衡膳食模式的重要特征。谷类食物含有丰富的碳水化合物，它是提供人体所需能量的最经济、最重要的食物来源，也是提供 B 族维生素、矿物质、膳食纤维和蛋白质的重要食物来源，在保障儿童青少年生长发育，维持人体健康方面发挥着重要作用。近 30 年来，我国居民膳食模式正在悄然发生着变化，谷类消费量逐年下降，动物性食物和油脂摄入量逐年增多，导致能量摄入过剩；谷类过度精加工导致 B 族维生素、矿物质和膳食纤维丢失而引起摄入量不足，这些因素都可能增加慢性非传染性疾病的发生风险。每天摄入谷薯类食物 250～400g，另外要注意粗细搭配，经常吃一些粗粮、杂粮和全谷类食物。全谷物和杂豆类 50～150g，薯类 50～100g；膳食中碳水化合物提供的能量应占总能量的 50% 以上。稻米、小麦不要研磨得太精，否则谷类表层所含维生素、矿物质等营养素和膳食纤维大部分会流失到糠麸之中。

2. 吃动平衡，健康体重

体重是评价人体营养和健康状况的重要指标。食物摄入量和身体活动量，是保持能量平衡、维持健康体重两个最主要的因素。如果吃得过多或运动不足，多余的能量就会在体内以脂肪的形式贮存，增加体重，造成超重或肥胖；相反，若吃得过少或活动过量，可由于能量摄入不足或能量消耗过多引起体重过低或消瘦。体重过高和过低都是不健康的表现，易患多种疾病，缩短寿命。成人健康体重的体质指数（BMI）应在 18.5～23.9 之间。

目前，我国大多数居民身体活动不足或缺乏运动锻炼，能量摄入相对过多，造成超重和肥胖的发生率逐年升高。增加身体活动或运动不仅有助于保持健康体重，还能够调节机体代谢，降低全因死亡风险和冠心病、脑卒中、结肠癌、2 型糖尿病等慢性病的患病风险；同时也有助于调节心理平衡，有效消除压力，缓解抑郁和焦虑等不良精神状态。食不过量可以保证每天摄入能量不超过人体所需，加强运动可增加代谢与能量的消耗。

各个年龄段人群都应该坚持天天运动、维持能量平衡、保持健康体重。推荐每周应至少进行 5 天中等强度身体活动，累计 150min 以上；坚持日常身体活动，平均每天主动身体活动 6000 步；如果身体条件允许，最好进行 30min 高强度的运动。尽量减少久坐时间，每小时起来动一动。多动会吃，保持健康体重。

3. 多吃蔬果、奶类、大豆

蔬菜富含维生素、矿物质、膳食纤维，且能量低，对于满足人体微量营养素的需要，保持人体肠道正常功能以及降低慢性疾病发病风险等具有重要作用。蔬果中还含有各种植物化合物、有机酸和芳香物质等成分，能够增进食欲，帮助消化，促进人体健康。工业上果汁常常加入糖和调味原料，并去除膳食纤维，因此果汁不能作为鲜果的替代品。

奶类营养成分齐全，组成比例适宜，容易消化吸收。奶类除含丰富的优质蛋白质和维生素外，含钙量较高，且利用率也很高，是膳食钙质的极好来源。大量的研究表明，儿童青少年饮奶有利于其生长发育。增加骨密度，从而推迟其成年后发生骨质疏松的年龄；中老年人饮奶可以减少其骨质丢失，有利于骨健康。对于饮奶量更多或有高血脂和超重肥胖倾向者应选择减脂、低脂、脱脂奶及其制品。

大豆含丰富的优质蛋白质、必需脂肪酸、B族维生素、维生素E和膳食纤维等营养素，且含有磷脂、低聚糖，以及异黄酮、植物固醇等多种植物化学物质。大豆是重要的优质蛋白质来源。为提高农村居民的蛋白质摄入量及防止城市居民过多消费肉类带来的不利影响，应适当多吃大豆及其制品。

近年来，我国居民蔬菜摄入量逐渐下降，水果、大豆、奶类摄入量仍处于较低水平，成为制约平衡膳食和某些微量营养素不足的重要原因。

基于其营养价值和健康意义，营养专家提倡餐餐有蔬菜，增加水果、大豆、奶类、豆类的摄入。推荐每天摄入蔬菜300～500g，其中深色蔬菜应占1/2。天天吃水果，推荐每天摄入200～350g的新鲜水果。吃各种奶制品，摄入量相当于每天液态奶300g。经常吃豆制品，平均每天摄入大豆25g以上，适量吃坚果。

4. 适量吃鱼、禽、蛋、瘦肉

鱼、禽、蛋和瘦肉均属于动物性食物，富含优质蛋白质、脂类、脂溶性维生素、B族维生素和矿物质等，是平衡膳食的重要组成部分。这类食物蛋白质的含量普遍较高，其氨基酸组成更适合人体需要，利用率高。尤其富含赖氨酸和蛋氨酸，如与谷类或豆类食物搭配食用，可明显发挥蛋白质互补作用。但脂肪含量较多，能量高，有些含有较多的饱和脂肪酸和胆固醇，摄入过多可增加肥胖和心血管疾病等的发病风险，应当适量摄入。

鱼类脂肪含量相对较低，且含有较多的不饱和脂肪酸，有些海产鱼类富含二十碳五烯酸（EPA）和二十二碳六烯酸（DHA），对预防血脂异常和心脑血管病等有一定作用，建议首选。禽类脂肪含量也相对较低，其脂肪酸组成优于畜类脂肪。蛋类各种营养成分比较齐全，营养价值高，是很经济的优质蛋白质来源，但胆固醇含量也高，摄入量不宜过多。畜肉类脂肪含量较多，尤其是饱和脂肪酸含量较高，摄入过多会提高某些慢性病的发病风险，摄入红肉应适量。烟熏和腌制肉类在加工过程中易遭受一些致癌物污染，过多食用可增加肿瘤发生的风险，应当少吃。

目前我国多数居民畜肉摄入较多，鱼禽类较少，对居民营养健康状况不利，需要调整比例。推荐每周吃水产类280～525g，畜禽肉280～525g，蛋类280～350g，平均每天摄入鱼、禽、蛋和瘦肉总量120～200g。

5. 少盐少油，控糖限酒

食盐是食物烹饪或加工食品的主要调味品，也是人体所需要的钠和碘的主要来源。我国多数居民的食盐摄入量过高，而过多的盐摄入与高血压、胃癌和脑卒中有关，因此要降低食盐摄入。培养清淡口味，逐渐做到量化用盐用油，推荐每天食盐摄入量不超过 6g。

烹调油包括植物油和动物油，是人体必需脂肪酸和维生素 E 的重要来源，也有助于食物中脂溶性维生素的吸收利用。目前我国居民烹调油摄入量过多。过多脂肪尤其动物脂肪的摄入会带来肥胖，反式脂肪酸的摄入会增高心血管疾病的发生风险。应减少烹调油和动物脂肪的使用量，每天烹调油摄入量为 25～30g。对于成年人而言，脂肪提供能量应占总能量 30％以下。

添加糖是纯能量物质，我国居民糖的摄入主要来自加工食品。儿童及青少年中，含糖饮料是添加糖的主要来源。长期过多饮用糖饮料不但增加超重肥胖的风险，也会引发多种慢性病，建议不喝或少喝含糖饮料。烹调时用糖应尽量控制在最低限量，同时应少食用各种高糖食品。

过量饮酒与多种疾病相关，会增加肝损伤、痛风、心血管疾病和某些癌症发生的风险，因此不推荐饮酒，避免过量饮酒。若饮酒，成年男性一天饮用的酒精量应不超过 25g，成年女性一天应不超过 15g，儿童、青少年、孕妇、乳母等特殊人群不应饮酒。

水是构成人体组织和细胞的重要成分，参与人体摄入膳食后物质的代谢过程。水是膳食的重要组成部分，在生命活动中发挥重要的功能。推荐成年人每天饮水 7～8 杯（1500～1700mL），在温和气候条件下生活的轻体力活动的成年人每日最少饮水 1200 mL（约 6 杯）。在高温或强体力劳动的条件下，应适当增加。饮水不足或过多都会对人体健康带来危害。饮水应少量多次，要主动，不要感到口渴时再喝水。提倡饮用白开水或茶水，不喝或少喝含糖饮料。

6. 杜绝浪费，兴新食尚

食物是人类获取营养、赖以生存和发展的物质基础。勤俭节约是中华民族的传统美德。食物资源宝贵、来之不易，应尊重劳动，珍惜食物，杜绝浪费。

优良饮食文化是实施平衡膳食的保障。新食尚鼓励优良饮食文化的传承与发扬。家庭应按需选购食物，备餐适量，提倡分餐不浪费。在外点餐要根据人数确定多少，集体用餐时采取分餐制和简餐，文明用餐，反对铺张浪费。倡导在家吃饭，与家人一起分享食物和享受亲情。

此外，合理安排一日三餐的时间及食量，进餐定时定量。早餐提供的能量应占全天总能量的 25％～30％，午餐应占 30％～40％，晚餐应占 30％～40％，可根据职业、劳动强度和生活习惯进行适当调整。一般情况下，早餐安排在 6：30～8：30，午餐在 11：30～13：30，晚餐在 18：00～20：00 进行为宜。要天天吃早餐并保证其营养充足，午餐要吃好，晚餐要适量。不暴饮暴食，不经常在外就餐，尽可能与家人共同进餐，并营造轻松愉快的就餐氛围。零食作为一日三餐之外的营养补充，可以合理选用，但来自零食的能量应计入全天能量摄入之中。

二、特定人群膳食指南

特定人群包括孕妇、乳母、婴幼儿、学龄前儿童、青少年、老年人以及素食人群。根据这些人群的生理特点和营养需要特制定了相应的膳食指南，以期更好地指导孕期和哺乳期妇女的膳食，婴幼儿合理喂养和辅助食品的科学添加，学龄前儿童和青少年在身体快速增长时期的饮食，以及适应老年人生理和营养需要变化的膳食安排。合理平衡膳食是提高健康水平和生命质量的保障。

1. 备孕妇女

备孕是指育龄妇女有计划地怀孕并对优孕进行必要的前期准备，是优孕与优生优育的重要前提。备孕妇女的营养状况直接关系着孕育和哺育新生命的质量，并对妇女及其下一代的健康产生长期影响。为保证成功妊娠、提高生育质量、预防不良妊娠，夫妻双方都应做好充分的孕前准备。

健康的身体状况、合理膳食、均衡营养是孕育新生命必需的物质基础。准备怀孕的妇女应接受健康体检及膳食和生活方式指导，使健康与营养状况尽可能达到最佳后再怀孕。健康体检要特别关注感染性疾病（如牙周病）以及血红蛋白、血浆叶酸、尿碘等反映营养状况的检测，目的是避免相关炎症及营养素缺乏的不良影响。

备孕妇女膳食指南在一般人群膳食指南基础上特别补充了以下三条内容。

① 调整孕前体重至适宜水平；

② 常吃含铁丰富的食物，选用碘盐，孕前 3 个月开始补充叶酸；

③ 禁烟酒，保持健康生活方式。

2. 孕妇

妊娠期是胎儿生命早期 1000 天机遇窗口的起始阶段，营养作为最重要的环境因素，对母子双方的近期和远期健康都将产生至关重要的影响。孕期胎儿的生长发育、母体乳腺和子宫等器官的发育以及为分娩后乳汁分泌进行必要的营养储备，都需要额外的营养。因此，妊娠各期妇女的膳食应在非孕妇女的基础上，根据胎儿生长速率及母体生理和代谢的变化进行适当的调整。孕早期胎儿生长发育速度相对缓慢，所需营养与孕前无太大差别。孕中期开始，胎儿生长发育逐渐加速，母体生殖器官的发育也相应加快，对营养的需要增大，应合理增加食物的摄入量。孕期妇女的膳食应是由多样化食物组成的营养均衡膳食，除保证孕期的营养需要外，还潜移默化地影响较大婴儿对辅食的接受和后续多样化膳食结构的建立。孕育生命是一个奇妙的历程，要以积极的心态适应孕期的变化，愉快享受这一过程。母乳喂养对孩子和母亲都是最好的选择，孕期应了解相关的知识，为产后尽早开奶和成功母乳喂养做好各项准备。

以下是对孕妇的五条关键推荐。

① 补充叶酸，常吃含铁丰富的食物，选用碘盐；

② 孕吐严重者，可少量多餐，保证摄入含必要量碳水化合物的食物；

③ 孕中晚期适量增加奶、鱼、禽、蛋、瘦肉的摄入；

④ 适量进行身体活动，维持孕期适宜增重；

⑤ 禁烟酒，愉快孕育新生命，积极准备母乳喂养。

3. 哺乳期妇女

哺乳期是母体用乳汁哺育新生子代，使其获得最佳生长发育，并奠定一生健康基础的特殊生理阶段。哺乳期妇女（乳母）既要分泌乳汁、哺育婴儿，还需要逐步补偿妊娠、分娩时的营养素损耗并促进各器官、系统功能的恢复，因此比非哺乳妇女需要更多的营养。乳母的膳食仍是由多样化食物组成的营养均衡的膳食，除保证哺乳期的营养需要外，还通过乳汁的口感和气味，潜移默化地影响较大婴儿对辅食的接受和后续多样化膳食结构的建立。

基于母乳喂养对母亲和子代诸多的益处，世界卫生组织建议婴儿 6 个月内应纯母乳喂养，并在添加辅食的基础上持续母乳喂养到 2 岁甚至更长时间。乳母的营养状况是泌乳的基础，如果哺乳期营养不足，将会减少乳汁分泌量，降低乳汁质量，并影响母体健康。此外，产后情绪、心理、睡眠等也会影响乳汁分泌。

有鉴于此，哺乳期妇女膳食指南在一般人群膳食指南基础上增加以下五条内容。

① 增加富含优质蛋白质及维生素 A 的动物性食物和海产品，选用碘盐；

② 产褥期食物多样不过量，重视整个哺乳期营养；

③ 愉悦心情，充足睡眠，促进乳汁分泌；

④ 坚持哺乳，适度运动，逐步恢复适宜体重；

⑤ 忌烟酒，避免浓茶和咖啡。

4. 6 月龄婴儿

0～6 月龄是人一生中生长发育的第一个高峰期，对能量和营养素的需要高于其他任何时期，但婴儿消化器官和排泄器官发育尚未成熟，功能不健全，对食物的消化吸收能力及代谢废物的排泄能力仍较低。母乳既可提供优质、全面、充足和结构适宜的营养素，满足婴儿生长发育的需要，又能完美地适应其尚未成熟的消化能力，并促进其器官发育和功能成熟。此外，6 月龄内婴儿需要完成从宫内依赖母体营养到宫外依赖食物营养的过渡，来自母体的乳汁是完成这一过渡最好的食物，任何其他食物的喂养方式都不能与母乳喂养相媲美。母乳喂养能满足 6 月龄内婴儿全部液体、能量和营养素的需要，母乳中的营养素和多种生物活性物质构成一个特殊的生物系统，为婴儿提供全方位呵护，助其在离开母体子宫的保护后，仍能顺利地适应大自然的生态环境，健康成长。6 月龄内婴儿处于 1000 天机遇窗口期的第二个阶段，营养作为最主要的环境因素对其生长发育和后续健康持续产生至关重要的影响。母乳中适宜数量的营养既能提供婴儿充足而适量的能量，又能避免过度喂养，使婴儿获得最佳的、健康的生长速率，为一生的健康奠定基础。因此，对 6 月龄内的婴儿应给予纯母乳喂养。针对我国 6 月龄内婴儿的喂养需求和可能出现的问题，基于目前已有的充分证据，同时参考世界卫生组织、联合国儿童基金会（UNICEF）和其他国际组织的相关建议，提出 6 月龄内婴儿喂养指南。

① 产后尽早开奶，坚持新生儿第一口食物是母乳；

② 坚持 6 月龄内纯母乳喂养；

③ 顺应喂养，建立良好的生活规律；

④ 生后数日开始补充维生素 D，不需补钙；

⑤ 婴儿配方奶是不能纯母乳喂养时的无奈选择；

⑥ 监测体格指标，保持健康生长。

5. 7～24 月龄婴幼儿幼儿

对于 7～24 月龄婴幼儿，母乳仍然是重要的营养来源，但单一的母乳喂养已经不能完全满足其对能量以及营养素的需求，必须引入其他营养丰富的食物。与此同时，7～24 月龄婴幼儿胃肠道等消化器官的发育、感知觉以及认知行为能力的发展，也需要其有机会通过接触、感受和尝试，逐步体验和适应多样化的食物，从被动接受喂养转变到自主进食。这一过程从婴儿 7 月龄开始，到 24 月龄时完成。这一年龄段婴幼儿的特殊性还在于，父母及喂养者的喂养行为对其营养和饮食行为有显著的影响。顺应婴幼儿需求喂养，有助于健康饮食习惯的形成，并具有长期而深远的影响。

7～24 月龄婴幼儿处于 1000 天机遇窗口期的第三阶段，适宜的营养和喂养不仅关系到近期的生长发育，也关系到长期的健康。针对我国 7～24 月龄婴幼儿营养和喂养的需求，以及可能出现的问题，基于目前已有的证据，同时参考 WHO 等的相关建议，提出 7～24 月龄婴幼儿的喂养指南。

① 继续母乳喂养，满 6 月龄起添加辅食；
② 从富含铁的泥糊状食物开始，逐步添加达到食物多样；
③ 提倡顺应喂养，鼓励但不强迫进食；
④ 辅食不加调味品，尽量减少糖和盐的摄入；
⑤ 注重饮食卫生和进食安全；
⑥ 定期检测体格指标，追求健康生长。

6. 学龄前儿童

2～5 岁是儿童生长发育的关键时期，也是良好饮食习惯培养的关键时期。足量食物、平衡膳食、规律就餐、不挑食不偏食、每天饮用奶类、多饮水、避免含糖饮料是学龄前儿童获得全面营养、健康生长、构建良好饮食行为的保障。

家长要有意识地培养孩子规律就餐，自主进食不挑食的饮食习惯，鼓励每天饮奶，选择健康有营养的零食，避免含糖饮料和高脂肪油炸食物。为适应学龄前儿童心理发育，鼓励儿童参加家庭食物选择或制作过程，增加儿童对食物的认识和喜爱。

此外，户外活动有利于学龄前儿童身心发育和人际交往能力，应特别鼓励。

以下是基于 2～5 岁儿童生理和营养特点，在一般人群膳食指南基础上增加的关键推荐。
① 规律就餐，自主进食不挑食，培养良好饮食习惯；
② 每天饮奶，足量饮水，正确选择零食；
③ 食物应合理烹调，易于消化，少调料、少油炸；
④ 参与食物选择与制作，增进对食物的认知与喜爱；
⑤ 经常户外活动，保障健康生长。

7. 学龄儿童

学龄儿童指的是 6～12 岁进入小学阶段的孩子。他们独立活动的能力逐步加强，而且可以接受成人的大部分饮食。这一部分孩子，在饮食上，往往被家长误看作大人，其实他们仍应得到多方面的关心和呵护。

一般情况下，孩子应合理食用各类食物，取得平衡膳食，男孩子的食量不低于父亲，女孩子不低于母亲。应该让孩子吃饱和吃好每天的三顿饭，尤应把早餐吃好，食量宜相当于全日量的 1/3。孩子每年的体重约增加 2～2.5 kg，身高每年可增高 4～7.5 cm。身高在这一阶段的后期增长快些，故往往直觉地认为他们的身体是瘦长型的。少数孩子饮食量大而运动量少，故应调节饮食和重视户外活动以避免发胖。

要引导孩子吃粗细搭配的多种食物，但富含蛋白质的食物如鱼、禽、蛋、肉应该丰富些，奶类及豆类应该充足些，并应避免偏食、挑食等不良习惯。

应该引导孩子饮用清淡而充足的饮料，控制含糖饮料和糖果的摄入，养成少吃零食的习惯。吃过多的糖果和甜食易引起龋齿，应注意防止并重视口腔卫生和牙齿的保健。

以下是对学龄儿童的五条关键推荐。

① 认识食物，学习烹饪，提高营养科学素养；

② 三餐合理，规律进餐，培养健康饮食行为；

③ 合理选择零食，足量饮水，不喝含糖饮料；

④ 不偏食节食，不暴饮暴食，保持适宜体重增长；

⑤ 保证每天至少活动 60min，增加户外活动时间。

8. 青少年

12 岁是青春期开始，随之出现第二个生长高峰，身高每年可增加 5～7 cm，个别的可达 10～12 cm；体重年增长 4～5 kg，个别可达 8～10 kg。此时不但生长快，而且第二性征逐步出现，加之活动量大，学习负担重，其对能量和营养素的需求都超过成年人。

谷类是我国膳食中主要的能量和蛋白质的来源，青少年能量需要量大，每日约需 400～500 g，可因活动量的大小有所不同。蛋白质是组成器官增长及调节生长发育和性成熟的各种激素的原料。蛋白质摄入不足会影响青少年的生长发育。青少年每日摄入的蛋白质应有一半以上为优质蛋白质。为此膳食中应含有充足的动物性和大豆类食物。

钙是建造骨骼的重要成分，青少年正值生长旺盛时期，骨骼发育迅速，需要摄入充足的钙。青少年应每日摄入一定量奶类和豆类食品，以补充钙的不足。中小学生中缺铁性贫血也较普遍，有些青少年的膳食应增加维生素 C 的摄入以促进铁的吸收。青春发育期的女孩应时常吃些海产品以增加碘的摄入。

近年来，我国有些城市小学生肥胖发生率逐年增长，已达 5%～10%。其主要原因是摄入的能量超过消耗，多余的能量在体内转变为脂肪而导致肥胖。青少年尤其是女孩往往为了减肥盲目节食，引起体内新陈代谢紊乱，抵抗力下降，严重者可出现低血钾、低血糖。易患传染病，甚至由于厌食导致死亡。正确的减肥办法是合理控制饮食，少吃高能量的食物如肥肉、糖果和油炸食品等，同时应增加体力活动，使能量的摄入和消耗达到平衡，以保持适宜的体重。

以下是对青少年的几项关键推荐。

① 多吃谷类，供给充足的能量；

② 保证鱼、肉、蛋、奶、豆类和蔬菜的摄入；

③ 参加体力活动，避免盲目节食。

9. 老年人

随着年龄的增加，人体各种器官的生理功能都会有不同程度的减退，尤其是消化和代谢功能，直接影响人体的营养状况，如牙齿脱落、消化液分泌减少。胃肠道蠕动缓慢，使机体对营养成分吸收利用下降。故老年人必须从膳食中获得足够的各种营养素，尤其是微量营养素。

老年人胃肠功能减退，应选择易消化的食物，以利于吸收利用。但食物不宜过精，应强调粗细搭配。一方面主食中应有粗粮细粮搭配，粗粮如燕麦、玉米所含膳食纤维较大米、小麦为多；另一方面食物加工不宜过精，谷类加工过精会使大量膳食纤维丢失，并将谷粒胚乳中含有的维生素和矿物质丢失。

　　膳食纤维能增加肠蠕动，起到预防老年性便秘的作用。膳食纤维还能改善肠道菌群，使食物容易被消化吸收。近年的研究还说明膳食纤维尤其是可溶性纤维对血糖、血脂代谢都起着改善作用；这些功能对老年人特别有益。随着年龄的增长，非传染性慢性病如心脑血管疾病、糖尿病、癌症等发病率明显增加，膳食纤维还有利于这些疾病的预防。

　　胚乳中含有的维生素 E 是抗氧化维生素，在人体抗氧化功能中起着重要的作用。老年人抗氧化能力下降，使非传染性慢性病的危险增加，故从膳食中摄入足够量抗氧化营养素十分必要。另外某些微量元素，如锌、铬对维持正常糖代谢有重要作用。

　　老年人基础代谢下降，从老年前期开始就容易发生超重或肥胖。肥胖将会增加非传染性慢性病的危险，故老年人要积极参加适宜的体力活动或运动，如走路、太极拳等，以改善其各种生理功能。但因老年人血管弹性减低，血流阻力增加，心脑血管功能减退，故活动不宜过量，否则超过心脑血管承受能力，反使功能受损，增加该类疾病的危险。因此老年人应特别重视合理调整进食量和体力活动的平衡关系，把体重维持在适宜范围内。

　　以下是对老年人的几项关键推荐。

① 少量多餐细软，预防营养缺乏；
② 主动足量饮水，积极户外活动；
③ 延缓肌肉衰减，维持适宜体重；
④ 摄入充足食物，鼓励陪伴进餐。

三、中国居民平衡膳食宝塔

　　为了帮助人们日常生活中实践《中国居民膳食指南（2016）》之一般人群膳食指南（6条）的主要内容，中国营养学专家重新设计了《中国居民平衡膳食宝塔》（简称"膳食宝塔"），以直观地告诉居民每日应摄入的食物种类，合理数量及适宜的身体活动，如图 6-1。

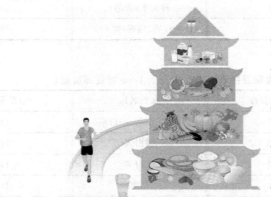

中国居民平衡膳食宝塔(2016)

盐	<6g
油	25～30g
奶及奶制品	300g
大豆及坚果类	25～30g
畜禽肉	40～75g
水产品	40～75g
蛋 类	40～50g
蔬菜类	300～500g
水果类	200～350g
谷薯类	250～400g
全谷物和杂豆	50～150g
薯类	50～100g
水	1500～1700mL

每天活动6000步

图 6-1　中国居民平衡膳食宝塔

1. 中国居民平衡膳食宝塔说明

（1）膳食宝塔提示每个人都要按合理的比例消费各种食物　膳食宝塔共分五层，包含我们每天应吃的主要食物种类。膳食宝塔各层位置和面积不同，这在一定程度上反映出各类食物在膳食中的地位和应占的比重。各类食物的建议摄入量都有一个范围，每个人可以根据自己的身体条件和劳动强度确定适合自己的各类食物摄入量。膳食宝塔的左侧有水和身体活动的形象，强调足量饮水和增加身体活动的重要性。

（2）膳食宝塔建议的食物量　膳食宝塔建议的各类食物摄入量都是指食物可食部分的生重。各类食物的重量不是指某一种具体食物的重量，而是一类食物的总量。

膳食宝塔建议的各类食物每日摄入量是一个平均量，不是每天必须严格遵守的膳食配方。每日膳食中应尽量包含膳食宝塔中的各类食物。但无须每日都严格照着膳食宝塔建议的各类食物的量吃，重要的是一定要经常遵循膳食宝塔各层中各类食物的大体比例。在一段时间内，比如一周，各类食物摄入量的平均值应当符合膳食宝塔的建议量。

2. 中国居民平衡膳食宝塔的应用

（1）根据自己的能量水平确定食物需要　膳食宝塔中建议的每人每日各类食物适宜摄入量范围适用于一般健康成人，在实际应用时要根据个人年龄、性别、身高、体重、劳动强度、季节等情况适当调整。

（2）食物同类互换，调配丰富多彩的膳食　膳食宝塔包含的每一类食物中都有许多品种，虽然每种食物都与另一种不完全相同，但同一类中各种食物所含营养成分往往大体上近似，在膳食中可以互相替换，见食物互换表6-1～表6-8。

表6-1　谷类薯类食物互换表（能量相当于50g的米、面的食物）

食物名称	市品重量/g	食物名称	市品重量/g
稻米或面粉	50	烙饼	70
面条（挂面）	50	烧饼	60
面条（切面）	60	油条	45
米饭	籼米150，粳米110	面包	55
米粥	375	饼干	40
馒头	80	鲜玉米（市品）	350
花卷	80	红薯、白薯（生）	190

注：成品按照与原料的能量比折算。

表6-2　蔬菜类食物互换表（市品相当于100g可食部重量）

食物名称	市品重量/g	食物名称	市品重量/g
萝卜	105	菠菜、油菜、小白菜	120
樱桃西红柿	100	圆白菜	115
西红柿	100	大白菜	115
柿子椒	120	芹菜	150
黄瓜	110	蒜苗	120
茄子	110	菜花	120
冬瓜	125	莴笋	160
韭菜	110	藕	115

注：按照市品可食部百分比折算。

表 6-3　水果食物互换表（市品相当于100g可食部重量）

食物名称	市品重量/g	食物名称	市品重量/g
苹果	130	柑橘、橙	130
梨	120	香蕉	170
桃	120	芒果	150
鲜枣	115	火龙果	145
葡萄	115	菠萝	150
草莓	105	猕猴桃	120
柿子	115	西瓜	180

注：按照市品可食部百分比折算。

表 6-4　肉类食物互换表（市品相当于50g生鲜肉）

食物名称	市品重量/g	食物名称	市品重量/g
瘦猪肉(生)	50	羊肉(生)	50
猪排骨(生)	85	整鸡、鸭、鹅(生)	75
猪肉松	30	烧鸡、烧鸭、烧鹅	60
广式香肠	55	鸡肉(生)	50
肉肠(火腿肠)	85	鸡腿(生)	90
酱肘子	35	鸡翅(生)	80
瘦牛肉(生)	50	炸鸡	70
酱牛肉	35	鸭肉(生)	50
牛肉干	30	烤鸭	55

注：以可食部百分比及同类畜、禽生肉的蛋白质折算，烤鸭、肉松、大排等食物能量密度较高。

表 6-5　鱼虾类食物互换表（市品相当于50g可食部重量）

食物名称	市品重量/g	食物名称	市品重量/g
草鱼	85	大黄鱼	75
鲤鱼	90	带鱼	65
鲢鱼	80	鲅鱼	60
鲫鱼	95	墨鱼	70
鲈鱼	85	蛤蜊	130
鳊鱼(武昌鱼)	85	虾	80
鳙鱼	80	蟹	105
鲳鱼(平鱼)	70		

注：按照市品可食部百分比折算。

表 6-6　大豆类食物互换表（相当于50g大豆的豆类食物）

食物名称	重量/g	食物名称	重量/g
大豆	50	豆腐丝	80
北豆腐	145	素鸡	105
南豆腐	280	腐竹	35
内酯豆腐	350	豆浆	730
豆腐干	110		

注：豆制品按照与黄豆的蛋白质比折算。

表 6-7　乳类食物互换表（相当于 100g 鲜牛奶的乳类食物）

食物名称	重量/g	食物名称	重量/g
鲜牛奶(羊奶)	100	酸奶	100
奶粉	15	奶酪	10

注：奶制品按照与鲜奶的蛋白质比折算。

表 6-8　按照 7 个不同能量水平建议的食物摄入量　　　　　单位：g/d

能量水平	6700kJ 1600kcal	7550kJ 1800kcal	8350kJ 2000kcal	9200kJ 2200kcal	10050kJ 2400kcal	10900kJ 2600kcal	11700kJ 2800kcal
谷类	225	250	300	300	350	400	450
大豆类	30	30	40	40	40	50	50
蔬菜	300	300	350	400	450	500	500
水果	200	200	300	300	400	400	500
肉类	50	50	50	75	75	75	75
乳类	300	300	300	300	300	300	300
蛋类	25	25	25	50	50	50	50
水产品	50	50	75	75	75	100	100
烹调油	20	25	25	25	30	30	30
食盐	6	6	6	6	6	6	6

注：摘自《中国居民膳食指南》。

（3）要因地制宜充分利用当地食物资源　我国幅员辽阔，各地的饮食习惯及物产不尽相同，只有因地制宜充分利用当地食物资源才能应用膳食宝塔实现膳食平衡。例如牧区奶类资源丰富，可适当提高奶类摄入量；渔区可适当提高鱼及其他水产品摄入量；农村山区则可利用山羊奶以及花生、核桃、榛子等资源。

（4）要养成习惯，长期坚持　膳食对健康的影响是长期的结果。应用平衡膳食宝塔需要自幼年开始，养成良好饮食习惯并坚持不懈，才能充分体现其对健康的重大效益。

第三节　膳食合理性评价

判定和评价膳食摄入是否合理，即是否符合膳食平衡原则。

一、影响膳食合理性的因素

（一）供能及营养素间的平衡

碳水化合物、脂肪、蛋白质均能为机体提供热量，称为热量营养素，其最佳供热比为碳水化合物占 55%～65%、脂肪占 15%～25%、蛋白质占 15%～20%。

各种营养素摄入量是否合理，需充分考虑到不同的生理需要、不同的活动下营养素的需要量的不同。中国营养学会制定了各种营养素的每日供给量。只要各种营养素在一定的周期内，保持在标准供给量误差不超过 10%，即可达到营养素摄入量间的平衡。

（二）　酸碱食物平衡

正常情况下人血液偏碱性，pH 值保持在 7.3～7.4 之间。应当食用适量的酸性食品和碱性食品，以维持体液的酸碱平衡。当食品搭配不当时，会引起生理上的酸碱失调。酸性食物摄入过多，血液偏酸、颜色加深、黏度增加，严重时会引起酸中毒，同时增加体内钙离子、镁离子、钾离子等的消耗，而引起缺钙。酸性食品有蛋黄、大米、鸡肉、鳗鱼、面粉、鲤鱼、猪肉、牛肉、干鱿鱼、啤酒、花生等；碱性食品有海带、西瓜、萝卜、茶叶、香蕉、草莓、南瓜、四季豆、黄瓜、藕等。

（三）　食物寒热温凉要平衡

现代医学讲究食物的营养成分，祖国医学讲究食物的性味，也就是中医对食物寒、凉、平、温、热的认识。其实，"医食同源，药食同行"，两者都讲究才起到祛病健身的目的。凡体质偏热者忌吃温热性食物，以免"火上浇油"，而适宜于吃凉寒性食物，以便热症寒治。凡体质虚寒者，忌食凉寒性食物，可进食温热性食物，以温散寒。根据天（节气）、地（地域环境、食物性味）、人（体质）的反应不同，调整身体的平衡。例如，夏天喝绿豆汤，冬天吃羊肉；吃螃蟹配吃生姜，螃蟹属于寒凉的食物，搭配生姜就形成了一种平衡。

（四）　其他因素

比较合适的一日三餐热量分配应为早餐：午餐：晚餐供能比为 3：4：3。在保证蛋白质供给充足的情况下，还需要考虑氨基酸构成的平衡。食物中蛋白质的营养价值基本上取决于食物中所含的 8 种（儿童 9 种）必需氨基酸的数量和比例。食物所提供的必需氨基酸的比例，与人体所需要的比例接近时才能有效地合成人体的组织蛋白。要提倡食物的合理搭配，纠正氨基酸构成比例的不平衡，提高蛋白质的利用率和营养价值。

脂类的供给是否合理，除供给量以外，还需考虑各种脂肪酸之间的比例。

食物有甘、酸、苦、辛、咸五味，饮食的五味要配合得当，即五味调和才能相得益彰，日常膳食中，甘、酸、苦、辛、咸五味调配得当，可增进食欲，有益健康，反之则会带来弊端。

此外，进食量与体力活动平衡，即能量入与出的平衡。导致肥胖的根本原因是能量的摄入与消耗不平衡。如能做到"量腹而受"，热量就不会储存；否则，摄入热量超过机体消耗的需要，结果必然导致肥胖。

二、膳食营养素摄入合理性评价方法

（一）　膳食调查

膳食调查是营养调查的重要组成部分，我国曾于 1959 年、1982 年、1992 年、2002 年和 2010～2012 年分别进行过五次全国营养调查。膳食调查为改善国民营养和健康状况，促进社会经济协调发展发挥了积极的作用。

膳食调查方法有称重法、查账法、回顾询问法、化学分析法。

1. 称重法

对某一个伙食单位或个人一日各餐食物食用量进行称重，计算每人每日的营养素摄入量。

称重法准确性高，可衡量其他方法的准确性。具体操作是在调查期间称量每日每餐所吃的各种主副食的生重、熟重，得到各种食物的生熟比，并由此而计算出每人每天摄入的各种食物的进食量，将调查结果记录在食物消耗记录表内。该方法的优点是方法细致准确，但耗费时间和人力较多。

2. 查账法（记账法）

适用于有详细伙食账目的集体单位，也可用于家庭。根据该单位或家庭在一定期限内的各种食物消耗总量和就餐者的人次数，计算出平均每人每日的食物消耗量，再根据食物成分表计算每人每日的能量和营养素的摄入量。此方法的优点在于简便、快速，缺点是数据不够精确。

3. 回顾询问法（24h 膳食回顾法）

通过问答方式来回顾性地了解调查对象过去 24h、48h 或几天实际的膳食摄入状况，对其食物摄入量进行计算和评价，是目前最常用的一种膳食调查方法。

需要注意的是，调查者必须接受专门的培训，掌握询问的技巧与方式，以鼓励和帮助调查对象对膳食进行回顾；同时调查者还必须借助食物模型（或实物）和测量工具，以便对食物摄入量定量核算。

询问法的优点是方法简便易行；缺点是资料比较粗糙，对 7 岁以下儿童及 70 岁以上老年人不适宜。

调查时间一般做 3~7d，通常与称重法一起进行。

4. 化学分析法

将调查对象一天所摄入的所有食物在实验室分析检测，获取膳食中所有营养素含量。该方法的优点是数据非常准确，缺点在于方法烦琐、时间耗费较长，且对实验室设备条件和人员素质均要求很高。

（二）膳食评价

根据评价对象的膳食实际摄入情况，通过膳食计算，将计算结果与膳食营养素摄入量指标进行对比，提出评价意见。具体步骤如下。

① 将 24h 内摄取的所有食物估量记录在每人每天食物营养素摄入量计算表的食物名称和摄入量对应栏内。

② 查食物成分表，并计算每人每天各种营养素摄入量。

③ 对每人每日膳食营养素平均摄入量进行评价。参照《中国居民膳食营养素参考摄入量》进行，根据评价对象劳动强度、性别、平均需要量（EAR）、推荐摄入量（RNI）或适宜摄入量（AI）和可耐受最高摄入量（UL）值，分析能量、营养素的摄入是否存在摄入不足或过剩的情况。

实际膳食营养素摄入与 RNI 或 AI 相比较误差在 ±10% 以内，可以认为符合要求。超过该误差范围者建议如下。

a. 若低于 EAR，认为该个体该种营养素摄入不足，应该增加摄入量。

b. 若达到或超过 RNI，认为该个体该种营养素摄入充足。

c. 若介于 EAR 或 RNI 之间，为安全起见，建议进行补充。

d. 需注意摄入量超过 UL 的营养素应调整限制在其 UL 值以下。

④ 对一日三餐的能量分配合理性评价。

⑤ 评价三大产能营养素的供能比是否合理。是否符合碳水化合物占总能量的 55%～65%，脂肪占总能量的 15%～25%，蛋白质占总能量的 15%～20%。

第七章

功能性食品

随着高脂肪、高热量、高盐食品在人们生活中的比重越来越大，肥胖症、高血脂、高血压、糖尿病、冠心病、恶性肿瘤等现代"文明病"的发病率居高不下。此外，由于社会、职业、环境等因素的影响，亚健康人群越来越多，人们越来越希望通过膳食获得特殊的功效保健身体，在此背景下功能性食品迅速发展起来，它除了具备本身的食品属性外，兼具一定的保健功能，是未来食品产业的一大发展方向。

第一节　功能性食品概述

一、功能性食品的特征

在我国，功能性食品通常又称保健食品。这类食品除了普通食品所具备的营养与感官两大功能外，还具有调节人体生理的功能。保健食品是指声称具有特定保健功能或者以补充维生素、矿物质为目的的食品，即适宜于特定人群食用，具有调节机体功能，不以治疗疾病为目的，并且对人体不产生任何急性、亚急性或者慢性危害的食品。

功能性食品是强调其成分对人体能充分显示机体防御功能、调节生理节律、预防疾病和促进人体向健康态转变的工业化食品。其具有以下特征。

（1）安全性　功能性食品首先是食品，必须无毒、无害，并具有相应的营养价值。适用对象在正常摄入时不会引起任何不良反应。

（2）功能性　功能性食品不同于一般食品，具有特定的保健功能。其保健功能是明确的、具体的、并经过了科学的验证。特定功能并不能取代人体正常的膳食摄入和对各类必需营养素的需要。

（3）针对性　功能性食品是针对需要调整某方面机体功能的特定人群而研制生产的，各类人群需按其需要选择不同的功能性食品，且不存在对所有人群都有同样作用的所谓"老少皆宜"的保健食品。

（4）非治疗性　功能性食品不以治疗为目的，不能取代药物对病人的治疗作用。功能性食品重在调节机体内环境平衡与生理节律，增强机体的防御功能，以达到保健康复的目的。

二、功能性食品的分类

1. 根据科技含量分类

（1）第一代产品（强化食品）　根据各类人群的营养需要针对性地添加营养素的食品。

我国二十世纪八九十年代的保健食品多属于这一类，目前已不允许以保健食品的形式面市。

（2）第二代产品（初级产品） 需要经过人体及动物试验证明该产品功能的科学性和真实性。目前我国市场上的保健食品大多属于此类，已成为市场的主导。

（3）第三代产品（高级产品） 第三代产品需要查清具有该项功能的功效成分，以及该成分的结构、含量、作用机理、在食品中的配伍性和稳定性等。这类产品在我国的市场份额正在扩大，将在我国功能性食品市场上占据主导地位。

2. 根据使用对象分类

（1）日常功能性食品 根据各种不同的健康消费群的生理特点和营养需求而设计的食品，如婴儿日常功能性食品、学生日常功能性食品、老人日常功能性食品等。

（2）特种功能性食品 着眼于特殊消费群的身体状况，强调食品在预防疾病和促进康复方面的调节功能，可分为 18 类：增强免疫力，降低血脂，降低血糖，改善睡眠，抗氧化，缓解运动疲劳，减少体内脂肪，增加骨密度，改善缺铁性贫血，改善记忆，清咽，提高缺氧耐受力，降低酒精性肝损伤危害，排铅，促进泌乳，缓解视疲劳，改善胃肠功能，健康肌肤。

第二节 各种功能性食品

一、促进面部皮肤健康的功能性食品

影响面部皮肤健康的情况主要有黄褐斑、痤疮和皱纹。黄褐斑是因内分泌失调引起体内毒素和废物不能及时排出，导致黑色素过多沉着于皮肤中而形成的。自由基含量过多、抗氧化能力弱，易造成皮肤细胞损伤，也会导致皮肤衰老和色斑形成。痤疮又称青春痘，是毛囊及皮脂腺阻塞、发炎所引发的一种慢性炎症性皮肤病，皮脂分泌过盛、毛囊角质细胞异常角化、微生物繁殖、遗传因素、膳食、用药、环境等因素都有可能引起痤疮。皱纹是因年龄增长，皮肤角质层保水能力降低、角质内层细胞储水能力不足，皮肤开始干燥，当肌肤松弛时，真皮网状组织开始硬化后，断裂产生的。

（一）影响面部皮肤健康的主要因素

1. 健康因素

当身体健康状况良好时，皮肤光亮、红润；当身体处于非正常状况时，皮肤就会灰暗无光，甚至出现各种缺陷。精神因素是影响皮肤的首要因素，身体器官的健康状况也直接影响皮肤的健康。

2. 年龄因素

随着年龄的增加，皮肤的代谢也会发生异常。皮肤的细胞膜会随胆固醇的积聚增加而硬化，还会因膜脂质的过氧化作用产生脂褐素。脂褐素的堆积以及内分泌失调引起的黑色素的增加都会使皮肤出现色斑。

3. 营养因素

碳水化合物、脂肪、蛋白质、矿物质、维生素、水分和膳食纤维是影响皮肤健康的因素。适量的皮下脂肪会使皮肤柔软、丰满、有弹性。长期缺乏蛋白质，各器官会变得衰弱，皮肤光泽、弹性就会消失，当蛋白质供应过剩时，可能引起过敏性皮肤病。

4. 环境因素

影响皮肤健康、加速其老化的另一个重要原因是极端的环境因素，如温度、湿度、阳光、尘埃、气候的变化等。长期处于干燥环境，皮肤表面水分散失过多又得不到及时补充，皮肤的老化就会加速，皱纹会增多，皮肤干燥无光泽。尘埃过多易阻塞皮肤毛孔，无法正常呼吸，影响其新陈代谢，发生皮肤病。尘埃中还有一些细菌，细菌侵入毛孔，会造成痤疮等皮肤疾病。

5. 生活因素

影响皮肤健康的生活因素包括生活规律、饮食习惯、居住环境、不良嗜好等。长期熬夜，会造成皮肤细胞再生能力的衰退，皮肤变得粗糙，眼圈发黑。抽烟会造成皮肤微血管收缩，降低皮肤血液循环，使皮肤无法吸收足够的营养与氧气，皮肤就会发黄、干燥、无光泽。长期饮酒过量会使血管膨胀，微血管壁弹性越来越低，最终破裂，使皮肤内层留下污痕。体内酒精过多，也会使皮肤失去光泽。

（二）促进面部皮肤健康的功能性食品

1. 芦荟

芦荟种类繁多，已知的有 300 多种，按其用途可分为药用芦荟、食用芦荟和观赏芦荟。药用芦荟有 10 多种，食用芦荟只有几种，其余大多为观赏芦荟。可食用的芦荟品种有库拉索芦荟（美国芦荟）、斑纹芦荟（中国芦荟）、上农大叶芦荟、木立芦荟（日本芦荟、小木芦荟）。库拉索芦荟是目前利用最广泛的品种，含有丰富的凝胶，可加工提取芦荟原汁、浓缩汁、芦荟结晶粉。它的鲜叶可直接食用，还能应用在食品、药品、美容品等方面。

目前已知芦荟含有 160 多种化学成分，具有生物活性的组分主要是蒽醌类衍生物、糖类衍生物、20 多种氨基酸、有机酸、维生素、甾醇类、酶、无机物质等。芦荟多糖和维生素对人体的皮肤有良好的营养、滋润、增白作用。芦荟对消除粉刺有很好的效果。芦荟大黄素等属蒽醌苷物质能使头发柔软而有光泽、轻松舒爽，且具有去头屑的作用。

2. 花粉

常用的花粉有松花粉、油菜花粉、桂花粉、玫瑰花粉、菊花粉等。花粉含有大量的蛋白质、多糖、维生素等，还含有铁、锌、钙、镁、钾等十多种无机盐，30 多种微量元素，18 种酶类，核酸及某些延缓人体衰老的激素、生长素等。花粉中的氨基酸呈游离状态，极易被人体吸收，这是其他任何天然食品所无法比拟的。其营养全面，不但可以改善皮肤健康，还具有很多其他的保健功能，可以说是全能型功能性食品。

3. 蜂蜜

蜂蜜以稠如凝脂、味甜纯正、清洁无杂质、不发酵者为佳。蜂蜜的主要成分为糖类，其中以人体容易吸收的葡萄糖和果糖为主，此外还含有与人体血清浓度相近的多种无机盐、维生素、有机酸，铁、钙、铜、锰、钾、磷等多种有益人体健康的微量元素，以及淀粉酶、氧化酶、还原酶等，具有滋养、润燥、解毒、美白养颜、润肠通便之功效。

二、有助于减少体内脂肪的功能性食品

肥胖与多种疾病相关，如高血压、心脏病、肿瘤、Ⅱ型糖尿病以及胆囊炎等，严重影响着人们的身心健康。

（一）影响肥胖的主要因素

肥胖症的发生受多种因素的影响，主要因素有饮食、遗传、生理、环境、运动、精神以及其他疾病等，其中饮食是导致肥胖的一个突出的因素。

（二）有助于减少体内脂肪的功能性食品

1. 脂肪代谢调节肽

由乳、鱼肉、大豆、明胶等蛋白质混合物酶解而来，肽长 3～8 个氨基酸碱基，主要由"缬-缬-酪-脯"、"缬-酪-脯"、"缬-酪-亮"等氨基酸组成。其作用，一是抑制脂肪的吸收，当同时食用油脂时，可抑制脂肪的吸收和血清三甘油酯上升；二是阻碍脂质合成，当同时摄入高糖食物后，由于脂肪合成受阻，抑制了脂肪组织和体重的增加；三是可促进脂肪代谢，当与高脂肪食物同时摄入时，脂肪代谢调节肽能抑制血液、脂肪组织和肝组织中脂肪含量的增加。

2. 魔芋精粉

魔芋为天南星科魔芋属草本植物的地下块茎，其酶解精制品就是葡甘露聚糖。其热量较低，吸水后体积膨胀 80～100 倍，食用极少量即有饱胀感。它不被人体的酶消化，不提供养分，同时能减缓胆固醇、糖分物质的吸收，有润肠通便作用，故有极好的减肥健美功效。魔芋精粉能使脂肪细胞中的脂肪含量减少，使细胞挤在一起，起到减少脂肪堆积的作用。

3. 乌龙茶提取物

乌龙茶提取物的功能成分主要为各种茶黄素、儿茶素以及它们的各种衍生物。此外，还含有氨基酸、维生素 C、维生素 E、茶皂素、黄酮、黄酮醇等许多复杂物质。乌龙茶可水解单宁类在儿茶酚氧化酶催化下形成邻醌类发酵聚合物和缩聚物，对甘油三酯和胆固醇有一定结合能力，结合后随粪便排出，而当肠内甘油三酯不足时，就会动用体内脂肪和血脂经一系列变化而与之结合，从而达到减脂的目的。

4. L-肉碱

肉碱分为 L 型、D 型和 DL 型，只有 L-肉碱（左旋肉碱）才具有生理价值。L-肉碱具有多种营养和生理功能，已被视作为人体的必需营养素。人体正常所需的 L-肉碱，通过膳食（肉类和乳品中较多）摄入，部分由人体的肝脏和肾脏以赖氨酸和氮氨酸为原料，在维生素 C、尼克酸、维生素 B_6 和铁等的配合协助下自身合成（内源性 L-肉碱）。L-肉碱是动物体内有关能量代谢的重要物质，在细胞线粒体内使脂肪进行氧化并转变为能量，以减少体内

的脂肪积累，并使之转变成能量。L-肉碱只是作为中间物质促进脂肪代谢，必须配合运动才能达到减肥效果，仅食用 L-肉碱不配合运动，无减肥效果。

5. 荞麦

荞麦中蛋白质的生物效价比大米、小麦要高；脂肪含量 $2\%\sim3\%$，以油酸和亚油酸居多；各种维生素和微量元素也比较丰富；它还含有较多的芦丁、黄酮类物质，具有维持毛细血管弹性、降低毛细血管的渗透功能。常食荞麦面条、饼等面食有明显降脂、降糖、减肥之功效。

6. 红薯

红薯中的蛋白质、脂肪、碳水化合物的含量低于粮谷，但其营养成分含量适当，营养价值优于谷类，它含有丰富的胡萝卜素和 B 族维生素以及维生素 C。红薯中含有大量的黏液蛋白质，具有防止动脉粥样硬化、降低血压、减肥、抗衰老作用。红薯中还含有丰富的胶原膳食纤维素，有阻碍体内剩余的碳水化合物转变为脂肪的特殊作用。

三、抗肿瘤功能性食品

肿瘤不管是良性还是恶性，本质上都表现为细胞失去控制的异常增殖，这种异常生长的能力除了表现为肿瘤本身的持续生长之外，在恶性肿瘤还表现为对邻近正常组织的侵犯及经血管、淋巴管和体腔转移到身体其他部位，而这往往是肿瘤致癌的原因。

（一）影响肿瘤的主要因素

肿瘤发病时涉及到多个步骤的病理过程。与肿瘤发病相关的因素依其来源、性质与作用方式的不同，可分为外源性与内源性两类。外源性因素来自外界环境，与自然环境和生活条件密切相关，包括化学因素、物理因素、致瘤性病毒、霉菌毒素等；内源性因素包括有机体的免疫状态、遗传性、激素水平及 DNA 损伤修复能力等。

目前将凡能引起人或动物肿瘤形成的化学物质称为化学致癌物。根据化学致癌物的作用方式可将其分为致癌物和促癌物两大类。进入机体后能诱导正常细胞癌变的化学物质称为致癌物，如各种致癌性烷化剂、亚硝酰胺类致癌物、芳香胺类、亚硝胺及黄曲霉毒素等。促癌物单独作用于机体内无致癌作用，但能促进其他致癌物诱发肿瘤形成，常见的促癌物有巴豆油（佛波醇二酯）、糖精及苯巴比妥等。此外电离辐射和紫外线照射等物理因素也具有一定的致癌作用，如长期接触放射性同位素可引起恶性肿瘤，紫外线照射可导致皮肤癌。

（二）预防肿瘤的功能性食品

许多功能性食品具有预防肿瘤的潜在作用，其潜在机制包括抑制致癌物质的吸收或活化，防止饮食中的致癌物质结合 DNA。由于功能性食品中的活性成分具有多方面的作用，而自由基与肿瘤密切相关，因此抗自由基的功能性食品往往具有预防肿瘤作用。例如抗氧化剂可消除自由基，并防止其破坏其他分子而导致癌症。维生素 A、维生素 E、β-胡萝卜素、叶酸等都具有预防和抑制肿瘤的作用。

1. 大蒜

大蒜能阻断亚硝胺的合成，从而辅助抑制肿瘤。大蒜滤液、大蒜油、大蒜素能调动体内抑制癌因素的代谢，达到抗癌的作用。大蒜具有免疫调节作用，可增加吞噬细胞和 T 细胞数，增强吞噬细胞的吞噬能力，提高淋巴细胞转化率。免疫功能低下服用后可使淋巴细胞转化率明显升高。大蒜还能降低胃内亚硝酸盐含量，降低胃癌发病率。

2. 番茄红素

番茄红素属类胡萝卜素，但没有 β-胡萝卜素能在人体内转化为维生素 A 的生理功能。番茄红素在番茄中大部分为全反式结构，但在人的体内多以顺式存在，顺式异构体比反式更容易被吸收。加热后番茄红素会从全反式变为顺式，更易吸收。番茄红素可通过抗氧化作用，抑制氧化游离基，降低发生肿瘤的危险性，已证实对预防前列腺癌、肺癌、胃癌最有效，对胰腺癌、大肠癌、食道癌、口腔癌、乳腺癌、子宫颈癌也有较好的预防作用。对已形成的肿瘤，能使之缩小，延缓扩散，尤其是前列腺癌。

3. 螺旋藻

螺旋藻是一种营养价值较高的蓝藻类低等生物，除具有营养作用外，还有抗肿瘤、促进机体造血功能、抗辐射、增强机体免疫力等多种药理作用。螺旋藻的抑制作用在始发阶段和促癌阶段均可发挥，表现出较强的癌症化学预防作用。此外螺旋藻对包括口腔癌在内的肿瘤具有一定的防癌抗癌作用。

4. 白藜芦醇

白藜芦醇广泛存在于葡萄科、百合科等 70 多种植物中。其生物学效应主要有抗肿瘤、抗炎、抗氧化、心血管保护及免疫调节作用等，是目前公认的继紫杉醇之后又一种能预防和治疗肿瘤的绿色药物。白藜芦醇是蒽醌萜类化合物，主要来源于蓼科植物虎杖的根茎提取物。白藜芦醇不但可以降低血液黏稠度，抑制血小板凝结还可使血管舒张，保持血管畅通，而且具有广泛的防癌抗癌作用。

四、缓解酒精性肝损伤的功能性食品

酒精性肝损伤是由于长期大量饮酒而导致的中毒性肝脏损伤。乙醇在胃肠道内很快被吸收，仅 $5\%\sim10\%$ 从肺、肾脏、皮肤排出，90% 以上的乙醇要在肝脏内代谢，乙醇进入肝细胞后氧化为乙醛。乙醇和乙醛都具有直接刺激、损害肝细胞的毒性作用，能使肝细胞发生变性、坏死。正常人少量饮酒后乙醇和乙醛可通过肝脏代谢解毒，一般不会引起肝损伤。然而一次性大量饮酒者却常有呕吐，甚至神志不清等急性酒精中毒症状。对于长期嗜酒者，乙醇和乙醛的毒性则可影响肝脏对糖、蛋白质、脂肪的正常代谢及解毒功能，导致酒精性脂肪肝、酒精性肝炎和酒精性肝硬化，从而对身体造成较大危害。

（一）酒精性肝损伤

1. 酒精性脂肪肝

酒精性脂肪肝是酒精性肝损伤中最先出现、最为常见的病变，其病变程度与饮酒的总量成正比，饮酒是诱发酒精性脂肪肝的主要原因。乙醇对肝细胞有较强的毒性，它能影响脂肪转化的各个环节，最终导致肝内脂肪堆积，形成脂肪肝。轻、中度的酒精性脂肪肝可完全治愈，但重度病变则可发展为肝纤维化乃至肝硬化。

2. 酒精性肝炎

酒精性肝炎是由酒精性脂肪肝发展而来的，其发病机理除与酒精对肝脏的直接毒性作用有关外，还与免疫反应有关。肝细胞遭受免疫损伤，使被乙醇损害的肝细胞微管蛋白显著减少，肿大的肝细胞不能排出微丝，且在肝细胞内聚积形成酒精性渗透小体，并引起透明小体抗体的产生。自身抗原和分离的酒精小体可以刺激病人淋巴细胞的转化和移动，从而抑制因子活力。

3. 酒精性肝硬化

酒精性肝纤维化是酒精性肝硬化的早期阶段，主要病理特点是胶原蛋白、蛋白多糖及黏蛋白等多种细胞外基质在肝内过度沉积。酒精使肝内胶原形成增加，加速肝纤维化进程。典型的酒精性肝硬化患者，其肝静脉周围纤维化尤为严重。这些纤维组织不断增生，形成肝细胞再生结节，导致酒精性肝硬化的发生。

（二）缓解酒精性肝损伤的功能性食品

缓解肝损伤的治疗原则为减轻肝脏负担，促进肝组织和肝细胞的修复，改善营养不良，保护大脑，预防或延缓肝昏迷的发生。肝损伤病人需要更多的热量才能维持机体的正常代谢，并促进肝病的恢复。此外，肝细胞的修复还需要补充蛋白质、维生素及脂肪等。同时，脂肪中脂肪酸的种类和含量对肝损伤也有影响。富含饱和脂肪酸的饮食可减缓或阻止脂肪肝和肝纤维化的发生，而富含不饱和脂肪酸的饮食则可诱发和加剧脂肪肝和肝纤维化。对化学性肝损伤有辅助保护作用的常用原料有灵芝、红景天、柴胡、葛根、黄精、西洋参、银杏、丹参、五味子、枸杞、栀子、白术、陈皮、鱼腥草、螺旋藻、灵芝孢子粉。

1. 甘草酸

甘草酸又名甘草甜素，是从甘草中提取的三萜类皂苷。甘草酸通过抗炎、抗脂质过氧化、调节免疫和稳定溶酶体等作用，可有效防治各种肝损伤。它可降低大鼠肝硬化的发生率，预防肝细胞坏死，降低血清转氨酶活力，增加肝细胞内糖原含量，促进肝细胞再生。此外，甘草酸还能诱导产生干扰素，增强 NK 细胞活性，保护肝细胞，激活网状内皮系统。同时，甘草酸可在肝脏内分解为甘草次酸和葡萄糖醛酸，与毒性物质结合而起解毒作用。

2. 水飞蓟素

水飞蓟素是从菊科植物水飞蓟果实中提取的水难溶性黄酮类化合物。它对酒精性肝损伤、药物性肝损伤、急慢性肝炎、肝硬化等都有明显的保护作用。水飞蓟素可能通过以下方式来达到保肝护肝效果。

① 直接清除活性氧而对抗脂质过氧化。

② 抑制 NO 的产生。

③ 在花生四烯酸代谢过程中优先抑制 5′-脂氧合酶。

④ 保护肝细胞膜。

⑤ 促进肝细胞的修复、再生。

⑥ 调节机体免疫。

⑦ 具有抗肝纤维化作用。

五、改善肠道的功能性食品

肠道功能与健康息息相关，肠道功能正常，营养消化吸收顺利，能够给机体提供足够的营养素，身体自然健康。肠道功能紊乱、消化吸收不佳，不能提供足够的营养素，有毒物质难以排出体外，就会造成身体慢性损伤。影响肠道功能的因素主要有肠道微生态、便秘、腹泻等。

（一）影响肠道健康的主要因素

1. 肠道菌群

肠道正常菌群的维持受到微生物和宿主的共同影响，宿主的食物残渣为肠道细菌的生长提供了丰富的营养，肠道黏膜为肠道菌群的生长繁殖提供了足够的场所，但食物中的毒素、抗生素等有害物质也时时威胁着肠道菌群的平衡。微生物通过营养和空间的竞争，调节着肠道内菌群的种类和数量，优胜者生存下来并组成了稳定的肠道菌群，赋予宿主分解食物大分子成小分子物质，促进食物的消化吸收；在代谢过程中产生多种营养物质；刺激免疫系统；分解某些潜在的致癌物质，产生一些抗菌物质，并对药物治疗有协同作用等。

2. 便秘

伴随着现代人匆忙的生活状态和不合理的饮食结构，便秘已成为了一种困扰广大人群的慢性疾病。大肠传导功能失常导致大便秘结、排便周期延长，或周期不长但粪质干结、排便艰涩，或粪质不硬、虽有便意但便出不畅。便秘的形成是大肠传导功能失常的表现，主要原因有胃肠积热、气积郁滞、气血阴津亏虚和阴寒凝滞。

3. 腹泻

正常消化道吸收功能的任何异常或肠道受到破坏时均可产生腹泻，但每一种腹泻均非单一发生机制，常有多种机制的共同参与，如在各种病原体引起肠道感染之后，常有一段时间的吸收不良。急性腹泻一般是由传染性病原微生物侵入、膳食不当、气候突变或结肠过敏所致。慢性非感染腹泻也会由各种肠或胃肠病引起，如慢性肠炎或过敏性大肠综合征。制酸剂、咖啡碱以及过多摄取水果也会诱发腹泻。

（二）改善肠道的功能性食品

1. 有益活菌制剂

酸奶、益生菌饮料等有益活菌制剂主要以双歧杆菌和各种乳杆菌为主，也有其他细菌。活菌制剂需存活率高，活菌含量稳定性好；能在肠道定殖和增殖；无病原性及有害产物；对人体肠道菌群调整作用明显；增加肠道有益菌比例，减少有害菌的比例。有益活菌制剂可用于治疗腹泻，以及预防和治疗因应用抗生素引起的伴联性腹泻与肠道菌群失调。灭菌酸乳不属于有益活菌制剂。

2. 双歧因子

双歧杆菌增殖因子是可促进双歧杆菌生长、增殖的活性物质，可使机体自身的生理性固有菌增殖，形成以有益菌占优势的肠道生态环境。近年来开发的增殖因子，包括功能性低聚糖和膳食纤维等产品，由于其成本较低、性能较为稳定且增殖效果明显，在功能性食品上的应用已显示出良好的前景。低聚糖独特的生理功能，完全归功于其独有的发酵特性，即双歧杆菌增殖特性。膳食纤维，特别是水溶性膳食纤维，也是因为其独有的发酵特性而具备相类似的功效。双歧因子的特点，一是在上消化道基本不被消化、不被吸收；二是能促进有益菌的增殖；三是能有效改善肠道菌群构成；四是有改善宿主肠道功能的作用。

3. 有益菌及其增殖因子的综合制剂

鉴于双歧杆菌与乳杆菌在制剂形式、保存与服用后均有许多不稳定因素，在这类保健食品的开发上，主张将这类有益菌与增殖促进剂并用。实验证明，它在改善肠道菌群构成、降低肠道 pH 值与缓解便秘上的功效显著可靠。双歧杆菌制剂可使急性腹泻患者的排便频率和表现特征均得到显著改善，并使肠道菌群也得到改善。

4. 膳食纤维和水

膳食纤维在促进排便、防治便秘等方面具有重要意义。膳食纤维直接进入大肠内，吸收水分而充分润胀，促进肠壁的有效蠕动，使粪便软化，增大粪便体积，使大肠内容物迅速通过肠道而排出体外。膳食纤维能被肠内细菌部分地、选择性地分解与发酵，从而改变肠内菌群的构成与代谢，诱导大量好气菌的繁殖，增加双歧杆菌等有益菌群的数量。饮水充足可以使肠腔内保持足够软化粪便的水分，这对保持肠道通畅和正常排便很有益处。

六、改善睡眠的功能性食品

睡眠对于每一个人来说都是必不可少的，也是一种保护性抑制。它一方面避免人体神经细胞因过度消耗而功能衰竭，另一方面使疲劳的神经细胞恢复正常。人在睡眠时，体内的合成代谢大于分解代谢，有利于精力的恢复和能量的储存。

（一）失眠的主要因素

失眠的症状包括入睡困难、睡眠时间短、醒的次数多以及多梦。失眠虽然不是危及生命的重症，但多年来也困扰着一些患者，使其精神抑郁、性情暴躁、容易激怒。一般来说，失眠在短时间如 2d 以内，变化不大，如果是 3d 以后，可出现记忆力、思维能力、计算能力的下降。失眠的原因很多，一般可分为躯体因素、情感因素和神经系统疾患。

各种原因引起的疼痛（如耳痛、头痛、神经痛）；皮肤瘙痒（荨麻疹、湿疹）；胃肠方面引起的腹泻、恶心、呕吐、腹胀等均使夜间症状加重；或者是肺心病呼吸困难、咳嗽、夜间喘息发作，以及因心脏疾病引起阵发性心动过速、心悸、心脏功能不全、贫血、高血压等均可导致失眠。一些人因精神紧张、不安、情绪不稳等都可引起失眠，如睡前过度兴奋、过度忧虑，或因环境改变（初到一个不习惯的地方），或生疏的床铺，或噪声、特殊气味等都可造成失眠。情感因素多见于一些神经过敏者或焦虑强迫性精神症状的人，80％以上的严重失眠者伴有忧郁症、强迫性神经症。此外神经系统疾患也有一定影响，神经系统疾患多出现在大脑半球器质性病变的早期，主要是由于睡眠量的变化，如睡眠的时间缩短，深睡期消失。如果是脑动脉硬化患者，经治疗后症状便可以得到明显改善。

（二）改善睡眠的功能性食品

1. 褪黑激素

褪黑激素是哺乳动物（包括人）脑部松果体所产生的一种激素，故又称松果体素。松果体附着于第三脑室后壁，大小似黄豆，含极微量的褪黑激素。褪黑激素可因光线刺激而减少分泌。如夜间长时间照明，对女性来说，可致雌性激素分泌紊乱，导致血液中雌激素水平升高，日久可诱发女性乳腺癌、子宫颈癌、子宫内膜癌以及卵巢癌。青少年、孕妇及哺乳期妇女、自身免疫性疾病患者及抑郁型精神病患者不宜服用褪黑激素。对驾车、机械作业前或正在作业时以及从事危险作业者不能服用褪黑激素。褪黑素是 5-羟基色氨酸进一步转化的产物，而色氨酸是合成 5-羟基色氨酸的前体物质。因此，可以通过补充色氨酸或 5-羟基色氨酸来增加褪黑素的含量，达到改善睡眠的效果。

2. 酸枣仁提取物

酸枣仁为鼠李科植物酸枣的种子，其皂苷类提取物具有镇静、催眠的作用。在动物试验中，无论是口服还是腹腔注射，也无论白天或是黑夜，即使是对于由咖啡因引起的兴奋状态，酸枣仁也有明显的镇静作用。不过，持续使用酸枣仁后会有一定抗药性，但在停用一段时间后，抗药性随即消失。

3. 西番莲花提取物

西番莲为西番莲科多年生常绿草质或半木质藤本攀缘植物，原产于中南美洲的热带和亚热带地区。西番莲花提取物不仅具有强效镇静作用，还能减轻由神经紧张引起的头痛，缓解由紧张引起的骨肉痉挛。鉴于有人在服用后会有昏睡感，因此，开车前或操作机器前不可服用。孕妇忌用。

七、增强免疫力的功能性食品

生物体要生存，必须不断应对外环境和内环境的变化，即抵抗其他生物或有害物质的侵入和清除体内衰老细胞及自由基。机体的免疫功能是由复杂的免疫系统实现的。免疫功能的低下会对机体健康产生极为不利的影响，使多种疾病的发病率和死亡率提高。造成机体免疫功能下降的原因有多种，如营养失衡、精神或心理因素、年龄增大、慢性疾病、应激、内分泌失调和遗传因素等。

1. 常见免疫系统疾病

（1）过敏反应　过敏反应是指机体对某些抗原初次应答后，再次接受相同抗原刺激时，发生的一种以机体生理功能紊乱或组织细胞损伤为主的特异性免疫应答，又称为变态反应或超敏反应。常见的过敏反应有过敏性鼻炎、哮喘、特应性皮炎等。它们的典型表现是长期持续的失调，会使患者感觉不适，严重时会致命。

（2）自身免疫性疾病　自身免疫性疾病是指以自身免疫反应导致组织器官损伤和相应功能障碍为主要发病机制的一类疾病，它的确切病因目前还不是很清楚。在正常情况下，免疫系统对自身组织抗原不产生免疫应答，或只产生极微弱的免疫应答反应，这种现象称为自身耐受。在某些情况下，如果自身耐受性遭受破坏，免疫系统就会对自身组织成分产生明显的免疫应答反应，即在体内产生了针对自身组织成分的抗体或致敏淋巴细胞，称为自身免疫。自身免疫性疾病按其发病原因可分为先天性免疫缺陷病（如先天性胸腺发育不全）和获得性免疫缺陷病（如艾滋病）；也可分为器官特异性自身免疫性疾病（如多发性硬化症、胰岛素依赖型糖尿病）和器官非特异性自身免疫性疾病（如系统性红斑狼疮、类风湿性关节炎等）。

2. 增强免疫力的功能性食品

增强免疫力，主要还是从营养素的角度出发，摄入足够的蛋白质、维生素、微量元素等，以及添加其他具有增强免疫作用的物质。

（1）免疫活性肽　免疫活性肽能够增强人体的免疫力，刺激淋巴细胞和巨噬细胞的免疫学功能，提高机体抵御外界病原体感染的能力，降低发病率，具有抗肿瘤功能（如抗菌肽、抗血栓转换酶抑制剂等）。此类肽多为短肽，活性稳定，可以制成针剂，也可以添加到食品、饮料中。

（2）活性多糖　活性多糖是指具有某种特殊生理活性的多糖化合物，广泛存在于动植物和微生物的细胞壁中。由于来源广泛、安全性高，近年来科学家们从各种生物内提取了多种活性多糖。它们能增强淋巴细胞的活性，提高巨噬细胞的吞噬能力，广泛应用于抗肿瘤、抗病毒、免疫调节等方面。有灵芝多糖、银耳多糖、香菇多糖、人参多糖等。

（3）虫草　虫草为虫草真菌寄生于虫草蝙蝠蛾幼虫体内形成的虫与苗的复合体。虫草含有丰富的营养物质，包括蛋白质、脂肪、维生素、矿物质等。虫草还含有多种生物活性成分，主要有虫草多糖、环二肽类化合物、甘露醇、虫草素、甾醇、核苷与腺苷。腺苷是虫草的主要活性物质，其含量是评价虫草内在质量的重要指标。虫草的保健功能包括保护心血管系统、提高非特异性免疫、护肝、抗肿瘤、辅助调节血糖等。

（4）牛初乳　牛初乳是乳牛正常分娩后最初 72h 内所分泌的乳汁。牛初乳含多种活性因子，有多种保健功能，具有普通乳品无法比拟的优点：含大量蛋白质和钙质；含多种维生素、矿物质；钾、钙、磷、铜含量较高，且钙、磷比例适宜利于肠道对钙的吸收。牛初乳具有调节免疫、抑菌、调整肠道、增强食欲等作用。牛初乳中的初乳素还能防止体内自由基和脂质过氧化的损伤，对病后恢复、增强体质、提高免疫力、增强对疾病的抵抗力等有一定功效。

第八章

食品添加剂与健康

人类为改善食物的品质和加工食品而使用功能性原料的历史源远流长。公元前 1500 年的埃及墓碑上就绘有人工着色的糖果；公元前 164 年，淮南王刘安炼丹未果却发明了豆腐，豆腐传入民间后深受百姓欢迎，此后又传入朝鲜、日本及东南亚各国，19 世纪初传入欧洲、非洲和北美，现在已成为世界性食品。周朝时我国已开始利用肉桂的增香作用来加工肉制品；公元 6 世纪我国就有了从植物中提取天然色素及应用的相关记载；南宋时期就已经在腊肉的生产过程中加入亚硝酸盐，用以防腐和护色，13 世纪该技术传入欧洲成为加工肉制品护色防腐的基础。

食品添加剂是现代食品工业发展的产物，近代工业革命和科技的进步为食品添加剂的发展奠定了物质基础。科学家通过生物提取、化学合成等方法，获得了大量的化学物质，进而开发出了多种可用于食品的添加剂。现代人们对食品品质的要求随着生活水平的提高而随之提高，对食品色、香、味、防腐、保鲜和加工工艺、便携性等方面都提出了新的要求。食品添加剂以最小的代价，满足了人类的迫切需要，促进了现代食品工业和餐饮业的发展。

第一节　食品添加剂概述

一、食品添加剂的定义

根据 GB 2760—2014《食品添加剂使用标准》，食品添加剂是指"为改善食品品质和色、香、味，以及为防腐、保鲜和加工工艺的需要而加入食品中的人工合成或者天然物质。食品用香料、胶基糖果中基础剂物质、食品工业用加工助剂也包括在内"。与上一版不同的是，本次最新版的《食品添加剂使用标准》将营养强化剂剥离出来，规定"食品营养强化剂和胶基糖果中基础剂物质及其配料名单调整由其他相关标准进行规定"，从此营养强化剂退出食品添加剂范畴。

二、食品添加剂的作用

随着生活水平的提高，人们对食品品质要求也在提高，不但要求食品提供维持机体正常活动的营养元素，更要在相当长的时间内具有良好的色、香、味、形，还要求食品具有一定的功能特性。食品添加剂的作用主要体现在以下几个方面。

① 在食品的色、香、味、形等品质方面满足消费者的需要。食品在加工及储存过程中，其颜色、气味和口感往往会发生变化，适当使用添加剂，可一定程度上实现对食品风味的控制，显著改善食品的感官品质。

② 保证原料和食品在储藏和货架期的品质符合要求。食材因不能及时加工或加工不当，可能加速腐败变质，适当使用食品添加剂可减缓食品劣变，延长保质期。

③ 赋予食品特殊的营养价值和保健作用，满足消费者的要求。食品中使用不同的添加剂可满足不同人群（年龄、职业岗位、常见病、多发病和生活环境等）的需要。

④ 满足食品加工过程中不同工艺的需要。

三、食品添加剂的安全性

食品添加剂的危害主要是三个方面。

（1）食品添加剂本身的危害　如亚硝酸盐为中等毒性，且会与仲胺类反应生成致癌的亚硝胺，这也是世界卫生组织将添加亚硝酸盐的加工肉制品列为致癌物的重要原因。

（2）非食品添加剂在食品中使用的危害　如使用苏丹红染色；违法添加三聚氰胺；使用工业甲醇假冒饮用酒；工业用吊白块用于面粉漂白；在馒头制作过程中滥用硫磺熏蒸；将荧光增白剂掺入面条、粉丝用于增白；采用农药多菌灵等水溶液浸泡果品防腐；甲醛用于鱼类防腐等。

（3）食品添加剂滥用的危害　食品添加剂都有相应的使用范围及剂量，但不良商家在生产中会超范围、超剂量使用食品添加剂，也会造成一定的危害。

近年来，与食品添加剂有关的安全问题层出不穷，公众多形成了"食品添加剂有毒、有害"这样的错误认识，影响了整个食品行业的发展。在实际应用中，国家相关部门对食品添加剂的安全性非常重视，制定了严格的法律法规来规范食品添加剂的使用。在我国，任何食品添加剂的使用，都要经过严格的安全性评价，从食品添加剂的生产工艺、理化性质、质量标准、使用效果、范围、加入量等方面，采用毒理学评价及检验方法等做出综合性结论，以确保食品添加剂使用的安全性。因此只要使用范围、使用方法与使用量符合《食品安全国家标准　食品添加剂使用标准》，其安全性是有保障的。

在食品添加剂领域，违规添加非法添加物，违禁添加化工原料或药物，是对公众健康最大的危害。相关问题经媒体曝光后，由于人们缺乏对食品添加剂的了解，加上一些厂商在广告词中的误导，人们容易将非法添加物和食品添加剂混淆，而将责任归结到食品添加剂，形成食品添加剂危害人体健康这一错误观念。实际上绝大多数食品添加剂属于无毒及实际无毒级别，只要按照国家相关规定使用食品添加剂，都是安全的。作为消费者只要购买正规厂家生产的食品，其食品安全都是有保障的。

第二节　各类食品中的食品添加剂

一、饮料中的食品添加剂

饮料中使用了大量的食品添加剂，以满足人们对饮料色、香、味及形态的要求，常见饮料所含食品添加剂见表 8-1。

表 8-1　饮料中使用的食品添加剂

名　称	所含食品添加剂
果粒橙	柠檬酸、柠檬酸钠、β-胡萝卜素
冰糖雪梨	柠檬酸、柠檬酸钠、羧甲基纤维素钠、D-异抗坏血酸钠
汽水(苹果味)	柠檬酸、柠檬酸钠、D-异抗坏血酸钠、二氧化碳、苯甲酸钠、柠檬黄、亮蓝、食用香精
可乐	焦糖色、磷酸、咖啡因、二氧化碳
奶茶	单双甘油脂肪酸酯、酪蛋白酸钠、磷酸氢二钾、二氧化硅、六偏磷酸钠、双乙酰酒石酸单双甘油酯、碳酸氢钠、焦磷酸二氢二钠、三聚磷酸钠
混合果蔬汁饮料	苹果酸、黄原胶、柠檬酸、柠檬酸钠、羧甲基纤维素钠、D-异抗坏血酸钠、β-胡萝卜素

柠檬酸、柠檬酸钠、苹果酸等属于酸度调节剂，能赋予食品酸味，给人爽快的感觉，可增进食欲，有助于纤维素和钙、磷等物质的溶解，促进人体对营养素的消化、吸收，同时还具有一定的防腐和抑菌作用。β-胡萝卜素、柠檬黄、亮蓝、焦糖色属于着色剂，适宜的色彩能够给人愉悦的感觉，促进消费，目前许可使用的着色剂品种普遍安全性很好。羧甲基纤维素钠、双乙酰酒石酸单双甘油酯、黄原胶、酪蛋白酸钠属于乳化剂和增稠剂，能促进饮料形成均匀的分散体，增加液体的黏度，提高饮料的稳定性，防止分层，同时部分增稠剂还属于水溶性膳食纤维，具有降低血清胆固醇、防止餐后血糖升高的作用。D-异抗坏血酸钠是抗氧化剂，能阻止或延迟饮料中的成分氧化变质。另外饮料中还使用到了防腐剂、苦味剂、抗结剂等。

二、肉制品中的食品添加剂

肉制品在食品消费中占有一定的比重，由于其口感好、风味佳，深受老百姓的喜爱。肉制品中也使用了大量的食品添加剂，常见肉制品所含食品添加剂见表 8-2。

表 8-2　肉制品中使用的食品添加剂

名　称	所含食品添加剂
泡凤爪	5′-呈味核苷酸二钠、乳酸、乳酸钠、乙酸、植酸、三聚磷酸钠、D-异抗坏血酸钠、双乙酸钠、脱氢乙酸钠、乳酸链球菌素、山梨酸钾、亚硝酸钠
灯影牛肉丝	谷氨酸钠、食用香精、抗氧化剂(D-异抗坏血酸钠)、亚硝酸钠
火腿肠	卡拉胶、超细鲜骨粉、谷氨酸钠、三聚磷酸钠、食用香精、亚麻籽胶、D-异抗坏血酸钠、山梨酸钾、红曲红、诱惑红、胭脂虫红、乳酸钠、亚硝酸钠
腊肉	亚硝酸钠

亚硝酸钠是护色剂，可使肉类制品呈现鲜艳的亮红色，并抑制多种厌氧性芽孢菌，尤其是肉毒梭状芽孢杆菌，防止肉毒中毒，还可增进风味。然而该物质可与仲胺类物质反应生成亚硝胺，亚硝胺有致癌性和毒性。在加工生产中适当添加抗坏血酸、D-异抗坏血酸钠或维生素 E 可以减少亚硝胺的生成。人们也一直在研究亚硝酸盐的替代品，使用复合添加剂替代亚硝酸盐已取得一定进展。D-异抗坏血酸钠是抗氧化剂，能够防止油脂及含有油脂的食品在保存过程中发生因氧化导致的酸败变质。抗氧化剂可阻断氧化反应链，清除自由基，保

证食品安全。抗氧化剂在肉制品中常与亚硝酸盐配合使用，既可以防止肉制品氧化变色，还能加强亚硝酸盐的抗肉毒杆菌能力，并减少亚硝胺的产生。乳酸、乳酸钠、乙酸、双乙酸钠、脱氢乙酸钠、乳酸链球菌素、山梨酸钾等都属于防腐剂，具有防止食品腐败变质，延长食品保存期，抑制食品中微生物繁殖的作用。谈到防腐剂，大多数人都认为防腐剂毒性比较大，实际上绝大多数常用防腐剂属于低毒及以下级别，有的防腐剂还是人体代谢的中间产物或者是天然提取物，属于无毒或实际无毒，因此，正确使用和合理摄入防腐剂对身体无害。谷氨酸钠、5'-呈味核苷酸二钠是增味剂，主要用于增强食品风味，使具有鲜美滋味，增加食欲和丰富营养，是方便面调味包、鸡精、鸡粉和增鲜酱油等调味品的主要呈味成分。植酸、三聚磷酸钠等属于水分保持剂，可以提高产品的稳定性、持水性，改善食品的形态、风味、色泽，增强结着力，保持肉制品的营养成分及柔嫩性。除肉制品外，在乳制品、饮料、奶酪、糖果、面包、饼干中也常使用水分保持剂。此外肉制品中还用到了着色剂、增稠剂等。

三、糖果中的食品添加剂

糖果是深受广大消费者尤其是青少年喜爱的一种食品，糖果中也使用了大量的食品添加剂，常见糖果所含食品添加剂见表8-3。

表 8-3 糖果中使用的食品添加剂

名 称	所含食品添加剂
硬糖	乳酸、乳酸钠、磷脂、二氧化钛、焦糖色、苋菜红、亮蓝、诱惑红、柠檬黄
软糖	明胶、果胶、柠檬酸、山梨糖醇液、柠檬酸钠、抗坏血酸、巴西棕榈蜡、柠檬黄
无糖口香糖	木糖醇、麦芽糖醇、阿拉伯胶、山梨糖醇、甘露糖醇、柠檬酸、二氧化钛、阿斯巴甜、安赛蜜、巴西棕榈蜡、紫胶、二丁基羟基甲苯

木糖醇、麦芽糖醇、山梨糖醇、甘露糖醇、阿斯巴甜、安赛蜜等是典型的甜味剂，赋予食品适宜的甜味。其中糖醇类物质因口味好，化学性质稳定，不易引起龋齿，还可调理胃肠，是世界上广泛采用的甜味剂之一。糖醇类物质在人体中或不被消化吸收，或不需胰岛素，有的还能促进胰脏分泌胰岛素（如木糖醇），故糖醇是糖尿病人理想的代糖品。应用阿斯巴甜、安赛蜜等作甜味剂的食品范围很广，包括供糖尿病人食用的食品和低能量食品。焦糖色、苋菜红、亮蓝、诱惑红、柠檬黄是着色剂，绿色和蓝色给人以新鲜、清爽的感觉；红色给人味浓、成熟、好吃的感觉，而且比较鲜艳和引人注目，能刺激消费者的购买欲；黄色给人以芳香、成熟、可口的感觉；橙色是黄色和红色的混合色，兼有红黄两色的优点，给人以强烈的甘甜、成熟和醇美的感觉；咖啡色给人以风味独特浓郁的感觉。目前水溶性着色剂使用广泛，普遍安全性很好。天然色素由于安全感比合成色素高，深受消费者欢迎，但由于含量和稳定性较差，使用受到限制。此外，糖果中还用到了防腐剂、增稠剂、抗氧化剂等。

四、糕点中的食品添加剂

糕点由于疏松的质地，柔软的口感，香甜的味觉刺激，加上其碳水化合物能够提供足够的热量，深受老百姓的喜爱。糕点中也使用了大量的食品添加剂，见表8-4。

表 8-4　糕点中使用的食品添加剂

名　称	所含食品添加剂
小面包	甘油、碳酸氢钠、硬脂酰乳酸钙、蔗糖脂肪酸酯、脱氢乙酸钠、抗坏血酸棕榈酸酯、纽甜
派	磷酸二氢钙、碳酸氢钠、碳酸氢铵、黄原胶、明胶、阿拉伯胶、酪蛋白磷酸钙、磷脂、食用香精
饼干	碳酸氢钠、碳酸氢铵

　　碳酸氢钠、碳酸氢铵属于膨松剂，主要添加到以面粉为主要原料的焙烤食品中，在加工过程中受热分解产生气体，使面胚起发，形成致密多孔组织，从而使制品具有膨松、柔软或酥脆感。食品入口后，由于具有多孔结构，唾液可很快渗入食品组织，并带出食品中的可溶性物质，使消费者快速品尝到食品特有的风味。膨松食品入胃后，就像海绵吸水一样，使各种消化液快速、畅通地进入食品组织，促进其消化和吸收。糕点中使用含钙食品添加剂，进食后还具有一定的补钙作用。此外糕点中还使用到了增稠剂、抗氧化剂、食用香精等。

第九章

食品污染及其预防

食品污染是指在各种条件下，有毒有害物质侵入食品，造成食品安全、营养或感官变化的过程。

食品在生产、加工、储存、运输和销售的过程中会受到多方面的污染，可能引起具有急性短期效应的食源性疾病或具有慢性长期效应的长期性危害。食品中可能出现的有害因素称为食品污染物，按性质可分为以下几类。

（1）生物性污染　包括微生物、寄生虫和昆虫的污染，主要以微生物污染为主，危害较大，如细菌和细菌毒素、真菌和真菌毒素污染等。

（2）化学性污染　来源复杂，种类繁多。一是来自生产、生活和环境中的污染物，如农药、有害金属、多环芳烃化合物、N-亚硝基化合物、二噁英等。二是从生产加工、运输、储存和销售工具、容器、包装材料及涂料等溶入食品中的原料材质、单体及助剂等物质。三是在食品加工储存中产生的物质，如酒类中有害的醇类、醛类等。四是滥用食品添加剂及使用非法添加物。

（3）物理性污染　主要来自放射性物质的开采、冶炼、生产以及在生活中的应用与排放，尤其是半衰期较长的放射性核素污染。食品的物理性污染还包括来自食品产、储、运、销过程中的污染物，如粮食收割时混入的草籽、食品运销过程中的灰尘等；食品掺假，如粮食中掺入砂石、肉中注入水等。

第一节　食品的微生物污染及其预防

微生物污染食品后不仅会降低食品卫生质量，而且对人体健康产生危害。在食品中常见的微生物，从食品卫生学角度按照对食品的污染可以划分为如下几种。

（1）致病性微生物　包括引起宿主致病的细菌、人畜共患疾病病原菌、产毒真菌及真菌毒素。

（2）相对致病性微生物　在通常情况下不致病，只有在一定条件下才具有致病力的一些细菌。

（3）非致病性微生物　对人体无害，但可引起食品质量下降或腐败变质。主要包括非致病菌、不产毒真菌与常见酵母菌。

微生物可在食品中迅速生长繁殖。食品营养成分、水分、pH 值、渗透压、温度、湿度等条件，均会影响微生物生长。

一、食品的细菌污染

食品中的细菌以及由此引起的腐败变质是食品卫生中最常见的有害因素之一。共存于食品中的细菌种类和数量称为食品的菌相，其中相对数量较大的细菌称为优势菌种。食品中的细菌包括致病菌、非致病菌和条件致病菌，而绝大多数是非致病菌。它们对食品的污染程度是间接估测食品腐败变质可能性及评价食品卫生质量的重要指标，同时也是研究食品腐败变质的原因、过程和控制措施的主要对象。本小节讨论的主要是非致病菌。

食品中常见的细菌有假球菌属、假单胞菌属、微球菌属、葡萄球菌属、芽孢杆菌属、梭状芽孢杆菌属、肠杆菌科各属、弧菌属、黄杆菌属、嗜盐杆菌属和嗜盐球菌属、乳杆菌属等。

食品细菌污染的危害性质与程度取决于污染食品的细菌种类和数量。食品细菌污染的危害可概括为，降低食品的营养价值（以杂菌为主的食品污染，主要会引起食品变质，使食品的营养价值、感官品质和商品价值降低），对机体存在毒性（当肠道致病菌污染食品时可引起借食品传播的传染病或食物中毒）。

目前，我国常用菌落总数、大肠菌群和致病菌三项指标来评价食品卫生质量。

1. 菌落总数

菌落总数指被检样品在严格规定的条件下（培养基及其 pH 值、培养温度与时间、计数方法）被培养生成的单位重量（g）、容积（mL）或表面积（cm^2）细菌菌落数量，以菌落形成单位（CFU）表示。

菌落总数是食品清洁状态的标识。我国许多食品卫生标准中规定了食品菌落总数指标，以其作为控制食品污染的容许限度。另外，也可用于预测食品的耐保藏程度。利用食品中细菌数量作为评定食品腐败变质程度（或新鲜度）的指标。

2. 大肠菌群

大肠菌群包括肠杆菌科的埃希菌属、柠檬酸杆菌属、肠杆菌属和克雷伯菌属。它们的共同点均来自人或温血动物的肠道，革兰氏阴性，需氧与兼性厌氧，不形成芽孢，35～37℃下发酵乳糖产酸产气。与其他肠杆菌科相比具有以下特点：数量多，在外界的存活时间与肠道致病菌基本相似，对杀菌剂的抵抗力与肠道致病菌相似。

一般采用乳糖发酵法，检验结果用相当于 100g 或 100mL 食品中大肠菌群的近似数来表示，简称大肠菌群近似数（MPN）或大肠菌值。

大肠菌群作为食品卫生的鉴定指标，用于判断食品是否受人体或温血动物粪便污染和肠道致病菌污染。因为大肠菌群与肠道致病菌来源相同，且在一般条件下大肠菌群在外界生存时间与主要肠道致病菌一致。若在食品中检出典型大肠杆菌，表示食品近期受粪便污染；若检出非典型大肠杆菌，说明食品受粪便的陈旧污染。但因大肠菌群为嗜中温菌，5℃以下不能生长，故不适用于低温水产品。

3. 肠道致病菌

主要检验志贺菌属、沙门菌属和金黄色葡萄球菌等。

二、霉菌与霉菌毒素对食品的污染及其预防

（一）概述

霉菌属于真菌。真菌是指有细胞壁，不含叶绿素，无根、茎、叶，以寄生或腐生方式生存，能进行有性或无性繁殖的一类生物。霉菌是菌丝体比较发达而又没有子实体的一类

真菌。

与食品卫生关系密切的霉菌大部分属于半知菌纲中的曲霉菌属、青霉菌属和镰刀霉菌属。

1. 霉菌的生长和产毒条件

霉菌产毒需要一定的条件，影响霉菌产毒的条件主要是食品基质中的水分、环境温度和湿度及空气的流通情况。

（1）水分和湿度　霉菌的繁殖需要一定的水分活度（A_w）。因此当食品中的水分含量低（溶质浓度大），即自由运动的水分子较少，不利于微生物的生长与繁殖，可以防止腐败变质。

（2）温度　大部分霉菌在 28～30℃ 都能生长。10℃ 以下和 30℃ 以上时生长明显减弱，在 0℃ 以下几乎不生长。一般霉菌产毒温度略低于其最适生长温度。

（3）基质　霉菌的营养来源主要是糖和少量氮、矿物质，因此极易在含糖的饼干、面包、粮食类等食品上生长。

2. 霉菌毒素

霉菌毒素指少数霉菌在所污染食品上繁殖所产生的有毒代谢产物。霉菌毒素对人、牲畜均可产生毒害。目前已知的霉菌毒素有 200 多种，与食品卫生关系密切的有黄曲霉毒素、赭曲霉毒素、杂色曲霉素、烟曲霉震颤素、单端孢霉烯化合物、玉米赤霉烯酮、伏马菌素以及展青霉素、橘青霉素、黄绿青霉素等。

3. 主要产毒霉菌

霉菌产毒只限于产毒霉菌，而产毒霉菌中也只有一部分毒株产毒。目前已知具有产毒株的霉菌主要有以下几种。

（1）曲霉菌属　黄曲霉、赭曲霉、杂色曲霉、烟曲霉、构巢曲霉和寄生曲霉等。

（2）青霉菌属　岛青霉、橘青霉、黄绿青霉、扩张青霉、圆弧青霉、皱折青霉和荨麻青霉等。

（3）镰刀菌属　犁孢镰刀菌、拟枝孢镰刀菌、三线镰刀菌、雪腐镰刀菌、粉红镰刀菌、禾谷镰刀菌等。

（4）其他菌属　绿色木霉、漆斑菌属、黑色葡萄状穗霉等。

产毒霉菌所产生的霉菌毒素没有严格的专一性，即一种霉菌或毒株可产生几种不同的毒素，而同一种毒素也可由多种霉菌产生。如黄曲霉毒素可由黄曲霉、寄生曲霉产生；而岛青霉可产生黄天精、红天精、岛青霉毒素及环氯素等。

4. 霉菌污染食品的危害

霉菌污染食品降低食品的食用价值，甚至使其不能食用。全世界平均每年至少有 2% 的粮食因为霉变而不能食用。霉菌如在食品或饲料中产毒可引起人畜霉菌毒素中毒。

（二）黄曲霉毒素

1. 化学结构和理化性质

黄曲霉毒素（AFT）是一类结构类似的化合物。目前已经分离鉴定出 20 多种，主要为

AFB 和 AFG 两大类。二者结构十分相似，含 C、H、O 三种元素，都是二氢呋喃氧杂萘邻酮的衍生物，即结构中含有 1 个双呋喃环、1 个氧杂萘邻酮（又称香豆素）。其结构与毒性和致癌性有关，凡二呋喃环末端有双键者毒性较强，并有致癌性。在食品检测中以 AFB$_1$ 为污染指标。

AFT 在紫外光的照射下能发出特殊的荧光，因此一般根据荧光颜色、R_f 值、结构来进行鉴定和命名。AFT 耐热，一般的烹调加工很难将其破坏，在 280℃时，才发生裂解，毒性破坏。AFT 在中性和酸性环境中稳定，在氢氧化钠强碱性环境中能迅速分解，形成香豆素钠盐。AFT 能溶于氯仿和甲烷，而不溶于水、正己烷、石油醚及乙醚。

2. 产毒条件

AFT 是由黄曲霉和寄生曲霉产生的。部分黄曲霉菌株能产生黄曲霉毒素，而寄生曲霉几乎所有菌株都能产生黄曲霉毒素。黄曲霉产毒的必要条件为湿度 80%～90%，温度 25～30℃，氧气 1%。此外天然基质培养基（玉米、大米和花生粉）比人工合成培养基产毒量高。

3. 对食品的污染

一般来说，国内长江以南地区黄曲霉毒素污染要比北方地区重，主要污染的粮食作物为花生、花生油和玉米，大米、小麦、面粉污染较轻，豆类很少受到污染。而在世界范围内，一般高温高湿地区（热带和亚热带地区）食品污染较重，而且也是花生和玉米污染较严重。英国的火鸡"X 病"事故即由变质花生粉引起，在发病后的 2 年里，科学家从花生粉里分离出了黄曲霉毒素。

4. 毒性

黄曲霉毒素具有很强的急性毒性，也有明显的慢性毒性和致癌性。

（1）急性毒性　黄曲霉毒素为剧毒物，其毒性为氰化钾的 10 倍。对鱼、鸡、鸭、大鼠、豚鼠、兔、猫、狗、猪、牛、猴及人均有强烈毒性。鸭雏的急性中毒肝脏病变具有一定的特征，可作为生物鉴定的方法。一次大量口服后，可出现肝实质细胞坏死；胆管上皮增生；肝脏脂肪浸润，脂质消失延迟；肝脏出血。

（2）慢性毒性　长期小剂量摄入 AFT 可造成慢性损害。其主要表现是动物生长障碍，肝脏出现亚急性或慢性损伤。其他症状有食物利用率下降、体重减轻、生长发育迟缓、雌性不育或产仔少。

（3）致癌性　AFT 对动物有强烈的致癌性，并可引起人急性中毒，但与人类肝癌的关系难以得到直接证据。从肝癌流行病学研究发现，凡食物中黄曲霉毒素污染严重和人类实际摄入量比较高的地区，原发性肝癌发病率高。

5. 黄曲霉毒素的代谢和生化作用

黄曲霉毒素 B$_1$（AFB$_1$）进入机体后，需在体内进行代谢（活化）过程，才能形成终致癌物。黄曲霉毒素在体内的代谢主要是在肝脏微粒体酶作用下进行脱甲基羟化和环氧化反应。二呋喃环末端双键的环氧化反应，形成 AFB$_1$-2,3 环氧化物，与 AFT 的毒性、致癌性、致突变性都有关系。

AFT 如不连续摄入，一般不在体内蓄积。一次摄入后，约需 1 周经呼吸、尿、粪等将大部分排出。

6. 预防措施

（1）防霉　最根本措施，预防食品被霉菌污染。

① 田间耕作：防虫、晾晒及时。

② 储藏：控制水分，粮食的安全水分＜13％，玉米＜12.5％，花生＜8％；温度＜10℃；相对湿度＜70％。

③ 除氧：增加仓中 N_2、CO_2。

④ 化学方法：药物防霉。

（2）去毒

① 物理方法：挑选霉粒、碾轧加工法、加水搓洗、吸附法。

② 化学方法：加碱处理法、二甲基乙醚去除油脂中的 AFB_1。

（3）制定食品卫生标准进行监督管理。

（三）杂色曲霉毒素

杂色曲霉毒素是一类结构近似的化合物，目前已有 10 多种被确定结构。结构中基本都有 2 个呋喃环，与 AFT 结构近似。生物体可经多部位吸收，并可诱发不同部位癌变。其二呋喃环末端双键的环氧化与致癌性有关。

杂色曲霉毒素在生物体内转运可能有两条途径：一是与血清蛋白结合后随血液循环到达实质器官，二是被巨噬细胞转运到靶器官。其所引起的致死病变主要在肝脏。

第二节　食品的化学性污染及其预防

一、农药污染及其预防

1. 农药及农药残留

根据我国国务院《农药管理条例》（1997）定义，农药（pesticide）是指用于预防、消灭或控制危害农业、林业的病、虫、草和其他有害生物以及有目的地调节植物、昆虫生长的化学合成或者来源于生物、其他天然物质的一种物质或者几种物质的混合物及其制剂。

按用途可将农药分为杀（昆）虫剂、杀（真）菌剂、除草剂、杀线虫剂、杀螨剂、杀鼠剂、落叶剂和植物生长调节剂等类型。其中使用最多的是杀虫剂、杀菌剂和除草剂。

农药残留是指农药使用后残存于环境、生物体和食品中的农药母体、衍生物、代谢物、降解物和杂质的总称。残留的数量称为残留量，单位为 mg/kg 食品或农作物。

食品中常见的农药残留有有机磷、氨基甲酸酯、拟除虫菊酯、有机氯、有机砷、有机汞等多种类型。

2. 食品中农药残留的来源

进入环境中的农药，可通过多种途径污染食品。进入人体的农药据估计约 90％是通过食物摄入的。食品中农药残留的主要来源有以下几方面。

（1）施用农药对农作物的直接污染 包括表面黏附污染和内吸性污染。其污染程度主要取决于农药性质，剂型及施用方法，施药浓度、时间及次数，气象条件。

（2）农作物从污染的环境中吸收农药 由于施用农药和工业"三废"的污染，大量农药进入空气、水和土壤，成为环境污染物。农作物便长期从污染的环境中吸收农药，尤其是从土壤和灌溉水中吸收农药。

（3）食物链污染食品 如农药污染饲料而导致肉、乳、蛋的污染；含农药的工业废水污染江河湖海进而污染水产品等，并在污染中通过生物富集作用不断产生放大效应。

（4）其他来源的污染 使用熏蒸剂等对粮食造成的污染；禽畜饲养场所及禽畜身上施用农药对动物性食品的污染；粮食储存加工、运输销售过程中的污染，如混装、混放、容器及车船污染等；事故性污染，如将拌过农药的种子误当粮食吃，误将农药加入或掺入食品中，施用时用错品种或剂量而致农药高残留等。

3. 食品储藏和加工过程对农药残留量的影响

谷物在仓储过程中农药残留量缓慢降低，但部分农药可逐渐渗入内部而致谷粒内部残留高。另外，常用的食品加工过程一般可不同程度降低农药残留量，但特殊情况下也可使农药浓缩、重新分布或生成毒性更大的物质。

4. 控制食品中农药残留量的措施

① 加强对农药生产和经营的管理。

② 安全合理使用农药。

③ 制定和严格执行食品中农药残留限量标准。

④ 制定适合我国的农药政策，开发高效低毒低残留的新品种，及时停用、淘汰高毒、高残留、长期污染环境的品种等。

二、N-亚硝基化合物污染及其预防

N-亚硝基化合物的分子结构通式为 R1（R2）＝N—N═O。N-亚硝基化合物是对动物具有较强致癌作用的一类化学物质，已研究 300 多种亚硝基化合物，其中 90％具有致癌性。

我国在 1973～1975 年进行的全国死因回顾调查发现，西北河西走廊一带及东部沿海是我国胃癌高发地区。山西省垣曲县是胃癌高发区，土壤中硝酸盐类含量高，使该县生长的农作物和饮水中硝酸盐的含量普遍高于低发县。近 30 多年的大量研究表明，人类某些癌症（如胃癌和食管癌）发生与硝酸盐与亚硝酸盐暴露有重要病因关联。硝酸盐和亚硝酸盐暴露为何与人类某些癌症有关联？

（一）N-亚硝基化合物的分类、结构特点及理化性质

根据分子结构不同，N-亚硝基化合物可分为 N-亚硝胺和 N-亚硝酰胺。

1. 亚硝胺

亚硝胺是研究最多的一类 N-亚硝基化合物，低分子质量的亚硝胺（如二甲基亚硝胺）在常温下为黄色油状液体，高分子量的亚硝胺多为固体。溶于有机溶剂，特别是三氯甲烷。亚硝胺在中性和碱性环境中较稳定，在酸性环境中易被破坏，盐酸有较强的去亚硝基作用。

加热到 70～110℃，N-N 之间可发生断裂，形成氢键和发生加成反应。

2. 亚硝酰胺

亚硝酰胺的化学性质活泼，在酸性和碱性条件中均不稳定。在酸性条件下，分解为相应的酰胺和亚硝酸，在弱酸性条件下主要经重氮甲酸酯重排，放出 N_2 和羟酯酸。在弱碱性条件下亚硝酰胺分解为重氮烷。

（二）N-亚硝基化合物的前体物

1. 硝酸盐和亚硝酸盐

（1）硝酸盐和亚硝酸盐广泛存在于人类环境中，是自然界中最普遍的含氮化合物。一般蔬菜中的硝酸盐含量较高，而亚硝酸盐含量较低。但腌制不充分的蔬菜、不新鲜的蔬菜、泡菜中含有较多的亚硝酸盐。

（2）作为食品添加剂加入量过多。

2. 胺类物质

含氮的有机胺类化合物，是 N-亚硝基化合物的前体物，也广泛存在于环境，尤其是食物中。氨基酸、磷脂等胺类的前体物都是各类天然食品的成分。

另外，胺类也是药物、化学农药和一些化工产品的原材料（如大量的二级胺用于药物和工业原料）。

（三）食品中的 N-亚硝基化合物及亚硝胺在体内的合成

食品中的 N-亚硝基化合物主要来源于加工动物食品，如腌制烘烤的鱼、肉制品、某些乳制品（如干乳酪、乳粉等）、啤酒及长期储存或经加工处理的蔬菜、水果等。此外亚硝胺化合物可在机体内合成。胃可能是合成亚硝胺的主要场所，口腔、被感染的膀胱也可以合成一定的亚硝胺。

（四）N-亚硝基化合物的致癌性

① N-亚硝基化合物致癌作用可通过呼吸道、消化道、皮下肌内注射、皮肤接触引起动物肿瘤，并有剂量效应关系。

② 不管是一次大剂量还是少量多次地给予动物，均可诱发肿瘤。

③ 可使多种动物患肿瘤，目前为止，还没有发现一种动物对 N-亚硝基化合物的致癌作用具有抵抗力。

④ 各类亚硝胺对不同器官都有作用。如二甲基亚硝胺主要是导致消化道肿瘤，可引起胃癌、食管癌、肝癌、肠癌、膀胱癌等。

⑤ 妊娠期的动物摄入一定量的 N-亚硝基化合物可通过胎盘使子代动物致癌，甚至影响到第三代和第四代。实验显示，N-亚硝基化合物还可以通过乳汁使子代发生肿瘤。

⑥ 许多流行病学资料显示，其摄入量与人类的某些肿瘤的发生呈正相关。

食物中的挥发性亚硝胺是人类暴露于亚硝胺的一个重要方面，许多食物中都能检测出亚硝胺。此外，人类接触 N-亚硝基化合物的途径还包括化妆品、香烟烟雾、农药、化学药物以及餐具清洗液、表面清洁剂等。

人类许多肿瘤可能与亚硝基化合物有关，如胃癌、食管癌、结直肠癌、膀胱癌以及肝癌。引起肝癌的环境因素，除黄曲霉毒素外，亚硝胺也是重要的环境因素。肝癌高发区的副食以腌菜为主，对肝癌高发区的腌菜中的亚硝胺测定，显示检出率为 60%。

亚硝胺和亚硝酰胺的致癌机制并不完全相同。亚硝胺较稳定，对组织和器官的细胞没有直接的致突变作用。但是，与氨氮相连的 α-碳原子上的氢受到肝微粒体 P_{450} 的作用，被氧化形成羟基，此化合物不稳定，进一步分解和异构化，生成烷基偶氮羟基化合物，此化合物是具有高度活性的致癌剂。因此一些重要的亚硝胺，如二甲基亚硝胺和吡咯烷亚硝胺等，用于动物注射进行致癌实验时并不在注射部位引起肿瘤，而是经体内代谢活化引起肝脏等器官肿瘤。

N-亚硝基化合物还具有致畸作用和致突变作用。亚硝酰胺对动物具有致畸作用，并存在剂量效应关系，而亚硝胺的致畸作用很弱。

亚硝酰胺是一类直接致突变物。亚硝胺需经哺乳动物的混合功能氧化酶系统代谢活化后才具有致突变性。亚硝胺类活化物的致突变性和致癌性无相关性。

（五）预防措施

（1）减少其前体物的摄入量　如限制食品加工过程中的硝酸盐和亚硝酸盐的添加量；尽量食用新鲜蔬菜等。

（2）减少 N-亚硝基化合物的摄入量　人体接触的 N-亚硝基化合物有 70%～90% 是在体内合成的。多食用能阻断 N-亚硝基化合物合成的成分和食品，如维生素 C、维生素 E 及一些多酚类物质。制定食品中的限量标准。

三、多环芳族类化合物污染及其预防

多环芳烃化合物（PAH）按结构分为两类，一类在苯环与苯环之间各由 1 个碳原子相连，如联苯；另一类在相邻的苯环至少有 2 个共用的碳原子的碳氢化合物，如萘、苯并 [a] 芘，也称为稠环芳烃。多环芳族化合物目前已鉴定出数百种，其中苯并 [a] 芘是研究最早且资料最多的一种。

（一）苯并 [a] 芘

1. 结构及理化性质

苯并 [a] 芘（B[a]P）是由 5 个苯环构成的多环芳烃。分子式为 $C_{20}H_{12}$，分子量为 252。常温下为针状结晶，浅黄色，性质稳定。沸点 310～312℃，熔点为 178℃。溶于苯、甲苯、二甲苯及环己烷，稍溶于甲醇和乙醇，在水中溶解度仅为 0.5～6μg/L。阳光和荧光均可使之发生光氧化作用，臭氧也可使之氧化。与 NO 或 NO_2 作用可发生硝基化。在苯溶液中呈蓝色或紫色荧光。

2. 致癌性和致突变性

对动物的致癌性是肯定的。能在大鼠、小鼠、地鼠、豚鼠、蝾螈、兔、鸭及猴等动物身上成功诱发肿瘤，在小鼠并可经胎盘使子代发生肿瘤。也可使大鼠胚胎死亡、仔鼠免疫功能下降，是短期致突变实验的阳性物。在一系列的致突变实验中皆呈阳性反应。许多流行病学研究资料显示，人类摄入多环芳族化合物与胃癌发生率相关。

3. 代谢

通过水和食物进入人体的 B[a]P 很快通过肠道吸收，吸收后很快分布于全身。多数脏器在摄入后几分钟和几小时就可检出 B[a]P 和其代谢物，乳腺和脂肪组织中可蓄积。经口摄入的 B[a]P 可通过胎盘进入胎仔体，呈现毒性和致癌性。无论从何途径摄入，主要的排泄途径是经肝脏通过粪便排出。绝大部分为其代谢产物，只有 1% 为原形。

动物实验表明，进入体内的 B[a]P 在微粒体混合功能氧化酶系的芳烃羟化酶作用下，代谢活化为多环芳烃环氧化物，与 DNA、RNA 和蛋白质大分子结合而呈致癌作用，成为终致癌物。部分进一步经代谢形成带有羟基的化合物，最后可与葡萄糖醛酸、硫酸或谷胱甘肽结合从尿中排出。

4. 对食品的污染

多环芳烃主要由各种有机物如煤、柴油、汽油、原油及香烟燃烧不完全而来。食品中的多环芳烃主要有以下几个来源。

① 食品在烘烤或熏制时直接受到污染。

② 食品成分在烹调加工时经高温裂解或热聚形成，是食品中多环芳烃的主要来源。

③ 植物性食物可吸收土壤、水中污染的多环芳烃，并可受大气飘尘直接污染。

④ 食品加工过程中，受机油污染，或食品包装材料的污染，以及在柏油马路上晾晒粮食可使粮食受到污染。

⑤ 污染的水体可使水产品受到污染。

⑥ 植物和微生物体内可合成微量的多环芳烃。

5. 防止 B[a]P 危害的预防措施

① 防止污染，改进食品加工烹调方法。

② 去毒，用吸附法可去除食品中的一部分 B[a]P，用日光或紫外线照射食品也能降低其 B[a]P 含量。

③ 制定食品中允许含量标准。我国的卫生标准（GB 2762—2012）规定，烧烤或熏制的动物性食品，以及稻谷、小麦、大麦中 B[a]P 含量应≤5mg/kg，食用植物油中 B[a]P 含量应≤10mg/kg。

（二）杂环胺类化合物

杂环胺类化合物（HCA）是在高温及长时间烹调加工的肉和鱼类中发现的，主要有氨基-咪唑-喹啉或氨基-咪唑-喹噁啉（统称为 IQ 化合物）、氨基-咪唑-吡啶（如 PhIP）。当火焰与食物接触或燃烧时，氨基咔啉显著增加。这些物质是在高温下由肌酸、肌酐、某些氨基酸和糖形成，为带杂环的伯胺。PhIP 是烹饪食品中含量最多的 HCA。

1. 杂环胺类化合物的致癌性

主要可诱发小鼠肝脏肿瘤，也可诱发肺、前胃和造血系统的肿瘤，大鼠可发生肝、肠道、乳腺等器官的肿瘤。

2. 防止杂环胺类化合物危害的措施

① 改进烹调方法，尽量不要采用油煎和油炸的烹调方法，避免过高温度，不要烧焦食物。

② 增加蔬菜水果的摄入量。膳食纤维可以吸附 HCA，而蔬菜和水果中的一些活性成分又可抑制 HCA 的致突变作用。

③ 建立完善的 HCA 检测方法，开展食物 HCA 含量检测，研究其生成条件和抑制条件，以及在体内的代谢情况、毒害作用的阈剂量等，尽早制订食品中的限量标准。

四、二噁英污染及其预防

二噁英（PCDD/Fs）是一类氯代含氧三环芳烃类化合物，有 200 余种同系物异构体。

1. 理化性质

（1）**热稳定性** PCDD/Fs 极其稳定，加热到 800℃ 才分解，大量破坏时温度需要超过 1000℃。

（2）**低挥发性** 这些化合物的蒸气压极低，因而除了气溶胶颗粒吸附外，在大气中分布较少，而在地面可以持续存在。

（3）**脂溶性** 极具亲脂性，辛烷/水的分配系数的对数值极高。因而在食物链中，PCDD/Fs 可以通过脂质发生转移和生物富集。耐酸碱及氧化，极难溶于水。

（4）**环境中稳定性高** 尽管紫外线可以很快破坏 PCDD/Fs，但在大气中由于主要吸附于气溶胶颗粒而可以抵抗紫外线。一旦进入土壤，对理化因素和生物降解都具有抵抗作用，平均半衰期约为 9 年，因而可在环境中持续存在。

2. 环境中 PCDD/Fs 污染来源

（1）**含氯化合物的使用** 含氯化合物的合成与使用，如 PCBs 混合物、纸浆漂白、氯碱工业。

（2）**不完全燃烧与热解** 城市垃圾焚烧、医院废物、汽车尾气、金属生产、含 PCBs 设备事故。

（3）**光化学反应** 氯代 2-苯酚（二噁英前体），通过光化学反应生成 PCDD/Fs 氯酚，通过过氧化酶催化（生化反应）产生 PCDD/Fs。

3. 食品污染

食品中二噁英主要来自环境的污染。发泡聚苯乙烯、PVC 塑料以及纸制品作为食品包装材料可将其中的二噁英迁移到食品中。此外，意外事故如日本和我国台湾的米糠油事件、比利时的"鸡门事件"等也可对食品造成污染。人体接触的二噁英 90% 以上是通过膳食接触，而动物性食品是其主要来源，特别是鱼类。食用生长在 PCBs 污染水体中的鱼类、贝类是人类摄入 PCBs 的主要途径。

4. 二噁英污染对人体健康的危害

它既非人为生产，又无任何用途，难以生物降解，在食物链中富集，对环境和健康构成严重威胁，已成为全球普遍关注的环境问题以及公共卫生问题。

（1）它们毒性巨大，严重危害人类健康 以 2,3,7,8-TCDD 为例，与部分毒物的毒性

相比，TCDD 的毒性要比氢氰酸强 10000 倍以上，比眼镜蛇毒强 1000 倍，比河豚毒素毒性强 100 倍。所以 1988 年世界卫生组织推荐二噁英类毒物的日容许摄入量（TDI）只仅为 1～4pg/kg 体重。

（2）危害途径　二噁英可以通过皮肤、呼吸道、消化道等途径进入人体，特别是脂类食物，经消化道进入人体的量占 90％以上，它们蓄积于脂肪与肝脏，达到一定程度便会造成许多不良影响。

（3）对机体的影响　二噁英对机体影响大致归纳为三方面：免疫功能降低、生殖和遗传功能改变、恶性肿瘤的易感性等。

5. 预防二噁英类化合物污染的措施

主要包括控制环境 PCDD/Fs 的污染、发展实用的 PCDD/Fs 检测方法及制定食品中的允许限量标准进行监督管理；开发和使用有利于环境的替代化学品；向垃圾宣战；提高全民环境意识，规范自身的环境行为。

五、塑料制品的污染及其预防

塑料是由大量小分子单位通过共价键合成的化合物。其中单纯由高分子聚合物构成的称为树脂，而加入添加剂后称为塑料。塑料制品可分为热塑性塑料和热固性塑料。目前我国允许使用于食品容器和包装材料的塑料除三聚氰胺甲醛树脂（密胺）为热固性塑料外，其余均为热塑性塑料。

1. 常用塑料制品

（1）聚乙烯（PE）和聚丙烯（PP）　聚乙烯和聚丙烯能够加入其中的添加剂包括色料的种类很少，因而薄膜的固体成形品很难印刷上鲜艳的图案。毒性也较低，属于低毒级物质。

高压聚乙烯质地柔软，多制成薄膜，其特点是有透气性、不耐高温、耐油性也差。低压聚乙烯坚硬、耐高温，可以煮沸消毒。聚丙烯透明度好，耐热，具有防潮性（其透气性差），常用于制成薄膜、编织袋和食品周转箱等。两种单体沸点较低而易于挥发，一般无残留。

（2）聚苯乙烯（PS）　聚苯乙烯塑料有透明聚苯乙烯和泡沫聚苯乙烯两种（后者在加工中加入发泡剂制成，如快餐饭盒）。由于属于氢饱和烃，因而相容性差，可使用的添加剂种类很少，其卫生问题主要是单体苯乙烯及甲苯、乙苯和异丙苯等，达到一定剂量具有毒性。

（3）聚氯乙烯（PVC）　聚氯乙烯是氯乙烯的聚合物。聚氯乙烯塑料有较好的相容性，可加入多种塑料添加剂。聚氯乙烯透明度较高，但易老化和分解。一般用于制作薄膜（大部分为工业用）、盛装液体用瓶，硬聚氯乙烯可制作管道。聚氯乙烯的安全问题主要是含有未参与聚合的游离的氯乙烯单体；含有多种塑料添加剂；热解产物。

（4）聚碳酸酯塑料（PC）　该塑料具有无毒、耐油脂的特点，广泛用于食品包装，可用于制造食品模具、婴儿奶瓶等。美国 FDA 允许此种塑料接触多种食品。

（5）其他塑料制品　聚对苯二甲酸乙二醇脂塑料可制成直接或间接接触食品的容器和薄膜，特别适合于制成复合薄膜。不饱和聚酯树脂及玻璃钢制品是以不饱和聚酯树脂加入过氧甲乙酮为引发剂，环烷酸钴为催化剂，玻璃纤维为增强材料制成玻璃钢。主要用于盛装肉类、水产、蔬菜、饮料以及酒类等食品的储槽，也大量用作饮用水的水箱。

2. 塑料的卫生状况

（1）塑料中一些低分子化合物的溶出　塑料中含有的一些低分子化合物，包括未参与聚合的游离单体、聚合不充分的低聚合度化合物、低分子分解产物，可溶入溶剂中（油、酱油等），可能对人体有一定的毒性作用。用高压法生产的低密度聚乙烯制成的容器盛放食用油，可能会有低分子质量的聚乙烯溶出，使油脂带有蜡味。氯乙烯可在体内与DNA结合而引发毒性。主要作用于神经、骨髓系统和肝脏，也被证实是一种致癌物质，许多国家均制订有聚氯乙烯及其制品中氯乙烯含量控制水平。

（2）塑料添加剂　塑料中使用的助剂有增塑剂、稳定剂、爽滑开口剂、着色剂、抗氧化剂、抗紫外线剂、抗静电剂、填充料等。其中添加的有些助剂可向食品中迁移，因而对人体可能具有毒害作用。如一些邻苯二甲酸酯类具有雌性激素的特征和抗雄性激素的生物效应，可使大鼠的死胎率增加，仔鼠出现无尾、无腿、后腿弯曲、头骨畸形，且可引起多发性神经炎、感觉迟钝、麻木等症状，对中枢神经系统有抑制和麻醉作用。因此，国家质检总局公告，禁止企业经销含有DEHA或氯乙烯单体含量超标的保鲜膜，禁止使用PVC保鲜膜直接包装肉食、熟食及油脂食品。

（3）印刷油墨和胶黏剂　印刷油墨和胶黏剂中存在有害物质。油墨含有铅、锡、汞、铬等重金属。胶黏剂中含有甲苯二胺。这些有害物质可向食品中迁移，可能对人体有一定的毒害作用。

（4）塑料的阻隔性差，易污染　塑料的阻隔性差，增加了食品被微生物污染的机会。

（5）其他　未经严格消毒的一次性塑料容器、包装材料及长期积压的产品微生物学指标常常超标。塑料制品在自然环境中不易降解，易造成"白色污染"。塑料上附着的杂质和污染物不易洗刷，再生制品的来源复杂。《食品用塑料制品及原材料卫生管理办法》规定，不得使用回收塑料加工食品容器、包装材料及食具；含氯塑料在加热和作为垃圾焚烧时会产生二噁英。

3. 卫生管理

为了加强食品容器、包装材料的卫生管理，我国制定了有关的法律法规、卫生标准和管理办法，涉及原材料、配方、生产工艺、新品种审批、抽样及检验、运输、储存、销售以及卫生监督等各个环节。《食品企业良好生产通用卫生规范》要求：生产食品容器、包装材料所用的原材料和助剂必须是卫生标准中规定的品种；在生产过程中应严格执行质量标准；生产的食品容器、包装材料必须符合相应的国家标准和其他有关的卫生标准；新的品种，在投产前必须提供产品卫生评价所需的资料和样品，按照规定的审批程序报请审批；应对生产、经营和使用单位加强经常性卫生监督。

第三节　食品的物理性污染及其预防

食品的物理性污染通常是指食品生产加工过程中的杂质超过规定含量，或食品吸附、吸收外来放射性核素所引起的食品质量安全问题。近年来，食品的物理性污染事件不断增加，已成为威胁人类健康的重要食品卫生问题。

一、食品的杂物污染及其预防

1. 食品的杂物污染及来源

首先，食品在生产、储存、运输过程中均可受到杂物污染，其次，食品的意外污染及食品掺假也是常见的食品杂物污染原因。

2. 食品杂物污染的预防

① 加强食品生产、储存、运输、销售过程的监督管理，把住产品的质量关。

② 改进加工工艺和检验方法。

③ 严格执行食品质量和卫生标准及《食品安全法》。

二、食品的放射性污染及预防

食品的放射性污染是指食品吸收或吸附了放射性核素，使其放射性高于自然本底。长时期体内小剂量的内照射作用是食品的放射性污染对人体危害的原因。

1. 食品中的天然放射性核素

由于生物体和其所处的外环境之间固有的物质交换过程，绝大多数动植物性食品中都不同程度地含有天然放射性物质，也即食品的放射性本底。

2. 环境中人为的放射性核素污染及其向食品中的转移

(1) 环境中人为的放射性核素污染　环境中人为的放射性核素污染主要来源于以下几个方面。

① 核爆炸。原子弹和氢弹爆炸时产生大量的放射性物质。

② 核废物的排放。核工业生产中的采矿、冶炼、燃料精制、浓缩、反应堆组件生产和核燃料再处理，使用人工放射性同位素的科研、生产和医疗单位排放的废水等。

③ 意外事故造成的放射性核素泄漏。人为污染的放射性核素主要有 ^{131}I、^{90}Sr、^{89}Sr、^{137}Cs。

(2) 放射性核素向食品转移途径　环境中的放射性核素可通过食物链向食品中转移，并在转移中通过生物富集作用逐级放大。主要的转移途径有向水生生物体内转移、向植物转移、向动物转移。

3. 食品放射性污染对人体的危害及控制措施

食品放射性污染对人体的危害主要是由于摄入污染食品后放射性物质对人体内各种组织、器官和细胞产生的低剂量长期内照射效应。主要表现为对免疫系统、生殖系统的损伤和致癌、致畸、致突变作用。因此，应加强对污染源的卫生防护工作；要定期进行食品卫生监测、监督，使食品中放射物质的含量控制在允许的范围之内。

第十章

食物中毒及预防

第一节　食物中毒概述

一、食物中毒概述

食物中毒指摄入了含有生物性、化学性有毒有害的食物，或者把有害物质当作食物摄入后，出现的非传染性的急性、亚急性疾病。近年来，我国的食物安全现状令人担忧，各类食物中毒事件时有发生，给人民健康带来严重威胁。

2014 年，我国国家卫生和计划生育委员会通过突发公共卫生事件网络直报系统共收到26 个省（自治区、直辖市）食物中毒类突发公共卫生事件（以下简称食物中毒事件）报告160 起，中毒 5657 人，其中死亡 110 人。2014 年食物中毒事件报告中，微生物性食物中毒事件起数和中毒人数最多，分别占食物中毒事件总起数和中毒总人数的 42.5％ 和 67.7％；有毒动植物及毒蘑菇引起的食物中毒事件死亡人数最多，占食物中毒事件死亡总人数的 70.0％。

二、食物中毒的分类

食物中毒通常都是在不知情的情况下发生的。根据病原物质的来源、性质，将食物中毒分为 5 类，包括细菌性食物中毒、真菌性食物中毒、动物性食物中毒、植物性食物中毒和化学性食物中毒。

（一）细菌性食物中毒

细菌性食物中毒是指人们摄入含有细菌或细菌毒素的食品而引起的食物中毒。食品在加工、运输、储存、销售过程中，由于温度、湿度原因，可使细菌生长繁殖，产生毒素，造成食物腐败变质，人食用后可引起食物中毒。常见的致病菌有沙门菌属、葡萄球菌、肉毒杆菌、大肠杆菌、肝炎病毒等。在各类食物中毒中，细菌性食物中毒最多见，占食物中毒总数的一半左右。细菌性食物中毒发病率高，但死亡率较低。

动物性食品是引起细菌性食物中毒的主要食品来源，其中畜肉类及其制品居首位，其次为禽肉、鱼、乳、蛋类。植物性食品，如剩饭、米糕、米粉等易引起金黄色葡萄球菌、蜡样芽孢杆菌食物中毒。

细菌性食物中毒的发生与不同区域人群的饮食习惯有密切关系。美国多食肉、蛋和糕点，葡萄球菌食物中毒最多；日本喜食生鱼片，副溶血性弧菌食物中毒最多；我国食用畜禽肉、禽蛋类较多，因此沙门菌食物中毒居首位。

细菌性食物中毒全年皆可发生，但夏秋季高发，以 5～10 月较多。这与夏季气温高，细菌易于繁殖和产生毒素有关，也与机体的防御功能降低相关。

人吃了细菌污染的食物并不是就马上发生食物中毒。细菌在食物上繁殖达到可致病的数量或繁殖产生致病的毒素后，人吃了这种食物才会发生食物中毒。食品中的水分及营养条件也是致病菌繁殖的温床，如果食前彻底加热，杀死病原菌，可以有效地防止食物中毒。

（二） 真菌性食物中毒

由于食入霉变食品引起的中毒叫作真菌性食物中毒。霉菌广泛分布于自然界。受霉菌污染的农作物和容器都可使食品受到污染。部分霉菌菌株在适宜条件下，能产生有毒的代谢产物，即霉菌毒素。如黄曲霉毒素（发霉的花生和玉米中较严重）、霉变甘蔗等，对人畜都有很强的毒性。一次摄入大量被霉菌及其毒素污染的食品，会造成食物中毒。长期摄入少量受污染的食品也会引起慢性病或癌症。有些食入的霉菌毒素还能从人体转入乳汁中，损害婴幼儿的健康。需要注意的是，用一般烹调方法加热处理不容易破坏食品中的霉菌毒素，因此发霉的食品不能再吃。霉菌生长繁殖及产生毒素需要一定的温度和湿度，因此中毒往往有比较明显的季节性和地区性。

（三） 动物性食物中毒

动物性食物中毒包括食用天然有毒成分的动物或动物组织的某一部分引起的中毒反应。如河豚（河豚毒素）、鱼胆、有毒贝类、鱼类组胺；动物内脏、腺体（甲状腺等）所引起的食物中毒；家养猫、狗等宠物共食共饮造成的寄生虫、病菌感染（如旋毛虫、弓形体病感染）；另外在一定条件下产生了大量有毒成分的可食用动物性食品引起的中毒等。

（四） 植物性食物中毒

主要有三种：一是将天然含有有毒成分的植物或加工制品当作食物，如桐油、大麻油等引起的食物中毒；二是在食品的加工过程中，将未能破坏或除去有毒成分的植物当作食品食用，如木薯、苦杏仁等；三是在一定条件下，不当食用大量有毒成分的植物性食品，如毒蘑菇（多种毒肽）、鲜黄花菜（秋水仙碱）、发芽马铃薯（龙葵素）、未腌制好的咸菜（亚硝酸盐）或未烧熟的扁豆、四季豆（红细胞凝集素和皂素）等造成中毒。植物性中毒多数没有特效疗法。对一些能引起死亡的严重中毒，尽早排除毒物非常重要。

（五） 化学性食物中毒

食入化学性中毒食品引起的食物中毒即为化学性食物中毒。①误食被有毒化学物质污染的食品，如某些金属、亚硝酸盐、农药、兽药、甲醇、甲醛等引起的中毒。②因添加非食品级的或禁止使用的食品添加剂、营养强化剂的食品以及超量使用食品添加剂而导致的食物中毒。③因储藏等原因，造成营养素发生化学变化的食品，如油脂酸败造成中毒。

化学性食物中毒发病特点是，发病与进食时间、食用量有关。一般进食后不久发病，常有群体性，病人有相同的临床表现。剩余食品、呕吐物、血和尿等样品中可测出有关化学毒物。

第二节 食物中毒的原因及特点

一、食物中毒的原因

1. 疏于食品卫生管理

对食品加工、运输、储藏、销售环节中的卫生安全问题注意不够，引起交叉污染。此类中毒发生率最高，出现在公共食堂或饮食服务单位的食物中毒多属此类，如加工环境受到细菌污染，食用腐败变质的食物，用装有毒物质的容器装食品（如亚硝酸盐包装袋装食盐）等。

2. 滥用食品添加剂或使用非食品原料

目前我国批准使用的食品添加剂包括，为增强食品营养价值而加入的营养强化剂；为防止食物腐败变质加入的防腐剂、抗氧化剂；为改善品质而加入的色素、护色剂、香料、漂白剂、增味剂、甜味剂、增稠剂、疏松剂等；为便于加工和运输而加入的消泡剂、乳化剂、稳定剂、凝固剂等。食品卫生法规对使用食品添加剂的品种和剂量都有严格限制，在低剂量下是安全的。

3. 误食

主要是指食用亚硝酸盐（误食工业用盐）、有毒动植物、农药、鼠药污染的食物引起的中毒。这类中毒发生的数量较多且中毒者病情危重，死亡率极高。如广西忻城县3名儿童因捡食被鼠药污染的红薯片，食后3人均中毒，1人死亡；广东省汕头发生误食河豚鱼中毒（河豚毒素）死亡事件；重庆石柱县黄鹤乡3户农民误食毒蘑菇，9人食用后全部中毒，其中2人死亡；小孩误吃蓖麻籽中毒死亡等。

4. 食品卫生知识匮乏

因为缺乏正确的食品卫生常识，发生因食品加工、储存不当造成食物中毒。如食用加工、制作不当的酵米面（也叫臭米面，南方和东北一些地区把粗粮放在水中浸泡使之发酵，再制成各种食品），由于酵米面椰毒假单胞菌引起中毒导致死亡；河南省周口地区478人食物中毒事件就是由于四季豆加工处理和烹调不当所致；鲜黄花菜烹调不当也会引起食物中毒。

5. 投毒

近年来国家卫生和计划生育委员会已收到多起投毒引起的食物中毒报告，投毒物质常为剧毒鼠药、砒霜、氰化物、重金属盐等。这说明我们目前对剧毒品的管理仍有疏漏，需提高警惕。

6. 农药的滥用

农药残留造成的食物中毒也很突出。其中有很大一部分是由于使用了国家明令禁止生产和使用的甲胺磷、双氟磷、毒鼠强、农药1605、农药1059等引起。还有像发生的毒韭菜、毒大蒜中毒，实际是有机磷农药中毒所致。

二、食物中毒的特点

食物中毒的原因不同，症状各异，一般都具有如下流行病学和临床特征。

① 发病潜伏期短，来势急剧，呈爆发性。短时间内（一般食入有毒食物后几分钟到几小时）可能有多数人发病，发病曲线呈突然上升又快速下降趋势，没有传染病发病曲线所出现的余波。

② 病人临床表现相似，且多以急性胃肠道症状为主。中毒者大都有恶心、呕吐、腹痛、腹泻、头晕、无力等症状，常常是机体对有毒食品的排异反应。

③ 发病与食物有关。患者在近期内都食用过相同的被污染的食物，发病范围局限在食用该类有毒食物的人群，停止食用该食物后发病很快停止。

④ 食物中毒不具有传染性，没有人与人之间的传染过程。

⑤ 有明显的季节性、地区性。夏秋季多发生细菌性和有毒动植物食物中毒；冬春季多发生肉毒中毒和亚硝酸盐中毒等。肉毒中毒90%以上发生在新疆；河豚中毒多发生在沿海和长江下游；农村多见农药中毒、鼠药中毒、粗制棉籽油中毒和桐油中毒。

第三节　食物中毒的应对措施及预防

一、食物中毒的应对措施

一旦出现恶心呕吐、腹痛、腹泻等食物中毒症状时，千万不要惊慌失措，应认真分析原因，针对引起中毒的食物以及食后发病时间的长短，及时采取以下措施。

① 发现有人食物中毒，要及时送医院就诊，不要自行乱服药，医治越早越好，切莫延误时间。由于反复呕吐和腹泻是机体排泄毒物的途径，所以在出现食物中毒症状24h内，不要擅用止吐药或止泻药。值得注意的是，人体水分大量散失可造成脱水，必须及时补充丢失的液体，如喝水或静脉补液。如果及时发现误食有毒食品，可用催吐的方法排出。如取食盐20g加水200mL一次喝下，如果不吐，可多喝几次；亦可取鲜姜100g捣烂取汁用200mL温水冲服催吐；也可用手指、筷子、鹅毛等刺激咽喉部引发呕吐。

② 前往医院就诊的同时应了解发病前有共同饮食史的其他同伴是否也出现类似症状，如有则立即向当地卫生监督机构报告，采集病人标本，以备送检。使卫生监督机构能尽早采取控制措施，防止事态扩大，同时有利于查明原因并及时处理。

③ 要保护现场，封存引起中毒的食品或疑似导致中毒的食品。待食品卫生监督人员采样结束后，再对中毒现场进行全面、彻底的清洗、消毒，进行无害化处理或销毁，以免扩大中毒范围。

④ 消费者在餐饮单位就餐后发生疑似食物中毒的，千万不要与餐饮单位私下协商解决，应于第一时间报告卫生监督机构，以免延误调查时机，给确定事件性质和原因带来困难，从而贻误消费者依法向肇事单位索赔的时间。

常见食物中毒的防治要点见表 10-1。

表 10-1 常见食物中毒的防治要点

病名	有毒成分	潜伏期	临床特点	急救特点	预防特点
蜡样芽孢杆菌食物中毒	与活菌、类肠毒素及磷酰胆碱有关	0.5～12h,以 2～5h 最多见	恶心、呕吐、头晕、腹泻,体温不高,愈后良好	对氯霉素、庆大霉素、卡那霉素敏感	含淀粉多的食品如剩饭、香肠等容易被污染,食前加热 100℃ 20～60min
含氢氰酸果仁中毒	氢氰酸	1～5h	胃肠道症状,大量进食出现口中苦涩、呕吐、心悸、呼吸困难、青紫,可窒息死亡	催吐,予 1:5000 高锰酸钾洗胃,或 2.5%硫酸镁 60mL 导泻	苦杏仁、桃仁、枇杷仁中均含有氰苷,应教育儿童不要吃苦杏仁
鲜黄花菜中毒	秋水仙碱在体内氧化成氧化二秋水仙碱	0.5～4h	恶心、呕吐、腹泻、腹痛、头晕、头痛、口干、喉干	洗胃与对症处理	干制黄花菜无毒,鲜吃时加水浸泡或用开水烫,去汁煮熟,煮透
四季豆中毒	可能与皂素及细胞凝集素有关	1～13h,多为 2～4h	恶心、呕吐、腹泻、头晕、头痛、四肢麻木,中性白细胞增多,病程数小时～2天,愈后良好	对症处理	充分煮熟后才能食用
发芽马铃薯中毒	龙葵素	数十分钟至数小时	咽喉烧灼感,胃肠炎,重症有溶血性黄疸,可因心脏和呼吸麻痹死亡	对症处理	挖去芽及芽眼,去皮水浸,炒时加醋以破坏龙葵素,如发芽很多应禁食
白果中毒	银杏酸、银杏酚	1～12h	除胃肠症状外,头痛、恐惧感、惊叫、抽搐,重症者意识丧失,1～2 日内死亡	洗胃、灌肠及对症处理	生白果去壳,加水煮熟或炒熟后再吃。熟白果也不能多吃,儿童尤应注意
粗制棉籽油	游离棉酚	数小时至数天	恶心、呕吐、腹胀、口干、无汗、乏力、心慌、皮肤烧灼感,重者头晕、嗜睡、下肢麻痹	对症处理、保肝、解毒、给钾等	加强宣传,不食用未经精炼加工的棉籽油,禁止出售与食用游离棉酚超标的棉籽油
有毒蜂蜜中毒	各种有毒花粉,如雷公藤花粉	1～5d	头晕、疲倦、肢体麻木、发烧、肝大、血尿,可因循环呼吸衰竭死亡	对症处理,重点保护心、肾	蜂蜜应检验合格方能售卖(生物碱及其有毒花粉鉴定),不吃有异味的蜂蜜
亚硫酸盐中毒	亚硫酸盐	1～3h	口唇、指甲以及全身皮肤青紫,重者呼吸衰竭死亡	洗胃、灌肠导泻,用美蓝及维生素 C 治疗	不吃腐烂、存放或腌制过久的蔬菜,腊肠、腊肉、火腿中的亚硫酸盐不得超过 20mg/kg
钡盐中毒	氯化钡、碳酸钡等可溶性钡盐	0.5～48h,多在 1～4h	恶心、呕吐、心悸,以进行性向心性肌肉麻痹为特点,神志清醒,低血钾,因呼吸肌麻痹死亡	硫酸钠溶液洗胃和内服,严重者静脉注射硫酸钠,给硫代硫酸钠,二巯基丙醇,及时补钾	防止误食,盐井卤水(含钡的)应除钡后才能食用
磷化锌中毒	毒鼠药磷化锌	半小时～数小时	喉头麻木、干渴、呼气及呕吐物有蒜臭味。1～2d 假缓解期后出现血尿、蛋白尿、黄疸、肝昏迷	彻底洗胃,保肝及对症处理,禁忌各种油类食物	注意灭鼠毒饵的使用和保管,避免误食和污染食物

病名	有毒成分	潜伏期	临床特点	急救特点	预防特点
砷化物中毒	三氧化二砷	10min～数小时	口内金属味、烧灼感、恶心、呕吐、剧烈腹痛、顽固性腹泻、严重者脱水、昏迷、循环衰竭死亡	排出毒物,对症处理,使用特效解毒剂二巯基丙磺酸钠等	加强管理,防止误食
霉变甘蔗	甘蔗节菱孢霉菌,串珠镰刀菌等产生的霉菌毒素	10min～48h	头痛、头晕、恶心、呕吐、腹痛、腹泻、视力障碍,重者剧吐、阵发性痉挛性抽搐、神志不清、昏迷、幻视、哭闹、可瘫痪或死亡	催吐、洗胃,彻底排除毒物,对症处理	禁食发霉的甘蔗。已霉变的甘蔗可以制造工业用酒精
臭米面中毒	椰毒假单胞菌酵米面亚种	2～48h,多为2～8h	除胃肠道症状外,心、脑、肝、肾均可受损害	彻底排除毒物、洗胃、抗休克、保肝等对症处理	应大力宣传不制作、不食用"臭米面"及其类似的霉变食物

二、食物中毒的预防

食物中毒可以预防。俗话说"病从口入",预防食物中毒的关键在于搞好饮食卫生,把牢饮食关。以下介绍一些食物中毒的预防知识,平时多加注意。

1. 防止细菌性食物中毒

食品中常见的致病性细菌见表10-2。

表10-2 食品中常见的致病性细菌

病原菌	易污染食品	污染来源
沙门菌	肉、禽、蛋、鱼、奶类及其熟制品	感染的动物及其粪便,被污染水源
葡萄球菌	奶类、糕点、熟肉类	人或者动物的化脓性病灶
蜡样芽孢杆菌	剩米饭、奶、肉、豆制品	土壤、空气、尘埃、昆虫
副溶血性弧菌	生食鱼贝类、卤、咸菜	海水、海产品
志贺菌	含水量高的食品、熟制品	患者粪便、水源
肉毒梭菌	自制发酵豆制品、肉制品低酸性罐头	土壤、动物粪便
产气荚膜梭菌	肉类、水产品、熟食、牛奶	人畜粪便、土壤、粪便
大肠 $O_{157}:H_7$	肉、奶及其制品、蔬菜、水果、饮料	病家禽、污水、土壤、粪便
椰毒假单胞菌酵米面亚种	自制发酵淀粉类制品、变质银耳	土壤、环境
单增李斯特菌	禽蛋类、奶、肉及其制品	土壤、污水、粪便、蔬菜、青饲料
耶尔森菌	牛奶、肉类、豆类、蔬菜	外界环境及多种动物体内
空肠弯曲菌	肉及肉制品、奶类	鸟、禽类及哺乳动物

① 购买生肉时,要注意识别有卫生检疫部门的检疫图章。做好食具、炊具的清洗消毒工作,生熟炊具分开使用,避免交叉污染。沙门菌食物中毒比较多见,容易污染的食品主要是肉、鱼、禽、奶、蛋。中毒原因主要由于食用了病死牲畜肉或屠宰后被污染的牲畜肉;加工食品用具、容器或食品储存场所生熟不分、交叉污染;食前未加热处理或加热不彻底造成的。

② 食品要低温储藏,低温一般就能控制细菌的繁殖。但对存在于海产品上的副溶血性

弧菌无效,它耐低温,在低温冰箱中能存活几个月。在吃凉拌海蜇时,用醋泡或用100℃沸水焯数分钟,可杀灭病原体并破坏毒素。

③ 肉类食品必须煮熟、煮透,方可有效防止沙门菌和副溶血性弧菌等造成的食物中毒。

④ 熟食应及时食用,剩饭剩菜要低温或高温后密闭存放,食前应重新加热。

⑤ 到饭店就餐时要选择有《食品卫生许可证》的餐饮单位,不在无证排档就餐,尤其是卫生条件较差的小摊食品。

⑥ 不吃腐败变质的食物。千万不要食用已变形的罐头食品(例如罐身生锈、膨胀或凹陷的罐头食物),特别是肉制罐头。一旦发现有肉毒杆菌中毒应立即住院治疗,否则将致命。

⑦ 家庭自制的发酵豆、谷类制品(面酱、臭豆腐),常因被污染肉毒毒素(肉毒梭状芽孢杆菌)而引起中毒。家庭自制发酵酱类时,应注意盐量要达到14%以上,并提高发酵温度,要经常日晒,充分搅拌,使氧气供应充足。注意不要吃生酱。

⑧ 酵米面(椰毒假单胞菌酵米面亚种)食物中毒是我国发现的一种病死率很高的细菌性食物中毒。中毒食品主要为发酵米面制品,如糯米面汤圆、吊浆粑、小米或高粱米面制品。病死率高达40%～100%。所以,家庭制备发酵谷类食品时要勤换水,磨浆后要及时晾晒或烘干成粉;储藏要通风、防潮,不要直接接触土壤,以防污染。

2. 防止肉类食物中毒

① 禁止食用病死禽畜肉或其他变质肉类。

② 不吃毛蚶、泥蚶、魁蛤、炝虾(又称醉虾:上席时将白酒倒在活虾上,加盖闷几分钟后即可食用,食用时蘸小料即可)等违禁生食水产品,容易发生细菌或寄生虫感染。

③ 禁止食用河豚等有毒动物。食用了含有河豚毒素的鱼类可引起食物中毒。河豚的卵巢和肝脏毒性最强,肌肉和血液中也含有毒素。河豚中毒的病死率为40%～60%,死亡通常发生在发病后4～6h,最快的可在发病后10min死亡。河豚毒素可引起中枢神经麻痹,阻断神经肌肉间传导,直接阻断骨骼纤维,导致外周血管扩张及动脉压急剧降低。早期有手指、舌、唇刺痛感,然后出现恶心、呕吐、腹痛、腹泻等胃肠症状。四肢无力、发冷、口唇和肢端知觉麻痹。重症患者瞳孔与角膜反射消失,四肢肌肉麻痹,以致发展到全身麻痹、瘫痪,最后死于呼吸衰竭。目前对此尚无特效解毒剂,对患者应尽快排出毒物并给予对症处理。

④ 不吃病毒污染的禽类。购买活禽时,羽毛要光滑、丰润,眼睛有神,鸡冠呈红色、胸骨不突出的质量为好。相反,鸡在打瞌睡,羽毛松弛,眼睛无神,肛门处有屎,则不宜购买。屠宰后的禽肉购买也有诀窍:表皮紧缩,脂肪成乳白色或淡黄色,鸡肉有光泽有弹性宜购买;而死禽宰杀后放血不尽,血液呈暗红或暗紫色,皮粗糙发暗红,并间有青紫色死斑,脂肪呈暗红色,肌肉无弹性则不宜购买。

⑤ 吃小龙虾避免中毒。现在很多市民喜欢吃小龙虾。不过小龙虾易带有寄生虫,用烤、炒或腌、醉等加工方法不能将小龙虾体内可能携带的肺吸虫囊幼全部杀死。因此烹煮温度须保持在100℃以上,时间不得少于10min以确保将肺吸虫囊幼杀灭。虾头容易富集重金属,易潜伏细菌、寄生虫,一般不吃。另外,食用其背部时,要剔除虾肉上的黑线。挑选个头大、表面明亮、虾身硬挺的小龙虾。烹调最好配以醋、蒜等具有消毒杀菌作用的佐料。

3. 防止植物性食物中毒

① 不随意采摘、捡拾、食用不熟悉、不认识的植物(如毒蕈、野果、野菜、蓖麻籽

等），以保证食品卫生安全。我国毒蘑菇约有 100 种，据资料记载可致人死亡的至少有 10 种。毒蘑菇中毒多发生在夏秋阴雨季节，以散发为主。由于辨别毒蘑菇非常困难，所以在采集野生鲜蘑菇时，一定要掌握相关知识，避免误采毒蘑菇食用而中毒。干毒蘑菇也可致中毒。

② 未熟透的西红柿里含有一种称为龙葵碱或茄碱的有毒物质，食用后可能引起中毒，大量食用可能会造成心脏骤停。

③ 发芽的土豆含有有毒的龙葵碱，食用后可引起中毒。

④ 红薯存放温度不当或时间过长，外皮开始黑斑溃烂，这是黑斑病菌引起的。黑斑病菌在红薯内生长繁殖，产生毒素，食用后引起中毒。

⑤ 鲜黄花菜含有秋水仙碱，在体内氧化生成二秋水仙碱，有剧毒。煮熟后秋水仙碱会完全破坏，不会引起中毒。

⑥ 生姜腐烂是因为青枯假单胞杆菌侵袭所致，食用后可引起中毒。

⑦ 蔬菜在腌制过程中可产生亚硝酸盐，其含量有一个明显增长的高峰期，高峰期过后亚硝酸盐含量降低。由于亚硝酸盐在体内可生成亚硝胺，是较强的致癌物，而未腌透时亚硝酸盐浓度高，有危险。因此蔬菜腌透后再食用比较安全。

⑧ 一些豆角中含有皂素和植物血凝素对消化道有强烈的刺激作用，还有凝结和溶解红细胞的作用，但这两种有害物质在高温下可被分解，只有把豆角彻底煮熟或炒熟，使其失去原有的豆腥味，毒素才会被破坏，因此食用未熟的豆角会引起中毒。

⑨ 南瓜中含有葫芦巴碱、南瓜子碱，其含量随放置的时间延长而增高，过高含量的葫芦巴碱和南瓜子碱会引起人体中毒。茄子中含有茄碱，其含量随放置时间延长而增高。过老的茄子茄碱较高，大量食用后会引起中毒。

⑩ 生豆浆和生黄豆芽中含有害物质胰蛋白酶抑制素和皂苷，对人体有害。一定要充分加热煮熟，以防其中的有害物造成食物中毒。值得注意的是，豆浆加热到一定程度时，会出现泡沫，此时豆浆还未煮开，应继续加热至泡沫消失，沸腾数分钟后方可食用。

⑪ 甘蔗很容易霉变，变质的甘蔗呈黑色或红色（甘蔗节菱孢霉）。其毒素为 3-硝基丙酸，具神经毒性，主要损害中枢神经系统，严重可致瘫痪或死亡。

4. 防止化学性食物中毒

化学性食物中毒常由化学性污染造成，造成化学性污染的原因有以下几种：农用化学物质的广泛应用和使用不当；使用不符合卫生要求的食品添加剂；使用质量不合卫生要求的包装容器，造成容器上的可溶性有害物质在接触食品时进入食品，如陶瓷中的铅、聚氯乙烯塑料中的氯乙烯单体都有可能转移进入食品，又如包装蜡纸上的石蜡可能含有苯并 [a] 芘，彩色油墨和印刷纸张中可能含有多氯联苯，它们都特别容易向富含油脂的食物中移溶；工业的不合理排放所造成的环境污染也会通过食物链危害人体健康。要防止化学性食物中毒，应注意如下几个方面。

① 妥善保管有毒有害物品　农药、杀虫剂、杀鼠剂和消毒剂等不要存放在食品加工经营场所，避免被误食，误用。严禁采摘和食用刚喷洒过农药的瓜、果、蔬菜。

② 不过量单吃成品熟食，防止过量及非食品级添加剂的伤害　不法厂商为了各自的商业利益，违规或过量使用食品添加剂，增加了食品急性或慢性中毒的危险性。有几种添加剂或

相关食品需要我们提高警惕。

a. 苏丹红。"苏丹红"型色素是一种人造化学制剂，用于溶剂、油、蜡、鞋、地板等的增色及染色。全球多数国家都禁止将其用于食品生产。我国在食品工业中用其做色素已有多年历史。有"苏丹红"的食品主要是虾色拉、泡面、熟肉、馅饼点心、辣椒粉、调味酱等。科学家通过实验发现苏丹红会导致鼠类患癌，它在人类肝细胞研究中也显现出可能致癌的特性。我国目前已经禁止使用。

b. 吊白块。化学名称为甲醛次硫酸氢钠，人体直接摄入 10g 就可致人死亡。不法分子将其加入食糖、豆制品、面粉及其制品中，这种行为对消费者的身体健康构成严重威胁。

c. 甲醛（水溶液俗称福尔马林）。甲醛对人体有毒性，进入人体后可引起肺水肿、肝、肾充血及血管周围水肿。同时，甲醛在体内可转变为甲醇，有麻醉作用，并对视神经有一定影响。不法商贩使用工业甲醛对食品进行杀菌防腐，比如一些水发食品虾仁、海参等，会对人体造成伤害，引起中毒。

d. 铝。铝的毒性主要表现为对中枢神经系统的损害。动物实验证明，将氯化铝注入猫脑内，1 周后产生明显的脑功能障碍，记忆力减退，行为紊乱。科学家们发现在老年痴呆病，患者的大脑内铝含量显著高于正常值。研究表明，脑中铝含量增加，其学习、记忆力呈降低表现。

铝没有急性中毒反应，常常被人们忽视。它的污染是在不知不觉中进行的。如医药中用氢氧化铝作止酸剂；用磷酸铝钠、硫酸铝胺做化学发酵剂；明矾用作净水剂等，都增加了铝进入体内的机会。

蓬松剂（"泡打粉"是用明矾和小苏打及少量香料配制成的）加入面粉中，加热时会产生大量气泡，使面食更加松软适口，如蛋糕、油条、焦圈、薄脆等。为数不少的膨化食品中铝也超标，如虾条、芝士条、龙卷果和豌豆脆等；粉条、粉丝、粉皮、米粉等也以明矾为添加剂；铝制品或铝箔包装袋盛装酸性或碱性食物可使其腐蚀溶解，增加了人体对铝的吸收。

世界卫生组织提出人体每天摄铝量不应超过 60mg（铝的每日允许摄入量约为 1mg/kg）。如果一天吃 50～100g 油条，铝的摄入量就会超标。长期高铝饮食会导致记忆力下降，思维能力迟钝，因此要少吃含铝食品。

③ 有煤油味的鱼虾不能吃　含煤油味的水产品是酚污染的结果（酚污染主要来源煤气、炼焦、冶金、石油化工等工业排放的工业废水，另外，粪便等含氮有机物分解也产生酚类物质）。如果摄入的酚量超过人体的解毒能力时，就会引起中毒。有呕吐、腹泻头痛、头晕、精神不安等症状。

④ 警惕甲醇中毒　不法商贩用工业酒精勾兑白酒，甲醇超标的中毒事件时有发生。山西省朔州市发现有数百群众因饮用含有过量甲醇的散装白酒而中毒，死亡 20 余人，数人失明。因此不要购买来源不明的散装白酒。

⑤ 警惕铅中毒　铅属于亲神经毒物，对中枢神经系统和周围神经均有毒性，能引起各种行为和神经效应的改变。严重时会引起神经细胞退行性改变，使神经传导速度减慢。特别是儿童，摄铅量过高会损伤大脑引起智力低下。

预防铅中毒应该少吃或不吃高铅饮食，如松花蛋、爆米花（铅罐）、劣质的罐头（焊缝含铅）、不用含铅锡壶烫酒、不饮用隔夜第一段自来水。另外，汽车尾气是最严重的铅污染源，汽车防爆剂四乙基铅的毒性是无机铅的 100 倍，居住在马路边或工业区附近的居民，应经常用湿布抹去桌椅表面灰尘，食品不要长时间暴露在环境中，不要让孩子在马路边玩耍或长时间停留。因为铅的化合物颜色漂亮，常用于颜料。所以在微波炉中加热食物用专用器皿，不要用颜色鲜艳或有图案的瓷碗、碟；避免食品袋上的彩色印刷、商标与食品直接接触；还要防止家庭墙壁的油漆装饰，或儿童玩具彩色油漆污染食品或误食。

多吃含钙、铁、锌的食物。在肠道里，钙、铁、锌与铅进入体内是通过同一运载蛋白，所以存在相互竞争抑制，通过竞争可解除铅的毒性。豆制品、肉类、蛋类和动物肝脏中含有的钙、铁、锌丰富。

⑥ 异味的食品饮料不能吃、喝，以免造成意外中毒。

⑦ 饮用水是重要的生活保证，所以要保证水质卫生安全，防止化学污染。对化工厂、电镀厂、冶炼厂、造纸厂周围的水源要时时监控，还要做好饮用水的防护。

附　　录

表 1　中国居民膳食营养素参考摄入量表（DRIs 2013）

中国居民膳食能量需要量（EER）、宏量营养素可接受范围（AMDR）、蛋白质参考摄入量（RNI）

人群	EER/(kcal/d)		AMDR				RNI	
	男	女	总碳水化合物	添加糖/%E	总脂肪/%E	饱和脂肪酸U-AMDR/%E	蛋白质/(g/d)	
							男	女
0 岁～	90kcal/(kg・d)	90kcal/(kg・d)	—	—	48(AI)	—	9(AI)	9(AI)
0.5 岁～	80kcal/(kg・d)	80kcal/(kg・d)	50～65	—	40(AI)	—	20	20
1 岁～	900	800	50～65	—	35(AI)	—	25	25
2 岁～	1100	1000	50～65	—	35(AI)	—	25	25
3 岁～	1250	1200	50～65	—	35(AI)	—	30	30
4 岁～	1300	1250	50～65	＜10	20～30	＜8	30	30
5 岁～	1400	1300	50～65	＜10	20～30	＜8	30	30
6 岁～	1400	1250	50～65	＜10	20～30	＜8	35	35
7 岁～	1500	1350	50～65	＜10	20～30	＜8	40	40
8 岁～	1650	1450	50～65	＜10	20～30	＜8	40	40
9 岁～	1750	1550	50～65	＜10	20～30	＜8	45	45
10 岁～	1800	1650	50～65	＜10	20～30	＜8	50	50
11 岁～	2050	1800	50～65	＜10	20～30	＜8	60	55
14 岁～	2500	2000	50～65	＜10	20～30	＜8	75	55
18 岁～	2250	1800	50～65	＜10	20～30	＜8	65	55
50 岁～	2100	1750	50～65	＜10	20～30	＜8	65	55
65 岁～	2050	1700	50～65	＜10	20～30	＜8	65	55
80 岁～	1900	1500	50～65	＜10	20～30	＜8	65	55
孕妇(早)	—	1800	50～65	＜10	20～30	＜8	—	55
孕妇(中)	—	2100	50～65	＜10	20～30	＜8	—	70
孕妇(晚)	—	2250	50～65	＜10	20～30	＜8	—	85
乳母	—	2300	50～65	＜10	20～30	＜8	—	80

注：1. 6 岁以上是轻体力活动水平；2. 未制定参考值者用"—"表示；3. %E 为占能量的百分比；4. EER：能量需要量；5. AMDR：可接受的宏量营养素范围；6. RNI：推荐摄入量。

表2　中国居民膳食矿物质推荐摄入量（RNI）或适宜摄入量（AI）

人群	钙 Ca RNI /mg	磷 P RNI /mg	钾 K AI /mg	钠 Na AI /mg	镁 Mg RNI /mg	铁 Fe AI /mg 男 M	铁 Fe AI /mg 女 F	碘 I RNI /μg	锌 Zn RNI /mg 男 M	锌 Zn RNI /mg 女 F	硒 Se RNI /μg	铜 Cu AI /mg	氟 F AI /μg	铬 Cr AI /μg	锰 Mn AI /mg	钼 Mo AI /μg
0 岁~	200（AI）	100（AI）	350	170	20（AI）	0.3（AI）		85（AI）	2.0（AI）		15（AI）	0.3（AI）	0.01	0.2	0.01	2（AI）
0.5 岁~	250（AI）	180（AI）	550	350	65（AI）	10		115（AI）	3.5		20（AI）	0.3（AI）	0.23	4.0	0.7	15（AI）
1 岁~	600	300	900	700	140	9		90	4.0		25	0.3	0.6	15	1.5	40
4 岁~	800	350	1200	900	160	10		90	5.5		30	0.4	0.7	20	2.0	50
7 岁~	1000	470	1500	1200	220	13		90	7.0		40	0.5	1.0	25	3.0	65
11 岁~	1200	640	1900	1400	300	15	18	110	10.0	9.0	55	0.7	1.3	30	4.0	90
14 岁~	1000	710	2200	1600	320	16	18	120	11.5	8.5	60	0.8	1.5	35	4.5	100
18 岁~	800	720	2000	1500	330	12	20	120	12.5	7.5	60	0.8	1.5	30	4.5	100
50 岁~	1000	720	2000	1400	330	12	12	120	12.5	7.5	60	0.8	1.5	30	4.5	100
65 岁~	1000	700	2000	1400	320	12	12	120	12.5	7.5	60	0.8	1.5	30	4.5	100
80 岁~	1000	670	2000	1300	310	12	12	120	12.5	7.5	60	0.8	1.5	30	4.5	100
孕妇（早）	800	720	2000	1500	370	20		230	9.5		65	0.9	1.5	31	4.9	110
孕妇（中）	1000	720	2000	1500	370	24		230	9.5		65	0.9	1.5	34	4.9	110
孕妇（晚）	1000	720	2000	1500	370	29		230	9.5		65	0.9	1.5	36	4.9	110
乳母	1000	720	2400	1500	330	24		240	12		78	1.4	1.5	37	4.8	113

表3 中国居民膳食维生素推荐摄入量（RNI）或适宜摄入量（AI）

人群	维生素 A RNI /μgRAE 男	维生素 A RNI /μgRAE 女	维生素 D RNI /μg	维生素 E AI /mg α-TE*	维生素 B$_1$ RNI /mg 男	维生素 B$_1$ RNI /mg 女	维生素 B$_2$ RNI /mg 男	维生素 B$_2$ RNI /mg 女	维生素 B$_6$ AI /mg	维生素 B$_{12}$ AI /μg	维生素 C RNI /mg	维生素 K AI /μg	泛酸 AI /mg	叶酸 RNI /μg DFE	烟酸 RNI /mg NE 男 M	烟酸 RNI /mg NE 女 F	胆碱 AI /mg 男	胆碱 AI /mg 女	生物素 AI /μg
0 岁～	300（AI）		10（AI）	3	0.1（AI）		0.4（AI）		0.2（AI）	0.3（AI）	40（AI）	2	1.7	65（AI）	2（AI）		120		5
0.5 岁～	350（AI）		10（AI）	4	0.3（AI）		0.5（AI）		0.4（AI）	0.6（AI）	40（AI）	10	1.9	100（AI）	3（AI）		150		9
1 岁～	310		10	6	0.6		0.6		0.6	1.0	40	30	2.1	160	6		200		17
4 岁～	360		10	7	0.8		0.7		0.7	1.2	50	40	2.5	190	8		250		20
7 岁～	500		10	9	1.0		1.0		1.0	1.6	65	50	3.5	250	9		300		25
11 岁～	670	630	10	13	1.3	1.1	1.3	1.1	1.3	2.1	90	70	4.5	350	14	12	400	400	35
14 岁～	820	630	10	14	1.6	1.3	1.5	1.2	1.4	2.4	100	75	5.0	400	16	13	500	400	40
18 岁～	800	700	10	14	1.4	1.2	1.4	1.2	1.4	2.4	100	80	5.0	400	15	12	500	400	40
50 岁～	800	700	10	14	1.4	1.2	1.4	1.2	1.6	2.4	100	80	5.0	400	14	12	500	400	40
65 岁～	800	700	15	14	1.4	1.2	1.4	1.2	1.6	2.4	100	80	5.0	400	14	11	500	400	40
80 岁～	800	700	15	14	1.4	1.2	1.4	1.2	1.6	2.4	100	80	5.0	400	13	10	500	400	40
孕妇早期	700		10	14	1.2		1.2		2.2	2.9	100	80	6.0	600	12		420		40
孕妇中期	770		10	14	1.4		1.4		2.2	2.9	115	80	6.0	600	12		420		40
孕妇晚期	770		10	14	1.5		1.5		2.2	2.9	115	80	6.0	600	12		420		40
乳母	1300		10	17	1.5		1.5		1.7	3.2	150	80	7.0	550	15		520		50

注：1. α-TE 为 α-生育酚当量；RAE 为视黄醇活性当量；DFE 为膳食叶酸当量；NE 为烟酸当量。
2. 凡表中数字缺之处未表示未制定该参考值。

表 4 食物成分表

序号	名称	可食部分/g	能量/kcal	水分/%	蛋白质/g	脂肪/g	膳食纤维/g	碳水化合物/g	维生素A/μgRAE	维生素B₁/mg	维生素B₂/mg	烟酸/mgNE	维生素E/mg α-TE	钠/mg	钙/mg	铁/mg	维生素C/mg	胆固醇/mg
1	大黄米(黍)	100	349	11.3	13.6	2.7	3.5	67.6	0	0.3	0.09	1.4	1.79	1.7	30	5.7	0	0
2	大麦(元麦)	100	307	13.1	10.2	1.4	9.9	63.4	0	0.14	0.05	5	0.25	1.6	13	5.1	0	0
3	稻米(大米)	100	346	13.3	7.4	0.8	0.7	77.2	0	0.11	0.05	1.9	0.46	3.8	13	2.3	0	0
4	稻米(籼)	100	347	12.6	7.9	0.6	0.8	77.5	0	0.09	0.04	1.4	0.54	1.7	12	1.6	0	0
5	稻米(香大米)	100	346	12.9	12.7	0.9	0.6	71.8	0	0	0.08	2.6	0.7	21.5	8	5.1	0	0
6	方便面	100	472	3.6	9.5	21.1	0.7	60.9	0	0.12	0.06	0.9	2.28	1144	25	4.1	0	0
7	麸皮	100	220	14.5	15.8	4	31.3	30.1	20	0.3	0.3	12.5	4.47	12.2	206	9.9	0	0
8	高粱米	100	351	10.3	10.4	3.1	4.3	70.4	0	0.29	0.1	1.6	1.88	6.3	22	6.3	0	0
9	挂面(赖氨酸)	100	347	11.9	11.2	0.5	0.2	74.5	0	0.18	0.03	2.5	0	292.8	26	2.3	0	0
10	挂面(标准粉)	100	344	12.4	10.1	0.7	1.6	74.4	0	0.19	0.04	2.5	1.11	15	14	3.5	0	0
11	挂面(精白粉)	100	347	12.7	9.6	0.6	0.3	75.7	0	0.2	0.04	2.4	0.88	110.6	21	3.2	0	0
12	合子(龙谷)	100	383	0	10.9	0	3.1	84.8	0	0.42	0.17	0.6	3.3	0	12	0	0	0
13	黑米[稻米(紫)]	100	333	14.3	9.4	2.5	3.9	68.3	0	0.33	0.13	7.9	0.22	7.1	12	1.6	0	0
14	花卷	100	217	45.7	6.4	1	0	45.6	0	0.02	0.02	1.1	0	95	19	0.4	0	0
15	煎饼	100	333	6.8	7.6	0.7	9.1	74.7	0	0.1	0.04	0.2	0	85.5	9	7	0	0
16	苦荞麦粉	100	304	19.3	9.7	2.7	5.8	60.2	0	0.32	0.21	1.5	1.73	2.3	39	4.4	0	0
17	烙饼(标准粉)	100	255	36.4	7.5	2.3	1.9	51	0	0.02	0.04	0	1.03	149.3	20	2.4	0	0
18	馒头(蒸,标粉)	100	233	40.5	7.8	1	1.5	48.3	0	0.05	0.07	0	0.86	165.2	18	1.9	0	0
19	面条(干)	100	355	10.5	11	0.1	0.2	77.5	0	0.28	0.05	2.7	0	60.9	8	9.6	0	0
20	米饭(蒸,籼米)	100	114	71.1	2.5	0.2	0.4	25.6	0	0.02	0.03	1.7	0	1.7	6	0.3	0	0
21	米饭(蒸,粳米)	100	117	70.6	2.6	0.3	0.2	26	0	0	0.03	2	0	3.3	7	2.2	0	0
22	米粥(粳米)	100	46	88.6	1.1	0.3	0.1	9.8	0	0	0.03	0.2	0	2.8	7	0.1	0	0
23	荞麦	100	324	13	9.3	2.3	6.5	66.5	3	0.28	0.16	2.2	4.4	4.7	47	6.2	0	0
24	青稞	100	298	12.1	10.2	1.2	13.4	61.6	0	0.32	0.21	3.6	1.25	0	0	0	0	0

续表

序号	名　称	可食部分/g	能量/kcal	水分/%	蛋白质/g	脂肪/g	膳食纤维/g	碳水化合物/g	维生素A/μgRAE	维生素B_1/mg	维生素B_2/mg	烟酸/mgNE	维生素E/mg α-TE	钠/mg	钙/mg	铁/mg	维生素C/mg	胆固醇/mg
25	小麦（龙麦）	100	352	0	12	0	10.2	76.1	0	0.48	0.14	0	1.91	107.4	0	5.9	0	0
26	小麦粉（标准粉）	100	344	12.7	11.2	1.5	2.1	71.5	0	0.28	0.08	2	1.8	3.1	31	3.5	0	0
27	小麦胚粉	100	392	4.3	36.4	10.1	5.6	38.9	0	3.5	0.79	3.7	23.2	4.6	85	0.6	0	0
28	小米	100	358	11.6	9	3.1	1.6	73.5	17	0.33	0.1	1.5	3.63	4.3	41	5.1	0	0
29	小米粥	100	46	89.3	1.4	0.7	0	8.4	0	0.02	0.07	0.9	0.26	4.1	10	1	0	0
30	燕麦片	100	367	9.2	15	6.7	5.3	61.6	0	0.3	0.13	1.2	3.07	3.7	186	7	0	0
31	薏米（薏苡仁回米）	100	357	11.2	12.8	3.3	2	69.1	0	0.22	0.15	2	2.08	3.6	42	3.6	0	0
32	油饼	100	399	24.8	7.9	22.9	0.9	40.4	0	0.11	0.05	0	0	572.5	46	2.3	0	0
33	油条	100	386	21.8	6.9	17.6	0.9	50.1	0	0.01	0.07	0.7	3.19	585.2	6	1	0	0
34	玉米（鲜,包谷）	46	106	71.3	4	1.2	2.9	19.9	0	0.16	0.11	1.8	0.46	1.1	0	1.1	0	0
35	豆腐	100	81	82.8	8.1	3.7	0.4	3.8	0	0.04	0.03	0.2	2.71	7.2	164	1.9	0	0
36	豆腐花	100	401	1.6	10	2.6	0	84.3	42	0.02	0.03	0.4	5	0	175	3.3	0	0
37	豆腐脑（老豆腐）	100	10	97.8	1.9	0.8	0	0	6	0.04	0.02	0.4	10.46	2.8	18	0.9	0	0
38	豆浆	100	13	96.4	1.8	0.7	1.1	0	15	0.02	0.02	0.1	0.8	3	10	0.5	0	0
39	豆奶	100	30	90	2.4	1.5	0	1.8	0	0.02	0.06	0.3	4.5	3.2	23	0.6	0	0
40	黑豆（黑大豆）	100	381	9.9	36.1	15.9	10.2	23.3	5	0.2	0.33	2	17.36	3	224	7	0	0
41	黄豆（大豆）	100	359	10.2	35.1	16	15.5	18.6	37	0.41	0.2	2.1	18.9	2.2	191	8.2	0	0
42	豇豆	100	322	10.9	19.3	1.2	7.1	58.5	10	0.16	0.08	1.9	8.61	6.8	40	7.1	0	0
43	绿豆	100	316	12.3	21.6	0.8	6.4	55.6	22	0.25	0.11	2	10.95	3.2	81	6.5	0	0
44	豌豆	100	313	10.4	20.3	1.1	10.4	55.4	42	0.49	0.14	2.4	8.47	9.7	97	4.9	0	0
45	豆角	96	30	90	2.5	0.2	2.1	4.6	33	0.05	0.07	0.9	2.24	3.4	29	1.5	18	0
46	毛豆（青豆）	53	123	69.6	13.1	5	4	6.5	22	0.15	0.07	1.4	2.44	3.9	135	3.5	27	0
47	四季豆（菜豆）	96	28	91.3	2	0.4	1.5	4.2	35	0.04	0.07	0.4	1.24	8.6	42	1.5	6	0
48	荸荠（马蹄,地栗）	78	59	83.6	1.2	0.2	1.1	13.1	3	0.02	0.02	0.7	0.65	15.7	4	0.6	7	0

续表

序号	名 称	可食部分/g	能量/kcal	水分/%	蛋白质/g	脂肪/g	膳食纤维/g	碳水化合物/g	维生素A/μgRAE	维生素B₁/mg	维生素B₂/mg	烟酸/mgNE	维生素E/mg α-TE	钠/mg	钙/mg	铁/mg	维生素C/mg	胆固醇/mg
49	甘薯(红心,山芋红薯)	90	99	73.4	1.1	0.2	1.6	23.1	125	0.04	0.04	0.6	0.28	28.5	23	0.5	26	0
50	甘薯(白心,红皮山芋)	86	104	72.6	1.4	0.2	1	24.2	37	0.07	0.04	0.6	0.43	58.2	24	0.8	24	0
51	胡萝卜(红)	96	37	89.2	1	0.2	1.1	7.7	688	0.04	0.03	0.6	0.41	71.4	32	1	13	0
52	胡萝卜(黄)	97	43	87.4	1.4	0.2	1.3	8.9	668	0.04	0.04	0.2	0	25.1	32	0.5	16	0
53	姜	95	41	87	1.3	0.6	2.7	7.6	28	0.02	0.03	0.8	0	14.9	27	1.4	4	0
54	姜(子姜,嫩姜)	82	19	94.5	0.7	0.6	0.9	2.8	0	0	0.01	0.3	0	1.9	9	0.8	2	0
55	芥菜头(大头菜水芥)	83	33	89.6	1.9	0.2	1.4	6	0	0.06	0.02	0.6	0.2	65.6	65	0.8	34	0
56	洋姜(洋生姜,菊芋)	100	56	80.8	2.4	0.2	4.3	11.5	0	0.01	0.01	1.4	0	11.5	23	7.2	0	0
57	玉兰片	100	43	78	2.6	0.4	11.3	7.3	0	0.04	0.07	0.1	1.9	1.9	42	3.6	1	0
58	芋头(芋艿,毛芋)	84	79	78.6	2.2	0.2	1	17.1	27	0.06	0.05	0.7	0.45	33.1	36	1	6	0
59	竹笋	63	19	92.8	2.6	0.2	1.8	1.8	0	0.08	0.08	0.6	0.05	0.4	9	0.5	5	0
60	白菜(大白菜)	92	21	93.6	1.7	0.2	0.6	3.1	42	0.06	0.07	0.8	0.92	89.3	69	0.5	47	0
61	菠菜(赤根菜)	89	24	91.2	2.6	0.3	1.7	2.8	487	0.04	0.11	0.6	1.74	85.2	66	2.9	32	0
62	菜花(花椰菜)	82	24	92.4	2.1	0.2	1.2	3.4	5	0.03	0.08	0.6	0.43	31.6	23	1.1	61	0
63	葱头(洋葱)	90	39	89.2	1.1	0.2	0.9	8.1	3	0.03	0.03	0.3	0.14	4.4	24	0.6	8	0
64	大白菜(青白口)	83	15	95.1	1.4	0.1	0.9	2.1	13	0.03	0.04	0.4	0.36	48.4	35	0.6	28	0
65	发菜	100	246	10.5	22.8	0.8	21.9	36.8	0	0.23	0	0	21.7	103.3	875	99.3	0	0
66	海带(鲜,江白菜,昆布)	100	17	94.4	1.2	0.1	0.5	1.6	0	0.02	0.15	1.3	1.85	8.6	46	0.9	0	0
67	猴头菇(鲜,罐装)	100	13	92.3	2	0.2	4.2	0.7	0	0.01	0.04	0.2	0.46	175.2	19	2.8	4	0
68	金针菇(罐装)	100	21	91.6	1	0	2.5	4.2	0	0.01	0.01	0.6	0.98	238.2	14	1.1	0	0
69	口蘑(白蘑)	100	242	9.2	38.7	3.3	17.2	14.4	0	0.07	0.08	44.3	8.57	5.2	169	19.4	0	0
70	蘑菇(干)	100	252	13.7	21	4.6	21	31.7	273	0.1	1.1	30.7	6.18	23.3	127	0	5	0
71	木耳(黑木耳,云耳)	100	205	15.5	12.1	1.5	29.9	35.7	17	0.17	0.44	2.5	11.34	48.5	247	97.4	0	0
72	木耳(水发,黑木耳,云耳)	100	21	91.8	1.5	0.2	2.6	3.4	3	0.01	0.05	0.2	7.51	8.5	34	5.5	1	0

续表

序号	名称	可食部分/g	能量/kcal	水分/%	蛋白质/g	脂肪/g	膳食纤维/g	碳水化合物/g	维生素A/μgRAE	维生素B₁/mg	维生素B₂/mg	烟酸/mgNE	维生素E/mg α-TE	钠/mg	钙/mg	铁/mg	维生素C/mg	胆固醇/mg
73	平菇(鲜·糙皮)	93	20	92.5	1.9	0.3	2.3	2.3	2	0.06	0.16	3.1	0.79	3.8	5	1	4	0
74	银耳(白木耳)	96	200	14.6	10	1.4	30.4	36.9	8	0.05	0.25	5.3	1.26	82.1	36	4.1	0	0
75	紫菜	100	207	12.7	26.7	1.1	21.6	22.5	228	0.27	1.02	7.3	1.82	710.5	264	54.9	2	0
76	菠萝(凤梨·地菠萝)	68	41	88.4	0.5	0.1	1.3	9.5	33	0.04	0.02	0.2	0	0.8	12	0.6	18	0
77	草莓	97	30	91.3	1	0.2	1.1	6	5	0.02	0.03	0.3	0.71	4.2	18	1.8	47	0
78	橙	74	47	87.4	0.8	0.2	0.6	10.5	27	0.05	0.04	0.3	0.56	1.2	20	0.4	33	0
79	番石榴(鸡矢果,番桃)	97	41	83.9	1.1	0.4	5.9	8.3	53	0.02	0.05	0.3	0	3.3	13	0.2	68	0
80	柑	77	51	86.9	0.7	0.2	0.4	11.5	148	0.08	0.04	0.4	0.92	1.4	35	0.2	28	0
81	橄榄(白榄)	80	49	83.1	0.8	0.2	4	11.1	22	0.01	0.01	0.7	0	0	49	0.2	3	0
82	桂圆(鲜)	50	70	81.4	1.2	0.1	0.4	16.2	3	0.01	0.14	1.3	0	3.9	6	0.2	43	0
83	金桔(金枣)	89	55	84.7	1	0.2	1.4	12.3	62	0.04	0.03	0.3	1.58	3	56	1	35	0
84	李(玉皇李)	91	36	90	0.7	0.2	0.9	7.8	25	0.03	0.02	0.4	0.74	3.8	8	0.6	5	0
85	梨	75	32	90	0.4	0.1	2	7.3	0	0.01	0.04	0.1	0	3.9	11	0	1	0
86	荔枝(鲜)	73	70	81.9	0.9	0.2	0.5	16.1	2	0.1	0.04	1.1	0	1.7	2	0.4	41	0
87	芒果(抹猛果,望果)	60	32	90.6	0.6	0.2	1.3	7	1342	0.01	0.04	0.3	1.21	2.8	0	0.2	23	0
88	柠檬	66	35	91	1.1	1.2	1.3	4.9	0	0.05	0.02	0.6	1.14	1.1	101	0.8	22	0
89	枇杷	62	39	89.3	0.8	0.2	0.8	8.5	117	0.01	0.03	0.3	0.24	4	17	1.1	8	0
90	苹果	76	52	85.9	0.2	0.2	1.2	12.3	3	0.06	0.02	0.2	2.12	1.6	4	0.6	4	0
91	葡萄	86	43	88.7	0.5	0.2	0.4	9.9	8	0.04	0.02	0.2	0.7	1.3	5	0.4	25	0
92	葡萄干	100	341	11.6	2.5	0.4	1.6	81.8	0	0.09	0	0	0	19.1	52	9.1	5	0
93	人参果	88	80	77.1	0.6	0.7	3.5	17.7	8	0	0.25	0.3	0	7.1	13	0.2	12	0
94	桑葚	100	49	82.8	1.7	0.4	4.1	9.7	5	0.02	0.06	0	9.87	2	37	0.4	0	0
95	柿	87	71	80.6	0.4	0.1	1.4	17.1	20	0.02	0.02	0.3	1.12	0.8	9	0.2	30	0
96	桃	86	48	86.4	0.9	0.1	1.3	10.9	3	0.01	0.03	0.7	1.54	5.7	6	0.8	7	0

序号	名 称	可食部分/g	能量/kcal	水分/%	蛋白质/g	脂肪/g	膳食纤维/g	碳水化合物/g	维生素A/μgRAE	维生素B₁/mg	维生素B₂/mg	烟酸/mgNE	维生素E/mg α-TE	钠/mg	钙/mg	铁/mg	维生素C/mg	胆固醇/mg
97	无花果	100	59	81.3	1.5	0.1	3	13	5	0.03	0.02	0.1	1.82	5.5	67	0.1	2	0
98	香蕉	59	91	75.8	1.4	0.2	1.2	20.8	10	0.02	0.04	0.7	0.24	0.8	7	0.4	8	0
99	杏	91	36	89.4	0.9	0.1	1.3	7.8	75	0.02	0.03	0.6	0.95	2.3	14	0.6	4	0
100	杨梅(树梅、山杨梅)	82	28	92	0.8	0.2	1	5.7	7	0.01	0.05	0.3	0.81	0.7	14	1	9	0
101	桃(杨桃)	88	29	91.4	0.6	0.2	1.2	6.2	3	0.02	0.03	0.7	0	1.4	4	0.4	7	0
102	椰子	33	231	51.8	4	12.1	4.7	26.6	0	0.01	0.01	0.5	0	55.6	2	1.8	6	0
103	樱桃	80	46	88	1.1	0.2	0.3	9.9	35	0.02	0.02	0.6	2.22	8	11	0.4	10	0
104	柚(文旦)	69	41	89	0.8	0.2	0.4	9.1	2	0	0.03	0.3	0	3	4	0.3	23	0
105	猕猴桃(中华猕猴桃、羊桃)	83	56	83.4	0.8	0.6	2.6	11.9	22	0.05	0.02	0.3	2.43	10	27	1.2	62	0
106	白果	100	355	9.9	13.2	1.3	0	72.6	0	0	0	0	0.73	17.5	54	0.2	0	0
107	核桃(鲜)	43	327	49.8	12.8	29.9	4.3	1.8	0	0.07	0.14	1.4	41.17	17.5	0	0	10	0
108	花生(炒)	71	589	4.1	21.9	48	6.3	17.3	10	0.13	0.12	18.9	12.94	34.8	47	1.5	0	0
109	肠(猪肉香肠、罐头)	100	290	60.7	7.9	28.1	0	1.3	0	0.23	0.18	1.9	0.85	874.3	6	0.6	0	0
110	叉烧肉	100	279	49.2	23.8	16.9	0	7.9	16	0.66	0.23	7	0.68	818.8	8	2.6	0	68
111	狗肉	80	116	76	16.8	4.6	0	1.8	157	0.34	0.2	3.5	1.4	47.4	52	2.9	0	62
112	火腿(熟)	100	529	24.6	12.4	50.4	0	6.4	0	0.17	0.16	0	0	47.4	0	0	0	166
113	驴肉(瘦)	100	116	73.8	21.5	3.2	0	0.4	72	0.03	0.13	2.5	2.76	46.9	2	4.3	0	74
114	驴肉(熟)	100	251	57.7	32.3	13.5	0	0.1	25	0	0.1	0	0.39	207.4	13	8.3	0	0
115	马肉	100	122	74.1	20.1	4.6	0	0.1	28	0.06	0.25	2.2	1.42	115.8	5	5.1	0	84
116	牛肉(肥瘦)	100	190	68.1	18.1	13.4	0	0	9	0.03	0.11	7.4	0.22	57.4	8	3.2	0	84
117	牛肉(瘦)	100	106	75.2	20.2	2.3	0	1.2	6	0.07	0.13	6.3	0.35	53.6	9	2.8	0	58
118	牛肉干	100	550	9.3	45.6	40	0	1.9	0	0.06	0.26	15.2	0	412.4	43	15.6	0	120
119	牛肉松	100	445	2.7	8.2	15.7	0	67.7	90	0.04	0.11	0.9	18.24	1946	76	4.6	0	169

续表

序号	名 称	可食部分/g	能量/kcal	水分/%	蛋白质/g	脂肪/g	膳食纤维/g	碳水化合物/g	维生素A/μgRAE	维生素B₁/mg	维生素B₂/mg	烟酸/mgNE	维生素E/mg α-TE	钠/mg	钙/mg	铁/mg	维生素C/mg	胆固醇/mg
120	牛蹄筋(熟)	100	147	64	35.2	0.6	0	0.1	0	0	0	0	0	99.3	13	1.7	0	51
121	兔肉	100	102	76.2	19.7	2.2	0	0.9	212	0.11	0.1	5.8	0.42	45.1	12	2	0	59
122	午餐肉	100	229	59.9	9.4	15.9	0	12	0	0.24	0.05	11.1	0	981.9	57	0	0	56
123	羊肚	100	87	81.7	12.2	3.4	0	1.8	23	0.03	0.17	1.8	0.33	66	38	1.4	0	124
124	羊肉(肥、瘦)	90	198	66.9	19	14.1	0	0	22	0.05	0.14	4.5	0.26	80.6	6	2.3	0	92
125	羊肉(瘦)	90	118	74.2	20.5	3.9	0	0.2	11	0.15	0.16	5.2	0.31	69.4	9	3.9	0	60
126	猪肉(肥)	100	816	8.8	2.4	90.4	0	0	29	0.08	0.05	0.9	0.24	19.5	3	1	0	109
127	猪肉(肥,瘦)	100	395	46.8	13.2	37	0	2.4	0	0.22	0.16	3.5	0.49	59.4	6	1.6	0	80
128	猪肉(瘦)	100	143	71	20.3	6.2	0	1.5	44	0.54	0.1	5.3	0.34	57.5	6	3	0	81
129	猪肘棒	67	248	55.5	16.5	16	0	9.4	0	0.1	0.09	6.6	0	80	19	1.5	0	65
130	鹌鹑	58	110	75.1	20.2	3.1	0	0.2	40	0.04	0.32	6.3	0.44	48.4	48	2.3	0	157
131	北京烤鸭	80	436	38.2	16.6	38.4	0	6	36	0.04	0.32	4.5	0.97	83	35	2.4	0	91
132	鹅	63	245	62.9	17.9	19.9	0	0	42	0.07	0.23	4.9	0.22	58.8	4	3.8	0	74
133	鸽	42	201	66.6	16.5	14.2	0	1.7	53	0.06	0.2	6.9	0.99	63.6	30	3.8	0	99
134	鸡	66	167	69	19.3	9.4	0	1.3	48	0.05	0.09	5.6	0.67	63.3	9	1.4	0	106
135	鸡翅	69	194	65.4	17.4	11.8	0	4.6	68	0.01	0.11	5.3	0.25	50.8	8	1.3	0	113
136	鸡腿	69	181	70.2	16.4	13	0	0	44	0.02	0.14	6	0.03	64.4	6	1.5	0	162
137	鸡胸脯肉	100	133	72	19.4	5	0	2.5	16	0.07	0.13	10.8	0.22	34.4	3	0.6	0	82
138	鸡爪	60	254	56.4	23.9	16.4	0	2.7	37	0.01	0.13	2.4	0.32	169	36	1.4	0	103
139	鸭	68	240	63.9	15.5	19.7	0	0.2	52	0.08	0.22	4.2	0.27	69	6	2.2	0	94
140	鸭翅	67	146	70.6	16.5	6.1	0	6.3	0	0.02	0.16	2.4	0	53.6	20	2.1	0	49
141	盐水鸭(熟)	81	312	51.7	16.6	26.1	0	2.8	35	0.07	0.21	2.5	0.42	1558	10	0.7	0	81
142	鸭肉(胸脯肉)	100	90	78.6	15	1.5	0	4	0	0.01	0.07	4.2	1.98	60.2	6	4.1	0	0

续表

序号	名　称	可食部分/g	能量/kcal	水分/%	蛋白质/g	脂肪/g	膳食纤维/g	碳水化合物/g	维生素A/μgRAE	维生素B₁/mg	维生素B₂/mg	烟酸/mgNE	维生素E/mg α-TE	钠/mg	钙/mg	铁/mg	维生素C/mg	胆固醇/mg
143	鸭掌	59	150	64.7	13.4	1.9	0	19.7	11	0	0.17	1.1	0	61.1	24	1.3	0	36
144	炸鸡（肯德基）	70	279	49.4	20.3	17.3	0	10.5	23	0.03	0.17	16.7	6.44	755	109	2.2	0	198
145	黄油	100	892	0.5	1.4	98.8	0	0	0	0	0.02	0	0	40.3	35	0.8	0	296
146	炼乳（罐头，甜）	100	332	26.2	8	8.7	0	55.4	41	0.03	0.16	0.3	0.28	211.9	242	0.4	0	36
147	奶酪（干酪）	100	328	43.5	25.7	23.5	0	3.5	152	0.06	0.91	0.6	0.6	584.6	799	2.4	0	11
148	奶油	100	720	18	2.5	78.6	0	0.7	1042	0	0.05	0.1	66.01	29.6	1	0.7	0	168
149	牛乳	100	54	89.8	3	3.2	0	3.4	24	0.03	0.14	0.1	0.21	37.2	104	0.3	0	15
150	酸奶	100	72	84.7	2.5	2.7	0	9.3	26	0.03	0.15	0.2	0.12	39.8	118	0.4	0	15
151	鹌鹑蛋	86	160	73	12.8	11.1	0	2.1	337	0.11	0.49	0.1	3.08	106.6	47	3.2	0	515
152	鹅蛋	87	196	69.3	11.1	15.6	0	2.8	192	0.08	0.3	0.4	4.5	90.6	34	4.1	0	704
153	鸭蛋	87	180	70.3	12.6	13	0	3.1	261	0.17	0.35	0.2	4.98	106	62	2.9	0	565
154	鲍鱼（干）	100	322	18.3	54.1	5.6	0	13.7	28	0.02	0.13	7.2	0.85	2316	143	6.8	0	0
155	蛏子	57	40	88.4	7.3	0.3	0	2.1	59	0.02	0.12	1.2	0.59	175.9	134	33.6	0	131
156	干贝	100	264	27.4	55.6	2.4	0	5.1	11	0	0.21	2.5	1.53	306.4	77	5.6	0	348
157	海蛎肉	100	66	85.6	8.4	2.3	0	2.9	0	0.03	0.07	1.7	7.66	194	167	5.4	0	0
158	海参	93	262	18.9	50.2	4.8	0	4.5	39	0.04	0.13	1.3	0.86	4968	0	9	0	62
159	蛤蜊	45	31	91	5.8	0.4	0	1.1	19	0.01	0.1	0.5		317.3	138	2.9	0	156
160	河蚬	23	36	89.8	6.8	0.6	0	0.8	202	0.01	0.13	1	1.36	28.7	306	3.1	0	57
161	螺蛳	37	59	83.3	7.5	0.6	0	6	0	0	0.28	2	0.43	252.6	156	1.4	0	86
162	墨鱼	69	82	79.2	15.2	0.9	0	3.4	0	0.02	0.04	1.8	1.49	165.5	15	1	0	226
163	牡蛎	100	73	82	5.3	2.1	0	8.2	27	0.01	0.13	1.4	0.81	462.1	131	7.1	0	100
164	生蚝	100	57	87.1	10.9	1.5	0	0	0	0.04	0.13	1.5	0.13	270	35	5.5	0	94
165	乌鱼蛋	73	66	85.3	14.1	1.1	0	0	0	0.01	0.04	2	10.54	126.8	11	0.3	0	243

续表

序号	名称	可食部分/g	能量/kcal	水分/%	蛋白质/g	脂肪/g	膳食纤维/g	碳水化合物/g	维生素A/μgRAE	维生素B₁/mg	维生素B₂/mg	烟酸/mgNE	维生素E/mg α-TE	钠/mg	钙/mg	铁/mg	维生素C/mg	胆固醇/mg
166	乌贼(鲜,枪乌贼,台湾枪乌贼)	97	84	80.4	17.4	1.6	0	0	35	0.02	0.06	1.6	1.68	110	44	0.9	0	268
167	鲜蛤贝	35	60	84.2	11.1	0.6	0	2.6	0	0	0.1	0.2	11.85	339	142	7.2	0	0
168	鱿鱼(干,台湾枪乌贼)	98	313	21.8	60	4.6	0	7.8	0	0.02	0.13	4.9	9.72	965.3	87	4.1	0	871
169	对虾	61	93	76.5	18.6	0.8	0	2.8	15	0.01	0.07	1.7	0.62	165.2	62	1.5	0	193
170	海虾	51	79	79.3	16.8	0.6	0	1.5	0	0.01	0.05	1.9	2.79	302.2	146	3	0	117
171	蛋糕	100	347	18.6	8.6	5.1	0.4	66.7	86	0.09	0.09	0.8	2.8	67.8	39	2.5	0	0
172	面包	100	312	27.4	8.3	5.1	0.5	58.1	0	0.03	0.06	1.7	1.66	230.4	49	2	0	0
173	萝卜	94	20	93.9	0.8	0.1	0.6	4	3	0.03	0.06	0.6	1	60	56	0.3	18	0
174	马铃薯(土豆,洋芋)	94	76	79.8	2	0.2	0.7	16.5	5	0.08	0.04	1.1	0.34	2.7	8	0.8	27	0
175	藕(莲藕)	88	70	80.5	1.9	0.2	1.2	15.2	3	0.09	0.03	0.3	0.73	44.2	39	1.4	44	0
176	大葱(鲜)	82	30	91	1.7	0.3	1.3	5.2	10	0.03	0.05	0.5	0.3	4.8	29	0.7	17	0
177	金针菜(黄花菜)	98	199	40.3	19.4	1.4	7.7	27.2	307	0.05	0.21	3.1	4.92	59.2	301	8.1	10	0
178	韭菜	90	26	91.8	2.4	0.4	1.4	3.2	235	0.02	0.09	0.8	0.96	8.1	42	1.6	24	0
179	韭芽(韭黄)	88	22	93.2	2.3	0.2	1.2	2.7	43	0.03	0.05	0.7	0.34	6.9	25	1.7	15	0
180	芦笋(石刁柏,龙须菜)	90	18	93	1.4	0.1	1.9	3	17	0.04	0.05	0.7	0	3.1	10	1.4	45	0
181	苜蓿(草头,金花菜)	100	60	81.8	3.9	1	2.1	8.8	440	0.1	0.73	2.2	0	5.8	713	9.7	118	0
182	瓢儿白(瓢儿菜)	79	15	94.1	1.7	0.2	1.6	1.6	200	0	0.03	0.5	0	56.9	59	1.8	10	0
183	生菜	94	13	95.8	1.3	0.3	0.7	1.3	298	0.03	0.06	0.4	1.02	32.8	34	0.9	13	0
184	蒜(小蒜)	82	30	90.4	1	0.4	2	5.7	113	0.03	0.12	0.5	0.24	17.2	89	1.2	28	0
185	蒜苗(蒜苔)	82	37	88.9	2.1	0.4	1.8	6.2	47	0.11	0.08	0.5	0.81	5.1	29	1.4	35	0
186	茼蒿(蓬蒿菜,艾菜)	82	21	93	1.9	0.3	1.2	2.7	252	0.04	0.09	0.6	0.92	161.3	73	2.5	18	0
187	莴芽(莴苣)	62	14	95.5	1	0.1	0.6	2.2	25	0.02	0.02	0.5	0.19	36.5	23	0.9	4	0
188	小白菜(青菜,白菜)	81	15	94.5	1.5	0.3	1.1	1.6	280	0.02	0.09	0.7	0.7	73.5	90	1.9	28	0

续表

序号	名 称	可食部分/g	能量/kcal	水分/%	蛋白质/g	脂肪/g	膳食纤维/g	碳水化合物/g	维生素A/μgRAE	维生素B₁/mg	维生素B₂/mg	烟酸/mgNE	维生素E/mg α-TE	钠/mg	钙/mg	铁/mg	维生素C/mg	胆固醇/mg
189	小葱	73	24	92.7	1.6	0.4	1.4	3.5	140	0.05	0.06	0.4	0.59	10.4	72	1.3	21	0
190	油菜	87	23	92.9	1.8	0.5	1.1	2.7	103	0.04	0.11	0.7	0.88	55.8	108	1.2	36	0
191	冬瓜	80	11	96.6	0.4	0.2	0.7	1.9	13	0.01	0.01	0.3	0.08	1.8	19	0.2	18	0
192	哈密瓜	71	34	91	0.5	0.1	0.2	7.7	153	0	0.01	0	0	26.7	4	0	12	0
193	黄瓜(胡瓜)	92	15	95.8	0.8	0.2	0.5	2.4	15	0.02	0.03	0.2	0.46	4.9	24	0.5	9	0
194	葫芦(长瓜、蒲瓜、瓠瓜)	87	14	95.3	0.7	0.1	0.8	2.7	7	0.02	0.01	0.4	0	0.6	16	0.4	11	0
195	金丝瓜(裸瓣瓜)	80	37	91.7	3.3	2	0.8	1.4	2	0.02	0.03	0.7	0.01	0	25	0.3	0	0
196	苦瓜(凉瓜、癞葡萄)	81	19	93.4	1	0.1	1.4	3.5	17	0.03	0.03	0.4	0.85	2.5	14	0.7	56	0
197	木瓜	86	27	92.2	0.4	0.1	0.8	6.2	145	0.01	0.02	0.3	0.3	28	17	0.2	43	0
198	南瓜(饭瓜番瓜、倭瓜)	85	22	93.5	0.7	0.1	0.8	4.5	148	0.03	0.04	0.4	0.36	0.8	16	0.4	8	0
199	丝瓜	83	20	94.3	1	0.2	0.6	3.6	15	0.02	0.04	0.4	0.22	2.6	14	0.4	5	0
200	笋瓜(生瓜)	91	12	96.1	0.5	0	0.7	2.4	17	0.04	0.02	0	0.29	0	14	0.6	5	0
201	甜瓜(香瓜)	78	26	92.9	0.4	0.1	0.4	5.8	5	0.02	0.03	0.3	0.47	8.8	14	0.7	15	0
202	西瓜(寒瓜)	56	25	93.3	0.6	0.1	0.3	5.5	75	0.02	0.03	0.2	0.1	3.2	8	0.3	6	0
203	青椒(灯笼椒、柿子椒、大椒)	82	22	93	1	0.2	1.4	4	57	0.03	0.03	0.9	0.59	3.3	14	0.8	72	0
204	番茄(西红柿、番柿)	97	19	94.4	0.9	0.2	0.5	3.5	92	0.03	0.03	0.6	0.57	5	10	0.4	19	0
205	辣椒(尖、青)	84	23	91.9	1.4	0.3	2.1	3.7	57	0.03	0.04	0.5	0.88	2.2	15	0.7	62	0
206	茄子	93	21	93.4	1.1	0.2	1.3	3.6	8	0.02	0.04	0.6	1.13	5.4	24	0.5	5	0
207	花生仁(生)	100	563	6.9	25	44.3	5.5	16	5	0.72	0.13	17.9	18.09	3.6	39	2.1	2	0
208	花生仁(炒)	100	581	1.8	24.1	44.4	4.3	21.2	0	0.12	0.1	18.9	14.97	445.1	284	6.9	0	0
209	葵花子(生)	50	597	2.4	23.9	49.9	6.1	13	5	0.36	0.2	4.8	34.53	5.5	72	5.7	0	0
210	葵花子(炒)	52	616	2	22.6	52.8	4.8	12.5	5	0.43	0.26	4.8	26.46	1322	72	6.1	0	0
211	松子仁	100	698	0.8	13.4	70.6	10	2.2	2	0.19	0.25	4	32.79	10.1	78	4.3	0	0

续表

序号	名 称	可食部分/g	能量/kcal	水分/%	蛋白质/g	脂肪/g	膳食纤维/g	碳水化合物/g	维生素A/μgRAE	维生素B₁/mg	维生素B₂/mg	烟酸/mgNE	维生素E/mg α-TE	钠/mg	钙/mg	铁/mg	维生素C/mg	胆固醇/mg
212	杏仁	100	514	5.6	24.7	44.8	19.2	2.9	0	0.08	1.25	0	18.53	7.1	71	1.3	26	0
213	鸭蛋(咸)	88	190	61.3	12.7	12.7	0	6.3	134	0.16	0.33	0.1	6.25	2706	118	3.6	0	647
214	黄鳝(鳝鱼)	67	89	78	18	1.4	0	1.2	50	0.06	0.98	3.7	1.34	70.2	42	2.5	0	126
215	鱼片干	100	303	20.2	46.1	3.4	0	22	0	0.11	0.39	5	0.88	2321	106	4.4	0	307
216	鱼子酱(大马哈鱼)	100	252	49.4	10.9	16.8	0	14.4	111	0.33	0.19	0.5	12.25	0	23	2.8	0	486
217	河虾	86	84	78.1	16.4	2.4	0	0	48	0.04	0.03	0	5.33	138.8	325	4	0	240
218	蟹肉	100	62	84.4	11.6	1.2	0	1.1	0	0.03	0.09	4.3	2.91	270	231	1.8	0	65
219	菜籽油	100	899	0.1	0	99.9	0	0	0	0	0	0	60.89	7	9	3.7	0	0
220	豆油	100	899	0.1	0	99.9	0	0	0	0	0	0	93.08	4.9	13	2	0	0
221	花生油	100	899	0.1	0	99.9	0	0	0	0	0	0	42.06	3.5	12	2.9	0	0
222	葵花籽油	100	899	0.1	0	99.9	0	0	0	0	0	0	54.6	2.8	2	1	0	0
223	牛油	100	835	6.2	0	92	0	1.8	54	0	0	0	0	9.4	9	3	0	0
224	色拉油	100	898	0.2	0	99.8	0	0	0	0	0	0	24.01	5.1	18	1.7	0	0
225	羊油	100	824	4	0	88	0	8	33	0	0	0	1.08	13.2	0	1	0	0
226	玉米油	100	895	0.2	0	99.2	0	0.5	0	0	0	0	51.94	1.4	1	1.4	0	0
227	芝麻油(香油)	100	898	0.1	0	99.7	0	0.2	0	0	0	0	68.53	1.1	9	2.2	0	0
228	猪油(未炼)	100	827	4	0	88.7	0	7.2	89	0	0	0	21.83	138.5	0	2.1	0	0
229	棕榈油	100	900	0	0	100	0	0	0	0	0	0	15.24	1.3	0	3.1	0	0
230	饼干	100	433	5.7	9	12.7	1.1	70.6	37	0.08	0.04	4.7	4.57	204.1	73	1.9	0	81
231	橘子汁	100	119	70.1	0	0.1	0	29.6	2	0	0	0	0	18.6	4	0.1	2	0
232	白砂糖	100	400	0	0	0	0	99.9	0	0	0	0	0	0.4	20	0.6	0	0
233	白糖(绵白糖)	100	396	0.9	0.1	0	0	98.9	0	0	0	0.2	0	2	6	0.2	0	0
234	冰糖	100	397	0.6	0	0	0	99.3	0	0	0.03	0	0	2.7	23	1.4	0	0

续表

序号	名 称	可食部分 /g	能量 /kcal	水分 /%	蛋白质 /g	脂肪 /g	膳食纤维 /g	碳水化合物 /g	维生素A /μgRAE	维生素B₁ /mg	维生素B₂ /mg	烟酸 /mgNE	维生素E /mg α-TE	钠 /mg	钙 /mg	铁 /mg	维生素C /mg	胆固醇 /mg
235	蜂蜜	100	321	22	0.4	1.9	0	75.6	0	0	0.05	0.1	0	0.3	4	1	3	0
236	红糖	100	389	1.9	0.7	0	0	96.6	0	0.01		0.3	0	18.3	157	2.2	0	0
237	巧克力	100	586	1	4.3	40.1	1.5	51.9	0	0.06	0.08	1.4	1.62	111.8	111	1.7	0	0
238	醋	100	31	90.6	2.1	0.3	0	4.9	0	0.03	0.05	1.4	0	262.1	17	6	0	0
239	豆瓣酱	100	178	46.6	13.6	6.8	1.5	15.6	0	0.11	0.46	2.4	0.57	6012	53	16.4	0	0
240	花生酱	100	594	0.5	6.9	53	3	22.3	0	0.01	0.15	2	2.09	2340	67	7.2	0	0
241	酱油	100	63	67.3	5.6	0.1	0.2	9.9	0	0.05	0.13	1.7		5757	66	8.6	0	0
242	甜面酱	100	136	53.9	5.5	0.6	1.4	27.1	5	0.03	0.14	2	2.16	2097	29	3.6	0	0
243	味精	100	268	0.2	40.1	0.2	0	26.5	0	0.08		0.3	0	21053	100	1.2	0	0
244	盐	100	0	0.1	0	0	0	0	0	0	0	0	0	25127	22	1	0	
245	蚕蛹	100	230	57.5	21.5	13	0	6.7	0	0.07	2.23	2.2	9.89	140.2	81	2.6	0	155
246	甲鱼	70	118	75	17.8	4.3	0	2.1	139	0.07	0.14	3.3	1.88	96.9	70	2.8	0	101
247	老鼠肉	100	131	79.1	17.2	6.9	0	0	10	0.03	0.14	6.7	2.81	71.8	8	2.4	0	75
248	蛇	78	91	78.5	15.7	1.7	0	3.3	23	0.05	0.4	3.5	0.93	98.6	49	8.9	0	80
249	田鸡（青蛙）	37	93	79.4	20.5	1.2	0	0	7	0.26	0.28	9	0.55	11.8	127	1.5	0	40
250	蝎子	100	177	48.4	26.2	4.7	0	7.5	0	0.03	1.09	1.7	7.59	115.7	120	30.8	0	207
251	白葡萄酒（11度）		62	0	0.1	0	0	0	0	0.01		0	0	2.8	23	0	0	0
252	红葡萄酒（12度）		68	0	0.1	0	0	0	0	0.04		0	0	2.6	12	0.2	0	0
253	中国红葡萄酒（16度）		91	0	0.1	0	0	0	0		0.01	0	0	1.8	27	0.3	0	0
254	黄酒（5.5度）		31	0	0	0	0	0	0	0.03		0	0	0		0	0	0
255	黄酒（绍兴15,15度）		85	0	0	0	0	0	0		0.04	0	0	4.2	15	1.3	0	0
256	黄酒（状元红）		0	0	1.3	0	0	0	0	0.01	0.08	0	0	1.7	17	0.1	0	0
257	啤酒（5.5度）		31	0	0	0	0	0	0	0	0.05	1.2	0	8.3	4	0.1	0	0

参考文献

［1］ 石瑞．食品营养学．北京：化学工业出版社，2012

［2］ 孙远明．食品营养学．北京：科学出版社，2006

［3］ 邓泽元，乐国伟等．食品营养学．南京：东南大学出版社，2007

［4］ 蔡美琴．医学营养学．上海：上海科学技术文献出版社，2007

［5］ 郭红卫．医学营养学．上海：复旦大学出版社，2009

［6］ 刘静波，庞勇．绿色食品．长春：吉林出版集团有限责任公司，2010

［7］ 刘新社，袁仲．食品营养与健康．北京：中国传媒大学出版社，2011

［8］ 易美华等．食品营养与健康．北京：中国轻工业出版社，2000

［9］ 陶宁萍，王锡昌．食品营养与健康．北京：中国轻工业出版社，2008

［10］ 中国营养学会编著．营养科学词典．北京：中国轻工业出版社，2013

［11］ 何志谦．人类营养学．第3版．北京：人民卫生出版社，2008

［12］ 王俊东．食品营养与健康．北京：中国农业科学技术出版社，2008

［13］ 吴定，高云．食品营养与卫生保健．北京：中国计量出版社，2008

［14］ 曾翔云．食品营养与卫生．武汉：华中师范大学出版社，2006

［15］ 孙秀发，周才琼，肖安红．食品营养学．郑州：郑州大学出版社，2011

［16］ 孙远明编著．食品营养学．北京：中国农业大学出版社，2010

［17］ 刘志皋．食品营养学．第2版．北京：中国轻工业出版社，2014

［18］ 刘翠格．营养与健康．第2版．北京：化学工业出版社，2013

［19］ 中国营养学会．中国居民膳食营养素参考摄入量（2013版）．北京：科学出版社，2014

［20］ 杨月欣，王光亚，潘兴昌著．中国食物成分表．第2版．北京：北京大学医学出版社，2009

［21］ 杨月欣．食物血糖生成指数．北京：北京医科大学出版社，2004

［22］ （英）帕特里克·霍尔福德，（英）苏珊娜·劳森著．营养圣经实用指南．范志红等译．北京：北京出版社，2012

［23］ 中国营养学会．中国居民膳食指南（2016）．北京：人民卫生出版社，2016

［24］ 中国营养学会．中国居民膳食指南（2007）．拉萨：西藏人民出版社，2008

［25］ 中国营养学会．中国居民膳食指南（2016）（科普版）．北京：人民卫生出版社，2016

［26］ 王璋，许时婴，汤坚．食品化学．北京：中国轻工业出版社，2007

［27］ 谢笔钧著．食品化学．北京：科学出版社有限责任公司，2013

［28］ 吴赛玉．生物化学．合肥：中国科学技术大学出版社，2005

［29］ 陈月英，王喜萍．食品营养与卫生．北京：中国农业出版社，2008

［30］ 翟凤英．中国儿童青少年零食消费指南．北京：科学出版社，2008

［31］ 林旭辉编著．食品香精香料及加香技术．北京：中国轻工业出版社，2010

［32］ 张晓鸣．食品风味化学．北京：中国轻工业出版社，2009

［33］ 何计国，甄润英．食品卫生学．北京：中国农业大学出版社，2003

［34］ 金宗濂．功能食品教程．北京：中国轻工业出版社，2005

［35］ 钟耀广．功能性食品．北京：化学工业出版社，2004

［36］ 刘静波，林松毅．功能食品学．北京：化学工业出版社，2008

［37］ 郑建仙．功能性食品学．北京：中国轻工业出版社，2009

［38］ 张小莺，孙建国．功能性食品学．北京：科学出版社，2012

[39]　GB 2760—2014食品安全国家标准食品添加剂使用标准

[40]　孙宝国.食品添加剂.第2版.北京:化学工业出版社,2008

[41]　郝利平等.食品添加剂.第2版.北京:中国农业大学出版社,2009

[42]　刘钟栋.食品添加剂.南京:东南大学出版社,2006

[43]　齐艳玲,王凤梅.食品添加剂.北京:海洋出版社,2014

[44]　秦卫东.食品添加剂学.北京:中国纺织出版社,2014

[45]　周家华.食品添加剂安全使用指南.北京:化学工业出版社,2011

[46]　健康生活研究组.人体健康密码.北京:新世界出版社,2009

[47]　王庭槐.生理学.北京:高等教育出版社,2008

[48]　徐海滨,徐丽萍.食品安全性评价.北京:中国林业出版社,2008

[49]　江汉湖.食品安全性与质量控制.北京:中国轻工业出版社,2012

[50]　李建科.食品毒理学.北京:中国计量出版社,2007

[51]　全国卫生专业技术资格考试专家委员会.营养学.北京:人民卫生出版社,2012

[52]　全国人民代表大会常务委员会法制工作委员会.《中华人民共和国食品安全法》.北京:中国法制出版社,2015

[53]　全国人民代表大会常务委员会行政法室.中华人民共和国食品安全法解读.北京:中国法制出版社,2015